PT・OTビジュアルテキスト

作業療法
義肢・装具学

編集
妹尾勝利
平田淳也
吉村 学

第1版

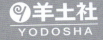

謹告

　本書に記載されている診断法・治療法に関しては，発行時点における最新の情報に基づき，正確を期するよう，
著者ならびに出版社はそれぞれ最善の努力を払っております．しかし，医学，医療の進歩により，記載された内容
が正確かつ完全ではなくなる場合もございます．

　したがって，実際の診断法・治療法で，熟知していない，あるいは汎用されていない新薬をはじめとする医薬品
の使用，検査の実施および判読にあたっては，まず医薬品添付文書や機器および試薬の説明書で確認され，また診
療技術に関しては十分考慮されたうえで，常に細心の注意を払われるようお願いいたします．

　本書記載の診断法・治療法・医薬品・検査法・疾患への適応などが，その後の医学研究ならびに医療の進歩によ
り本書発行後に変更された場合，その診断法・治療法・医薬品・検査法・疾患への適応などによる不測の事故に対
して，著者ならびに出版社はその責を負いかねますのでご了承ください．

序

　近年，医療技術の進歩は目覚ましく，特にリハビリテーション分野においては，ロボット技術や人工知能（Artificial Intelligence：AI）の導入など，革新的な取り組みが加速しています．義肢・装具も例外ではなく，高齢社会の進展や多様なニーズに対応するため，その重要性はますます高まっています．

　このたび，皆さまにお届けする本書は，作業療法士を目指す学生を主な対象とする，基本的な義肢と装具に関して基礎から臨床までを網羅したテキストです．義肢・装具を専門としていない教員の方々にも使いやすいようにさまざまな工夫をしています．また，すでに義肢・装具学の基礎を修め，より実践的な知識と技術を身に付けたい現役の作業療法士に役に立つ知識・情報も豊富に掲載しており，臨床に出ても使い続けることができます．

　本書の特徴は，以下の2点になります．
【義肢・装具の基礎から臨床までを段階的に学ぶ】
　第Ⅰ章では，義肢・装具の基礎知識をわかりやすく解説し，義肢・装具の概論や分類，作業療法の評価と治療について体系的に学びます．第Ⅱ章では，最新の臨床事例を中心に，より実践的な内容を深めていきます．実際の臨床事例が豊富に掲載されているため，理論と実践のギャップを埋めることができます．
【豊富な図表と写真，動画の掲載】
　複雑な概念や技術も，豊富な図表や写真，動画によって視覚的に理解できるよう工夫しています．実際の患者さんに登場してもらった図・動画も多数あります．これらにより，より直感的に内容を把握することができます．

　作業療法および義肢・装具は，日々進化を続けています．本書を通して，作業療法士を目指す学生が義肢・装具学の基礎をしっかりと理解し，臨床で活かせる知識と技術を習得することを期待します．そして，本書の内容を習得した後は，さらなる研鑽を重ねていただき，より実践的な知識と技術を身に付けた作業療法士となり，今後の義肢・装具学の発展に貢献できる人材へと成長されること，および，将来，作業療法の対象となる方々の生活の質（Quality of Life：QOL）の向上に貢献できる専門家へと成長されることを心から願っています．

　謝辞　最後に，本書の刊行にあたり，執筆にご協力いただいた先生方，そして関係者の皆さまに心から感謝申し上げます．

　2024年11月

妹尾勝利

PT・OTビジュアルテキスト

作業療法 義肢・装具学

目次概略

第 I 章 義肢・装具学

1	義肢概論	14
2	義手の基礎知識	31
3	能動義手と筋電義手の操作・制御	54
4	義手の評価	63
5	上肢切断の作業療法	81
6	能動義手・筋電義手の作業療法	104
7	下肢切断の作業療法	123
8	装具/スプリント概論	142
9	上肢装具/スプリント	160
10	スプリント療法の基礎知識	177
11	スプリント作製の手順と技術	198
12	体幹・下肢・靴型装具の作業療法	218
13	車椅子・歩行補助具の基礎知識	236
14	補装具の支給制度	262

第 II 章 疾患別にみる義肢・装具療法

1	手部義手	276
2	能動義手（肩義手）	283
3	前腕能動義手	291
4	筋電義手（肩義手）	299
5	前腕筋電義手	306
6	小児義手（就学に用いる義手）	313
7	大腿義足	320
8	回旋筋腱板損傷	325
9	末梢神経損傷	330
10	手指屈筋腱損傷	337
11	脳血管障害	346
12	関節リウマチ	352
13	熱傷	358
14	小児疾患（運動発達遅滞）	368

PT・OT ビジュアルテキスト
作業療法 義肢・装具学

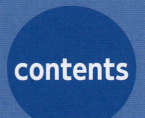
contents

- 序 ―――――――――――――――――――――――――――― 妹尾勝利
- ストリーミング動画のご案内 ――――――――――――――――― 12

第 I 章 義肢・装具学

1 義肢概論 ―――――――――――――――――――――――― 妹尾勝利

1 義肢とその歴史 ――――――――――――――――――――― 14
　　1）義肢とは　2）義肢の歴史

2 切断の基礎知識 ――――――――――――――――――――― 17
　　1）切断とは　2）切断の疫学　3）切断レベルの分類　4）切断術（断端形成術）　5）特殊な切断術（クルーケンベルグ切断）

3 義手と義足の基本的構成要素 ――――――――――――――― 21
　　1）義手と義足　2）義手と義足の基本的構成要素

4 上肢切断レベルと断端の運動（特徴）動画 ―――――――――― 23
　　1）肩甲胸郭間切断（フォークォーター切断）　2）肩関節離断（上腕0％～30％未満）　3）上腕切断　4）上腕長断端/肘関節離断（上腕90％以上～100％）　5）前腕切断　6）手関節離断（前腕100％）　7）手根骨部切断，中手骨部切断，指切断

5 四肢の先天性奇形・欠損 ―――――――――――――――― 29
　　1）横軸性欠損（上肢）　2）長軸性欠損（上肢）

6 義肢と作業療法士の役割 ―――――――――――――――― 29

2 義手の基礎知識 ――――――――――――――――――――― 妹尾勝利

1 義手の分類 ――――――――――――――――――――――― 31
　　1）切断レベルによる分類　2）支持部の構造による分類　3）義手の機能による分類

2 各義手の構成要素と操作・機能 ――――――――――――――― 33
　　1）装飾用義手　2）作業用義手　3）能動義手　4）筋電義手（前腕義手）

3 部品 ―――――――――――――――――――――――――― 39
　　1）ハーネス　2）ソケット　3）支持部　4）継手　5）手先具　6）操作・制御システム　7）上腕半カフおよび三頭筋パッド

3 能動義手と筋電義手の操作・制御 ———————————— 吉村　学

1 能動義手の操作 `動画` 54
　1）単式コントロールケーブルシステム　2）複式コントロールケーブルシステム

2 筋電義手（筋電電動義手）`動画` 58
　1）前腕筋電義手　2）上腕筋電義手

3 装飾用義手 62

4 作業用義手 `動画` 62

4 義手の評価 ———————————————————————— 妹尾勝利, 吉村　学

1 義手の適合検査 `動画` 63
　1）これまでの義手適合検査と2024年に公表された新しい能動義手適合検査　2）装飾用義手・
　作業用義手・筋電義手の適合検査　3）能動義手の適合検査

2 義手使用時の評価 72
　1）Assessment of Capacity for Myoelectric Control（ACMC）　2）Southampton Hand
　Assessment Procedure（SHAP）　3）Box and Block Test（BBT）　4）カナダ作業遂行測定
　（Canadian Occupational Performance Measure：COPM）　5）筋電義手用ADL評価表

5 上肢切断の作業療法 ——————————————————————— 妹尾勝利

1 リハビリテーションチームの関連職種と役割 81

2 上肢切断のリハビリテーション過程 82

3 オリエンテーション 82

4 作業療法評価 83
　1）症例情報の収集　2）第一印象　3）身体機能面　4）精神心理面　5）ADL

5 評価結果の整理 89

6 作業療法の方針と目標の設定 89

7 作業療法プログラム `動画` 91
　1）義手装着前練習　2）練習用仮義手の作製　3）義手装着練習　4）自宅や学校，職場などで
　の試用練習　5）本義手の処方・作製と適合検査

8 フォローアップとメンテナンス 103

6 能動義手・筋電義手の作業療法 ————————————— 妹尾勝利, 吉村　学
症例から学ぶ，作業療法の流れ

1 能動義手の作業療法（症例）`動画` 104
　1）オリエンテーション　2）作業療法評価　3）問題点の整理　4）作業療法の基本方針と目標
　の設定　5）作業療法プログラム　6）本義手の作製　7）フォローアップ・メンテナンス

2 筋電義手の作業療法（症例）`動画` 111
　1）オリエンテーション　2）作業療法評価　3）問題点の整理　4）作業療法の基本方針と目標
　の設定　5）作業療法プログラム

contents

7 下肢切断の作業療法 ——————————————吉村洋輔

1 下肢切断レベルにおける断端の運動（特徴）················· 123
　1）片側骨盤切断　2）股関節離断　3）大腿切断　4）膝離断　5）下腿切断　6）サイム切断　7）足部の切断

2 義足の構成と部品··· 126
　1）大腿義足　2）下腿義足　3）作業療法時のチェックポイント

■ Advance：障害者スポーツで使われる義足·············· 132
　1）障害者のスポーツを可能にする義足　2）競技として　3）運動に適した義足とは

3 作業療法プログラムと理学療法の連携····················· 134
　1）作業療法実施上のポイント　2）評価（トイレ・更衣などのADLに関与するものを中心に）　3）作業療法プログラム（ADL，立ち上がり時の膝ロック機構など）　4）理学療法との連携

8 装具／スプリント概論 ————————————————平田淳也

1 装具とは··· 142
2 装具の分類と名称··· 143
　1）装着部位による分類　2）制度による分類　3）材料による分類　4）使用目的による分類　5）機能による分類

3 作業療法と装具学··· 146
　1）装具／スプリントの歴史　2）装具／スプリントとICF　3）装具／スプリントと作業療法士の役割　4）処方箋と多職種連携　5）装具／スプリントの適合判定，効果判定

4 装具／スプリントの基本構成································ 153
　1）基本構成

5 装具／スプリントの目的と機能······························ 156
　1）目的　2）機能

6 良い装具／スプリントの条件································· 157
　1）装具／スプリントの使用を阻害する要因　2）使用されるための装具／スプリントの条件

9 上肢装具／スプリント ————————————————平田淳也

1 上肢装具／スプリントの目的································· 160
2 種類 動画 ·· 161
　1）肩装具　2）肩肘装具　3）肩肘手関節装具　4）肘装具　5）手関節装具　6）手・指装具／スプリント

3 作業療法のポイント··· 175

10 スプリント療法の基礎知識 ——————————————斎藤和夫

1 スプリントの対象組織と病態································· 177
　1）対象組織　2）対象となる病態　3）スプリントの評価の重要性

2 スプリントの目的と適応······································ 179
3 スプリントのデザイン··· 182
4 スプリントの装着時間··· 183

5 スプリントの力学 183
　1）3点固定の原理　2）全面接触の原理　3）力学的考慮事項

6 実施上の留意点 187
　1）医師の指示に基づく対象者の評価とニーズの理解　2）スプリントの選択　3）可変性の確保
　と経過の確認　4）清潔とスキンケア　5）対象者教育とコミュニケーション　6）日常活動での
　機能性　7）継続的な評価と定期的な再評価

7 スプリントの材料 189
　1）スプリント材料の選択基準　2）主要なスプリント材料の種類と特性

8 静的スプリント（Static Splint）.. 190
　1）目的　2）適応　3）確認ポイント（スプリントの適合性と効果判定）

9 動的スプリント（Dynamic Splint）.. 192
　1）目的　2）適応　3）確認ポイント

10 その他のスプリント 195
　1）静的進行スプリント（Static Progressive Splint）　2）機能的スプリント（Functional
　Splint）

11 最後に 197

11 スプリント作製の手順と技術 ─────────────────── 岡野昭夫

1 作製方法 198

2 採型法の工程［掌側カックアップスプリント（サムホールタイプ）の例］ 動画 199
　1）材料と道具　2）トレーシング　3）カッティング　4）ヒーティング　5）モールディン
　グ　6）トリミング　7）スムージング　8）ストラッピング　9）チェックアウト

3 動的スプリント作製の工程［背側アウトリガースプリントの例］ 動画 205
　1）材料と道具　2）トレーシング　3）カッティング，ヒーティング，モールディング　4）ト
　リミング　5）スムージング，ストラッピング　6）虫様筋バーのデザインとメジャーリング，
　カッティング　7）虫様筋バーのヒーティング，モールディング　8）虫様筋バーのスムージン
　グ　9）アウトリガーのデザイン，メジャーリング，作製　10）アウトリガーの本体への接
　着　11）アウトリガーの牽引用ベースの作製　12）アウトリガーの牽引用ベースに面ファス
　ナーフック面を貼る　13）牽引用カフの作製　14）牽引用カフの取り付け　15）牽引方向の
　チェックアウト

4 その他：特別な材料や道具を使用しない動的スプリント
　　［コイル式指伸展スプリントの例］.. 213
　1）材料と道具　2）作製工程

12 体幹・下肢・靴型装具の作業療法 ─────────── 原田祐輔，平田淳也

1 頚椎・体幹装具：骨折・脊髄損傷 動画 218
　1）目的　2）種類　3）作業療法のポイント

2 体幹装具：側弯症 224
　1）目的　2）種類　3）作業療法のポイント

3 下肢装具：脳卒中 動画 228
　1）目的　2）種類　3）作業療法のポイント

4 靴型装具 232
　1）目的　2）特徴　3）作業療法のポイント

contents

13 車椅子・歩行補助具の基礎知識 ————————————————— 山田麻和

◆ 車椅子の基礎知識　236

1 車椅子の種類　236
　1）標準型　2）モジュラー型　3）座位変換型（ティルト・リクライニング型）　4）スポーツ型　5）電動式（パワーアシスト型）

2 基本構造と寸法　239

◆ 車椅子シーティング 〔動画〕　240
　1）車椅子を使用する目的　2）座位能力とマットの評価　3）車椅子・座クッションの選定　4）環境との適合　5）車椅子と身体の適合　6）生活場面での確認

◆ 歩行補助具　249

1 歩行補助具の導入を検討する時期　250

2 歩行補助具の役割　250

3 杖 〔動画〕　250
　1）種類　2）基本構造　3）杖の選定　4）杖の調整　5）杖の使用手順

4 歩行器と歩行車 〔動画〕　256
　1）種類　2）構造　3）歩行器・歩行車の選定　4）歩行器の使い方

14 補装具の支給制度 ————————————————————————— 富山弘基

1 義肢装具の制度分類　262
　1）治療用　2）更生用

2 義肢装具の支給制度　263
　1）義肢装具の価格　2）支給される補装具の個数　3）義肢装具の耐用年数　4）支給制度の種類　5）各支給制度の概要　6）保険制度の選択

3 各支給制度の申請方法　267
　1）治療用義肢装具の申請方法　2）更生用義肢装具の申請方法

4 作業療法士と義肢装具士の連携　274
　1）対象者情報の共有　2）義肢装具作製の前に行っておくこと　3）更生用義肢装具の作製にあたって

第II章　疾患別にみる義肢・装具療法

1 手部義手 ————————————————————————————————— 小林伸江
練習用仮義手を活用し，精神的負担の軽減と問題点の解決が可能となった一例

〔症例〕交通事故による手部切断　276
　1）作業療法評価とプログラム　2）作製した義肢　3）経過　4）まとめ

2 能動義手（肩義手）————————————————————————— 吉村　学
身体機能を強化し，生活で使える義手につながる支援を行った一例

〔症例〕右肩関節離断 〔動画〕　283
　1）作業療法評価とプログラム　2）作製した義肢　3）経過　4）まとめ

3 前腕能動義手 ————————————————————————————————— 溝部二十四
復職希望を叶えた一例

症例 右前腕切断 ———————————————————————————————————— 291
1）作業療法評価とプログラム　2）作製した義肢　3）作業療法プログラム　4）まとめ

4 筋電義手（肩義手）————————————————————————————————— 竹原脩一郎
肩義手の使用により家事・職業動作が可能となった一例

症例 肩甲胸郭間切断 **動画** ————————————————————————————————— 299
1）作業療法評価とプログラム　2）作製した義肢　3）作業療法経過・作業療法プログラム
4）まとめ

5 前腕筋電義手 ———————————————————————————————————— 遠藤孔太郎
復職のために多様な手指機能を可能にする多関節筋電義手の一例

症例 非利き手の前腕切断 **動画** ————————————————————————————— 306
1）作業療法評価とプログラム　2）作製した義肢　3）経過（作業療法プログラム）　4）まとめ

6 小児義手（就学に用いる義手）————————————————————————— 野口智子
成長発達により変化する身体機能やニーズに応じて支援した一例

症例 上肢形成不全 ————————————————————————————————————— 313
1）作業療法評価とプログラム　2）作製した義肢　3）経過　4）まとめ

7 大腿義足 ——— 笘野　稔
大腿義足の使用により，家庭や地域での役割を再獲得できた一例

症例 交通事故による右大腿切断（長断端）————————————————————— 320
1）作業療法評価とプログラム　2）作製した義肢　3）経過　4）まとめ

8 回旋筋腱板損傷 ————————————————————————————————————— 井上由貴
回旋筋腱板損傷患者のスポーツ復帰に向けて支援を行った一例

症例 テニスによる右回旋筋腱板損傷 ——————————————————————— 325
1）作業療法評価とプログラム　2）作製した装具　3）経過　4）まとめ

9 末梢神経損傷 ——————————————————————————————————————— 奥村修也
橈骨神経麻痺による機能障害を補助し，生活する手を導くスプリントの一例

症例 圧迫による利き手の橈骨神経麻痺 ————————————————————— 330
1）作業療法評価とプログラム　2）作製したスプリント　3）経過（作業療法プログラム，スプリント装着練習など）　4）まとめ

10 手指屈筋腱損傷 ————————————————————————————————————— 佐藤彰博
スプリントを使った腱滑走による癒着防止が復職につながった一例

症例 示指深指屈筋腱損傷 ————————————————————————————————— 337
1）作業療法評価とプログラム　2）作製したスプリント　3）経過と結果　4）まとめ

contents

11 脳血管障害 ——小林伸江
スプリントの活用が痙縮の改善につながった一例
- 症例 脳梗塞後右片麻痺 —— 346
  - 1) 作業療法評価とプログラム　2) 作製したスプリント　3) 経過　4) まとめ

12 関節リウマチ ——佐藤信治
変形を抑制し，目標達成を後押ししたスプリントの一例
- 症例 複数指に変形を呈する関節リウマチ 動画 —— 352
  - 1) 作業療法評価とプログラム　2) 作製したスプリント　3) 経過　4) まとめ

13 熱傷 ——石田幸平
熱傷後に起こる皮膚性の変形や拘縮を予防するためのスプリントの一例
- 症例 爆発事故による上肢の重度熱傷 —— 358
  - 1) 作業療法評価とプログラム（熱傷部位の評価と治療）　2) 作製したスプリント　3) 経過
  - 4) まとめ

14 小児疾患（運動発達遅滞） ——西村信哉
子どもの可能性を広げる装具の一例
- 症例 頚部リンパ管腫，精神運動発達遅滞 動画 —— 368
  - 1) 作業療法評価とプログラム　2) 作製した装具　3) 経過　4) まとめ

● 索引 —— 374

※本書では用具や材料などの一般名と商品名を区別するために，商品名をイタリックにして掲載しています

■ 正誤表・更新情報
本書発行後に変更，更新，追加された情報や，訂正箇所のある場合は，下記のページ中ほどの「正誤表・更新情報」からご確認いただけます．

https://www.yodosha.co.jp/yodobook/book/9784758114387/

■ 本書関連情報のメール通知サービス
メール通知サービスにご登録いただいた方には，本書に関する下記情報をメールにてお知らせいたしますので，ご登録ください．
・本書発行後の更新情報や修正情報（正誤表情報）
・本書の改訂情報
・本書に関連した書籍やコンテンツ，セミナー等に関する情報
※ご登録には羊土社会員のログイン/新規登録が必要です

ご登録はこちらから

ストリーミング動画のご案内

- 本書では，臨床がイメージできるように義肢・装具の操作方法，作業療法の様子，スプリントの作製手順などを撮影したストリーミング動画をご用意いたしました．

- 動画は本書中の 動画① というアイコンのあるところに対応しており，アイコン近くの**二次元バーコード**を読み込むことによって，お手持ちの端末でご覧いただけます．
   ※一度に集中いたしますとサーバに負荷がかかる恐れがございますため，講義などでご使用の際はスライドで上映するなどご注意ください．
   ※視聴には羊土社会員へのご登録が必要です．
   ※二次元バーコードのご利用にはバーコードリーダーアプリが必要となります．お手数ですが，各端末に対応したアプリケーションをご用意ください．

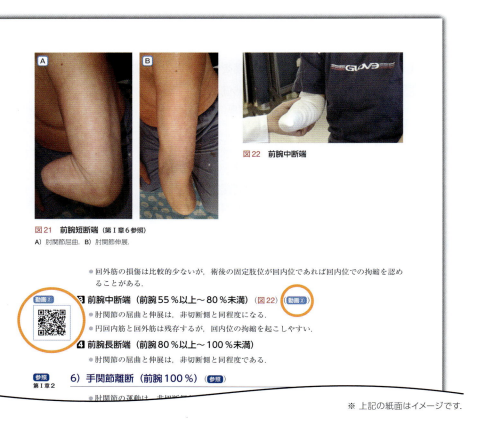

※ 上記の紙面はイメージです．

- また，羊土社ホームページの**書籍特典ページ**（下記参照）からも動画をご覧いただけます．

1. **羊土社ホームページ**（www.yodosha.co.jp/）にアクセス（URL入力または「羊土社」で検索）
2. 羊土社ホームページのトップページ右上の**書籍特典**をクリック
3. **コード入力欄**に下記をご入力ください
   コード：**fvv** - **vuok** - **gips** ※すべて半角アルファベット小文字
4. 本書特典ページへのリンクが表示されます
   ※ 羊土社会員へのご登録が必要です．2回目以降のご利用の際はコード入力は不要です
   ※ 羊土社会員の詳細につきましては，羊土社ホームページをご覧ください
   ※ 書籍特典サービスは，予告なく休止または中止することがございます．本サービスの提供情報は羊土社HPをご参照ください

第Ⅰ章
義肢・装具学

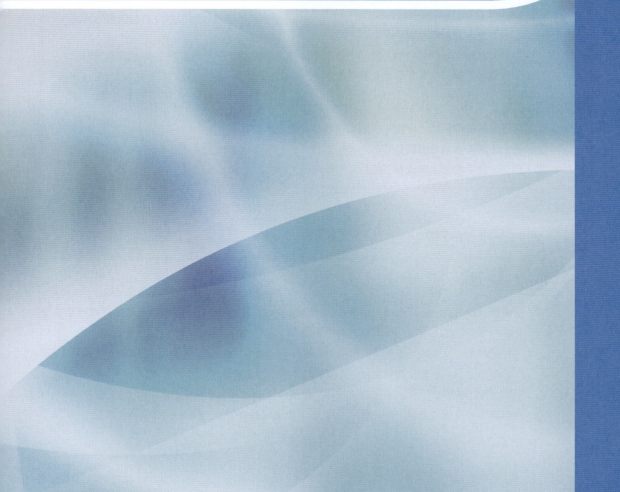

第 I 章　義肢・装具学

1 義肢概論

学習のポイント

- 義肢の定義を理解する
- 切断術における一般的原則を理解する
- 上肢切断レベルにおける断端の特徴と運動を理解する

学習概要

- 義肢の定義および義手と義足の基本的構成要素とその機能を学習する．各構成要素の機能を学習することで，今後の義手の基本構成と部品の理解につなげていく
- 切断術に対する一般的原則の理解が，断端部の評価や義手装着練習における問題点の解釈へとつながることを学習する
- 上肢切断レベルの断端の特徴と運動の理解が，義手の構成や部品の選択，義手装着練習における留意点の理解につながることを学習する

準備学習

- 上肢の正常な筋の起始・停止・作用を復習しておきましょう
- 上肢帯と上肢の運動を復習しておきましょう
- 第 I 章 2 の義手の基本構成を予習しておきましょう

1 義肢とその歴史

1）義肢とは

- 義肢（prosthesis）とは，切断により四肢の一部を欠損した場合に，元の手足の形態または機能を復元するために装着，使用する人工の手足[1]である．
- 義肢のソケットは，切断した四肢の先端である断端（stump）（図 1）を収納し，密着する．
- 義肢のソケットより遠位部は，欠損している四肢を補填する支持部（肢長），継手（関節），ターミナルデバイス（手先具・足部）などの部品で構成される．
- 切断者の身体に適合した義肢は，ADL 上で連続的に装着・使用される．

14　作業療法 義肢・装具学

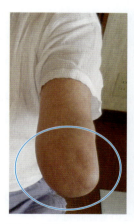

図1 断端

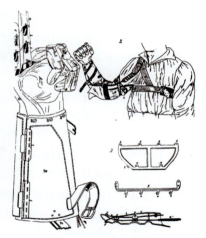

図2 Peter Balif（ペーター・バリフ）の義手

「義手－その起源と発達－」（Löffer L/著，平澤泰介/訳），p84，パシフィックサプライ，1986より引用．

> **memo** 義肢装具に関連する用語
> 一般社団法人日本義肢装具学会の用語委員会は，日本産業規格（Japanese Industrial Standards：JIS），日本リハビリテーション医学会用語集，厚生労働省の「補装具の種目，購入等に要する費用の額の算定等に関する基準」にある義肢装具の関連用語を比較し，『義肢装具学会用語集』を編纂している．本書においてもこちらに収録されている用語を使用しているので参照していただきたい（https://www.jspo.jp/yougo.html）．

> **Point** 補装具とは
> 補装具とは，障害者総合支援法で支給される用具を総称する法律用語である．義肢・装具・姿勢保持装置・視覚障害者安全つえ・義眼・眼鏡・補聴器・車椅子・電動車椅子・歩行器・歩行補助つえ（T字状，棒状のものを除く），重度障害者用意思伝達装置などが含まれる．

2）義肢の歴史

1 世界史

- 義肢の歴史を遡ると，義足の最も古い記録は，インドのリグ-ヴェーダ（Rig-Veda）という古書の中にあるもので紀元前16世紀～9世紀の間といわれている．義手の最も古い記録は，ローマの文豪家小プリニウス（Plinius）の記述にある第2次ポエニ戦役（紀元前218～201年）の際に，ローマ将軍マルクス・セギウス（Marcus Sergius）が作製した鉄製義手といわれている．

- 19世紀前半（1818年），ベルリンの歯科医ペーター・バリフ（Peter Balif）が作製した随意開き（voluntary opening：VO）式の義手は，切断者の残存機能で操作する能動義手であり，手指はバネによって屈曲しており，母指の伸展は肩バンドによる肩関節の伸展，その他の手指は胸バンドによる肘関節の伸展で手指が伸展する機構となっている[2]（図2）．また，19世紀中期から後半にはヴァン・ピーターセン（van Peetersen）がVO式の上腕義手

を，ボーフォール（Beaufort）伯が低価格で使いやすい前腕・上腕・肩義手を考案している．
- 作業用義手にあたるものとしては，能動義手の作製時期と同じく，フランスの医師グリーブィロー（Gripouilleau）が革製のソケットに断端を収納して固定することで農作業を可能とした義手を作製している．
- 近代においては，戦争（第一次世界大戦や第二次世界大戦）や産業革命による労働災害によって大量の切断者が生まれた結果，国家レベルで義肢の研究が行われ，イギリスでは義肢適合センター，アメリカでは義肢製作者協会が設立された．
- 1912年，アメリカのDorrance（ドーランス）は，労働災害によって失った右上肢に対して手先具を能動フックとした能動義手を作製した．
- 20世紀に入り第二次世界大戦後からは，カルフォルニア大学ロサンゼルス校（University of California, Los Angeles：UCLA）での基礎研究や，ノースロック航空機工場での能動フックや能動ハンド，能動肘ロック継手の開発など，能動義手に対する研究が行われた．
- 近年では，リハビリテーション工学の発展に伴い，体外力源義手が切断者にとって実用レベルにまで開発され，今日もさらなる研究が行われている．

2 日本史

- 本邦において義肢（義足）を使用した最初の記録は1868年である．歌舞伎役者である澤村田之助が，左下腿の壊疽により切断術を受け，その後，アメリカのセルホー（Selpho）社製の義足を付け再び舞台に出演している．
- 戦争を契機に義肢の研究が進展することは，本邦においても同様である．古くは西南戦争や日清戦争，日露戦争において政府が義肢を支給しており，日露戦争後には乃木将軍が乃木式義手[3]（図3）を考案した．第二次世界大戦中には作業用義手である十五年陸軍制式義手や鉄脚と呼ばれる義足が作製された．
- 第二次世界大戦後，1948年に児童福祉法，1949年に身体障害者福祉法（現，障害者総合支援法）が制定され，切断者や四肢欠損児（者）も義肢の支給が受けられるようになった．
- 現在は，国内におけるさまざまな施設や学会において，義肢の研究や発表が行われており，日々進歩発展が促されている．作業療法においても，今後のさらなる義手の開発やプログラムに携わり，切断者の生活機能を促進する義手の提供を行っていく必要がある．

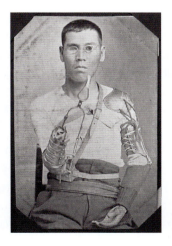

図3　乃木式義手

大内雅人：学習院大学図書館「乃木文庫」からみる乃木式義手～乃木希典と石黒忠悳と癈兵～．人文，6：117-129，2007より引用．

2 切断の基礎知識

1) 切断とは

- さまざまな疾患や外傷によって後天的に四肢の一部が切り離されることであり，関節部以外で四肢が切り離される場合を**切断**（amputation），関節部および関節近位部で四肢が切り離される場合を**離断**（disarticulation）という．

2) 切断の疫学

- 切断に関する全国的な疫学調査はないため，以下の記載は地域の更生相談所や医療機関，義肢装具製作所などが主体となり行われている調査[4〜8]をもとにしている．

1 切断者数
- 年間の全切断者数は，人口10万人あたり6.2人（0.0062％）である．

2 年齢
- 近年では外傷による若年切断者が減少し，疾病による高齢切断者が増加傾向にある．

3 切断肢数
- 一肢切断，二肢切断，三肢切断，四肢切断の順に多く，一肢切断は全体の80〜90％を占める．
- 一肢切断のうち上肢切断と下肢切断の比率は，約1：3で下肢切断が多い．

4 切断部位
- 上肢切断は，手指切断が約80％と最も多く，手関節以上の大切断は20％程度である．
- 下肢切断は，下腿切断が約40％と最も多く，次いで大腿切断が約35％と大切断が多い．

5 切断の原因
- 上肢切断は，交通事故や機械事故などによる外傷が約90％を占める．
- 下肢切断は，外傷よりも糖尿病や末梢動脈疾患などの疾病の割合が高い．

6 男女比
- 切断の原因が外傷や疾病であっても女性よりも男性が高い割合を占めている．

3) 切断レベルの分類

- ISOの切断分類（International Organization for Standardization：国際標準化機構）は，1992年に国際的に標準化されたものである（図4）．断端長の基準点は，上肢が腋窩，上腕骨内側上顆，尺骨茎状突起，下肢が股レベル，内側関節裂隙レベルである．
- AAOSの上肢切断分類*は，健側上肢を基準に断端長の割合（％）を算出し，それぞれの部位に名称をつけたものである．断端長の基準点は，肩峰，上腕骨外側上顆，橈骨茎状突起，母指である．本邦においては従来から使用されている（図5）．（参照）

* AAOS：American Academy of Orthopaedic Surgeons：米国整形外科学会

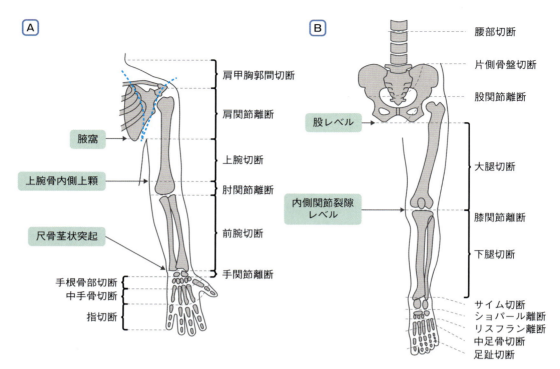

図4 ISOの切断分類
A）上肢切断の分類と断端長の基準点．B）下肢切断の分類と断端長の基準点．

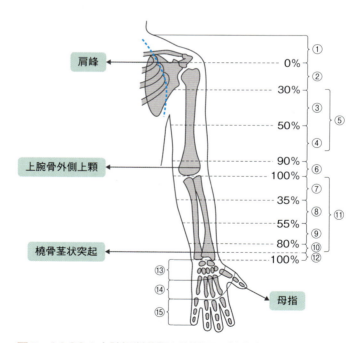

図5 AAOSの上肢切断分類と断端長の基準点
①肩甲胸郭間切断．②肩関節離断．③上腕短断端．④上腕標準断端．⑤上腕切断．⑥上腕長断端（肘関節離断）．⑦前腕極短断端．⑧前腕短断端．⑨前腕中断端．⑩前腕長断端．⑪前腕切断．⑫手関節離断．⑬手根骨部切断．⑭中手骨部切断．⑮指切断．

4）切断術（断端形成術）

- 切断術は患者や家族にとって受け入れることが難しい医学的処置であるため，可能な限りの患肢温存が検討される．しかし，救命目的の場合は然り，治療期間の短縮や切断術後の残存機能や義肢による能力向上を見据えて積極的に選択される場合もある．

1 切断術の意義

①疾病による切断術の意義

- 糖尿病や動脈硬化症などにより，下腿や足部への血流が悪くなると組織に壊死が起こる．壊死した組織は感染を引き起こし，敗血症（全身に感染が広がる状態）となり，生命にかかわる危険性が生じる．このような場合は，壊死した組織を切除することで感染の拡大を防ぐために切断術が施行される．

②外傷による切断術の意義

- 交通事故や機械事故などにより，上肢または下肢が損傷した際に，受傷機転や損傷組織の程度によっては再接着などが困難な場合がある．このような場合は，損傷した部位を切除して患部の悪化を防ぐために切断術が施行される．

2 切断手技

①断端の長さ

- 切断部位は，切断後の義手や義足の装着と操作を考慮して，原則として長く残すことが一般的である．
- 肘関節離断や手関節離断では骨の一部を切除してソケットの装着と適合を容易にする（図6）．

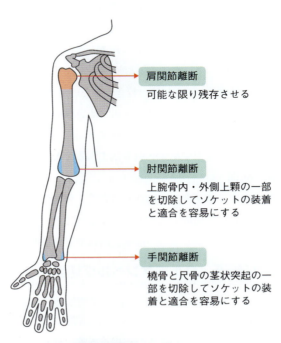

図6 断端の長さと義手への対応

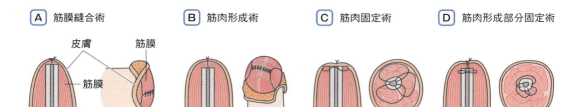

図7　筋肉の処理

A）骨端部を筋膜で覆う．筋の固定性が弱く筋萎縮を起こし円錐形の断端となる．B）拮抗筋どうしで骨端を覆う．筋の生理的緊張と機能を残す．C）骨端部にドリル孔を作り筋肉を骨に固定する．筋肉全体を固定すると遠位部の血行障害や変性をきたしやすい．D）筋肉の内層を骨端部に固定する．それ以外の部分は拮抗筋どうしで骨端を覆う．筋の固定性が得られ，筋の生理的緊張と機能を残す．

陳　隆明：切断とリハビリテーション治療.「義肢装具のチェックポイント　第9版」(赤居正美，他／編)，pp52-53，医学書院，2021 を参考に作成．

②骨の処理
- 切断した骨の辺縁は，そのままだと角張っていて断端部への荷重が困難となるため，丸く滑らかに処理される．
- 骨端の解放された骨髄腔は，骨膜で覆われる．

③筋肉の処理
- 切断された筋肉は，適度な緊張下で骨端を覆い縫合される．
- 筋肉に対する処理は，筋膜縫合術，筋肉形成術，筋肉固定術，筋肉形成部分固定術がある[9]（図7）．

④血管の処理
- 断端内の血腫は，感染や浮腫の要因となり，創閉鎖を遅延する．
- 小血管に至るまで完全に止血され，動脈と静脈は分離して結紮される．
- 大きな動静脈は，二重に結紮される．

⑤神経の処理
- 切断後の神経は，再生に伴い行き場がないため神経腫となり，断端痛を誘発することがある．
- 神経腫の発生を少しでも防ぐため，神経は少し引っ張った状態で，骨端より3～4 cm上で結紮し，その遠位部をメスで切断する．
- 切断された神経が中枢側へ引き込まれることで神経腫の発生を予防する．

⑥皮膚の処理
- 断端の皮膚には適度な可動性や緊張性，無痛性が必要である．
- 皮膚弁は魚口状切開で前後等長とする（図8）．
- 骨端部の軟部組織が少ない前腕長断端や手関節離断では皮膚切開を背側にする．

5) 特殊な切断術（クルーケンベルグ切断）

- クルーケンベルグ切断（図9）は，手関節離断や前腕長断端切断において，橈骨と尺骨を縦軸方向に2分割する切断術であり，前腕の回旋運動で断端の開閉を行うことができる．
- 断端部には感覚機能が残るため把持機能に優れており，視覚障害者や両上肢切断者などに

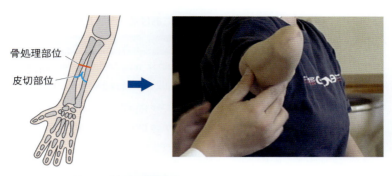

図8　魚口状切開（皮膚の処理）

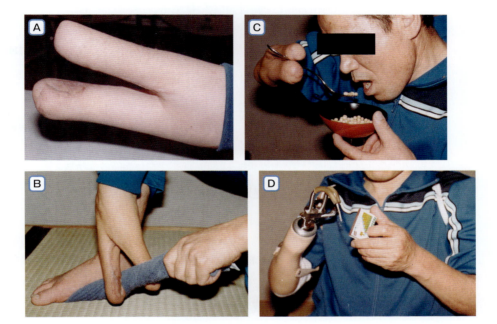

図9　クルーケンベルグ切断
A）クルーケンベルグ切断．B）タオル絞り．C）スプーンの把持．D）能動義手の使用．

適用されることがある．
- 欠点は，外観が悪いことであるが，義手との併用も可能である．

3　義手と義足の基本的構成要素

1）義手と義足

- 義手（upper limb prosthesis）は，上肢切断に作製される義肢であり，義足（lower limb prosthesis）は，下肢切断に作製される義肢である．
- 義手と義足の英語表記は，JISとISOで異なる．

表1 義手と義足におけるJISとISOの英語表記

	JIS（日本産業規格）	ISO（国際標準化機構）
上腕義手	above elbow prosthesis	trans-humeral prosthesis
前腕義手	below elbow prosthesis	trans-radial prosthesis
大腿義足	above knee prosthesis	trans-femoral prosthesis
下腿義足	above knee prosthesis	trans-tibial prosthesis

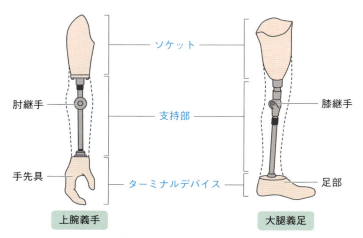

図10 義手と義足の基本構成要素（骨格構造）

- JISは，義手では肘関節，義足では膝関節を基準に表記され，ISOは，義手では上腕義手が上腕骨，前腕義手が橈骨，義足では大腿義足が大腿骨，下腿義足が脛骨を基準に表記される（表1）．

2）義手と義足の基本的構成要素

- 義手と義足に共通する基本的構成要素は，ソケット，支持部，継手，ターミナルデバイスである（図10）

1 ソケット

- 断端を収納する．
- 断端の運動は，ソケットを介して義肢に伝達される．
- 義足のソケットは，体重を支持する機能を有する．

2 支持部

- ソケットとターミナルデバイスを連結する．
- 殻構造と骨格構造がある．

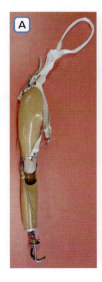
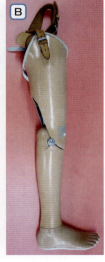

図11　殻構造の義肢
A）上腕義手．B）大腿義足．

第Ⅰ章2

> **Point**　殻構造と骨格構造
> 殻構造は外骨格構造ともいわれ，支持部が四肢の形状に合わせて中空状になっている（図11）．これにより義肢の強度と外観を確保する．骨格構造は内骨格構造ともいわれ，支持部がパイプ状になっている．この上からスポンジ状のコスメチックカバーをかぶせることで外観を整える．殻構造よりは軽量である．（参照）

3 継手
- 支持部に組み込まれ，ヒトの関節の機能を代償する．
- 肩継手や肘継手など，一般的に代替する関節ごとに分類される．

4 ターミナルデバイス
- 手や足の外観や機能を代償する．
- 多くの種類があり，義肢の用途により適したものを選択して使用する．

4　上肢切断レベルと断端の運動（特徴）

- 断端の運動（特徴）は，正常筋の起始と停止を理解したうえで，切断レベルから残存機能を推察する（図12, 13）．
- 切断肢や断端近位部の関節に生じている関節可動域制限は，残存筋の不均衡や断端形成術に影響を受ける．

1）肩甲胸郭間切断（フォークォーター切断）

- 鎖骨外側と肩甲骨を含めた部位から上肢を欠損する．
- 断端は胸郭となり，いわゆる肩幅がなくなる．
- 断端の運動は，胸郭の運動のみとなる（動画①）．

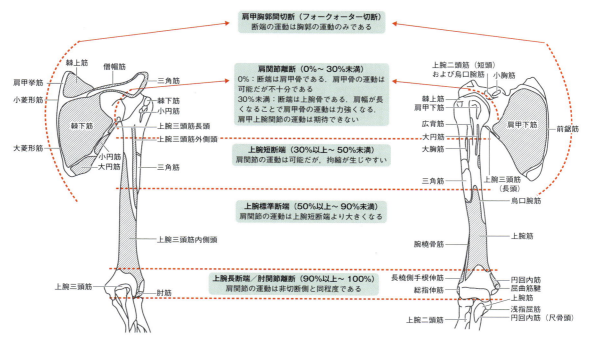

図12　肩甲胸郭間切断（フォークォーター切断）〜肘関節離断までの断端の運動（特徴）

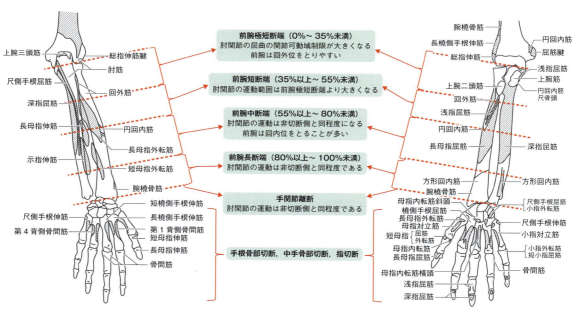

図13　前腕極短断端〜指切断までの断端の運動（特徴）

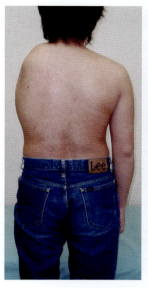

図14 肩甲胸郭間切断

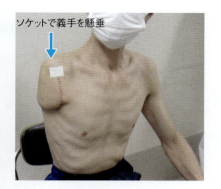

図15 肩関節離断（第Ⅱ章2の症例）
上腕骨は欠損しているが，肩甲骨が残存することで肩幅が確保でき，この部で義手を懸垂できる．

- 片側切断では，左右の身体質量の不均衡から脊柱の代償的側わんが生じやすくなる（図14）．

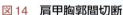 第Ⅰ章5

2）肩関節離断（上腕0％〜30％未満）（図15）

- 断端の運動は，解剖学的な肩関節離断（0％）と上腕骨近位部残存の肩関節離断（30％未満）に分けて理解する．

1 解剖学的な肩関節離断

- 肩甲骨が残存し，上腕骨はすべて欠損する．
- 断端は肩甲骨となり，肩甲骨の外側部は三角筋で覆われる．
- 肩峰や鎖骨の肩峰端が突出している場合は，ソケットとの接触であたりができないようにする．
- 肩甲骨の挙上・下制，外転・内転に作用する筋は残存しており，すべての運動が可能である．

2 上腕骨近位部残存の肩関節離断

- 上腕骨が残存していることで 1 よりも肩幅が残り，ソケットを小さくすることができる．
- 肩甲骨の運動は，すべての運動方向で 1 よりも力強く可能となる．
- 肩甲上腕関節の運動は，上腕骨の長さが短いため筋肉のバランスが崩れ機能性は期待できない．

> **Point** 回旋筋腱板の作用
> 回旋筋腱板は，上腕骨頭の周囲を囲む肩甲下筋，棘上筋，棘下筋，小円筋で構成される（図16）．これらの筋は，肩甲上腕関節の安定性や外旋や内旋などの運動に作用するが，上腕骨頭を肩甲骨関節窩に引きつけ肩甲上腕関節の適合性を高めている．

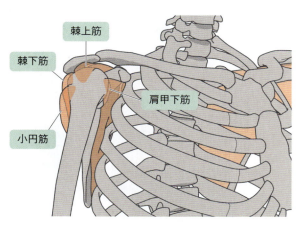

図16　回旋筋腱板
回旋筋腱板は，上腕骨頭の周りを囲む．

3）上腕切断

- 上腕切断は上腕短断端切断，上腕標準断端切断に分類される．

❶ 上腕短断端（上腕30％以上〜50％未満）（図17）

- 肩関節の屈曲と伸展は可能だが，断端が短く上肢質量が減少することで肩甲上腕リズムが崩れ，拘縮が生じやすい（図18）．
- 肩関節の回旋は，非切断側の1/2以下である．

> **Point▶ 肩甲上腕リズム**
> 肩関節の運動は，肩甲骨：上腕骨＝2：1で行われる．つまり，上腕骨が1°外転したら，肩甲骨は2°上方回旋する．この比率が崩れると肩関節の動きがスムーズにできなくなり，疼痛や関節可動域の制限が生じる．拘縮に対しては，徒手的な関節可動域練習を行うが，義手の重量により肩甲上腕リズムを改善し，肩関節の機能をある程度回復することも可能である．

❷ 上腕標準断端（上腕50％以上〜90％未満）

- 肩関節の屈曲と伸展は，上腕二頭筋や上腕三頭筋の一部が作用することでさらに力強く動かすことができ，非切断側と同程度となる．
- 肩関節の回旋は，非切断側の1/2である．

4）上腕長断端/肘関節離断（上腕90％以上〜100％）（図19）

- 肩関節の運動は，回旋も含めて非切断側と同程度となる．

5）前腕切断

- 前腕切断は，前腕極短断端，前腕短断端，前腕中断端，前腕長断端に分類される．
- 前腕回旋の運動は，断端が短くなると減少する（図20）．

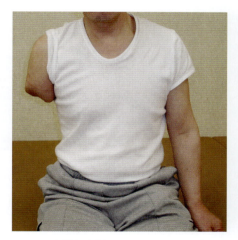

図17　上腕短断端

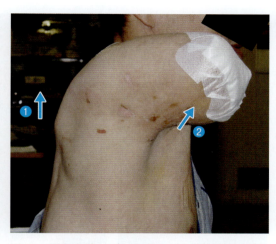

図18　肩甲上腕リズムの崩れ（上腕短断端切断）
肩関節屈曲60°までに肩甲骨の挙上と上方回旋（①）が起こり，肩関節が屈曲（②）することで関節可動域制限が生じている．

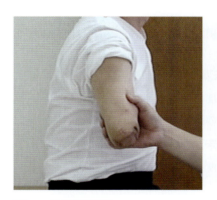

図19　肘関節離断

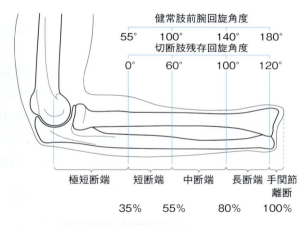

図20　前腕切断時の残存回旋角度

陳　隆明：切断とリハビリテーション治療．「義肢装具のチェックポイント 第9版」（赤居正美，他／編），pp55，医学書院，2021より引用．

1 前腕極短断端（前腕0％〜35％未満）

- 肘関節の屈曲と伸展は，上腕筋と上腕二頭筋（筋膜へ停止部を除く），上腕三頭筋の停止が残存しているため可能であるが，前腕筋の筋膜が収縮した状態で残存するため屈曲制限が大きくなる．
- 円回内筋の一部は残存しているが，その力は弱く前腕回内はほとんど期待できない．
- 前腕回外は上腕二頭筋により可能なため，断端は回外位をとりやすい．

2 前腕短断端（前腕35％以上〜55％未満）（図21）

- 肘関節の屈曲と伸展は，前腕極短断端と同じ特徴を有するがそれよりも大きくなる．

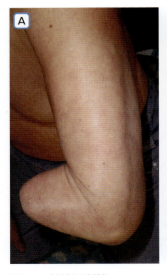
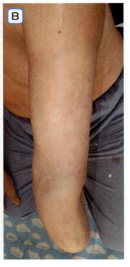
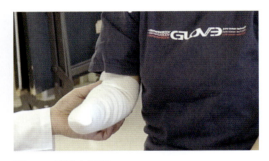

図21　前腕短断端（第Ⅰ章6参照）
A）肘関節屈曲．B）肘関節伸展．

図22　前腕中断端

- 回外筋の損傷は比較的少ないが，術後の固定肢位が回内位であれば回内位での拘縮を認めることがある．

❸ 前腕中断端（前腕55％以上〜80％未満）（図22）動画②

- 肘関節の屈曲と伸展は，非切断側と同程度になる．
- 円回内筋と回外筋は残存するが，回内位の拘縮を起こしやすい．

❹ 前腕長断端（前腕80％以上〜100％未満）

- 肘関節の屈曲と伸展は，非切断側と同程度である．

参照 第Ⅰ章2

6）手関節離断（前腕100％）（参照）

- 肘関節の運動は，非切断側と同程度である．

7）手根骨部切断，中手骨部切断（図23），指切断

- 中手骨部切断であれば，長・短橈側手根伸筋，橈・尺側手根屈筋が残存し，手関節背屈と掌屈が可能である．
- 手指は対立の主役である母指，対立の相手役である示指と中指，power gripに関与する環指と小指のように区分があり，切断される手指やその長さにより障害の割合は異なる．
- 母指の切断は，手としての機能損失が大きい[10]．

- 母指が残存していれば手部義手や手指義手によって手の把持が可能となる．（参照）

28　作業療法 義肢・装具学

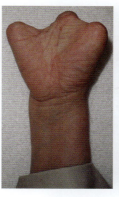 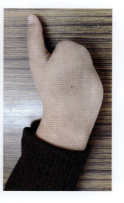

図23 中手骨部切断

5 四肢の先天性奇形・欠損

- 先天的に四肢の一部または全部が欠損している状態である.
- 原因は,遺伝子の異常や胎生期の薬剤の影響,妊娠中の感染症などである.
- 四肢欠損の程度は,手指や足趾の一部が欠損しているものから腕や脚全体が欠損しているものまでさまざまであり,さらに左右対称に欠損している場合や左右非対称に欠損している場合もある.

1) 横軸性欠損（上肢）

- 上腕または前腕が上肢の長軸に対して垂直に欠損している状態である.
- 多くは片側性で末端部に小さい塊（nubbins）を伴っている.
- 上腕欠損では肩関節,前腕欠損では肩関節と肘関節は正常である.
- 整容面の問題や片側性による側わん症,その他の姿勢異常および骨格異常をきたす[11].
- 知的レベルは保たれていることが多いため,幼少期からの義手練習が可能である.

2) 長軸性欠損（上肢）

- 上肢が長軸に対して平行に欠損している状態であり,多くは片側性障害である.
- 橈側または尺側形性障害では,上腕骨の短縮や肘関節の著しい関節可動域制限,手指欠損を認める.
- 症例の多くは,健側上肢と患肢の機能を用い生活を確立しているが,義手が生活機能を促進できるとの報告もある[12, 13].

6 義肢と作業療法士の役割

- 義肢は,国際生活機能分類（International Classification of Functioning, Disability and Health：ICF）において環境因子に位置付けられる.つまり,切断者（児）に適合する義

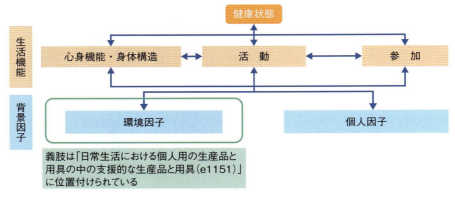

図24　ICFの中の義肢の位置付け

肢は，個々人の活動や参加に働きかけ，切断者（児）の生活機能を改善する促進因子となる（図24）.

- 作業療法士が切断者（児）に適合する義肢を提供するために学ぶべきことは，義肢の構造や機能，義肢の適合検査と不適合の修正など義肢に関することのほかに，義肢にかかわる他職種の役割，切断の要因となる疾患および切断術や創傷治癒過程の理解，切断者（児）の残存機能や生活機能を把握するための評価，評価結果の統合と解釈と義肢プログラム，義肢プログラムの流れと各工程における留意点の理解など多岐にわたる.
- これらを理解したうえで，切断者個々人に寄り添い，生活を支援することが作業療法士の役割となる.

文献

1) 今田 拓, 他:「義肢装具事典」(加倉井周一/編), p28, 創造出版, 1991
2)「義手－その起源と発達－」(Löffer L/著, 平澤泰介/訳), p84, パシフィックサプライ, 1986
3) 大内雅人:学習院大学図書館「乃木文庫」からみる乃木式義手～乃木希典と石黒忠悳と癈兵～. 人文, 6:117-129, 2007
4)「切断と義肢」(澤村誠志/著), pp1-17, 医歯薬出版, 2007
5) 川村次郎, 他:上肢切断者の現状と動向―近畿地区におけるアンケート調査から―. リハビリテーション医学, 36:384-389, 1999
6) 三ツ本敦子, 他:国立障害者リハビリテーションセンター病院の補装具診療外来を受診した新規切断者の特徴. 国リハ研紀, 37:47-54, 2017
7) 陳 隆明:切断とリハビリテーション治療.「義肢装具のチェックポイント 第9版」(日本整形外科学会, 日本リハビリテーション医学会/監, 赤居正美, 他/編), pp37-41, 医学書院, 2021
8) 新妻 昌, 他:義肢学総論.「PT・OTビジュアルテキスト 義肢・装具学 第2版」(高田治実/監, 豊田 輝, 石垣栄司/編), pp18-29, 羊土社, 2023
9) 陳 隆明:切断とリハビリテーション治療.「義肢装具のチェックポイント 第9版」(日本整形外科学会, 日本リハビリテーション医学会/監, 赤居正美, 他/編), pp52-53, 医学書院, 2021
10) Swanson AB：Evaluation of impairment of function in the hand. Surg Clin North Am, 44：925-940, 1964
11) 伊藤英明, 他:先天性右前腕欠損の幼児に対し電動義手を処方した1症例. 日職災医誌, 55:55-59, 2007
12) 柴田晃希, 他:日常生活での義手使用が定着した片側尺側形成障害の一青年例. 日本義肢装具学会誌, 38:152-158, 2022
13) 藤原清香, 他:小児義手のリハビリテーション診療における多職種連携とその意義. 日本義肢装具学会誌, 40:178-188, 2024

第Ⅰ章 義肢・装具学

2 義手の基礎知識

学習のポイント
- 義手の分類を理解する
- 各義手の構成要素と操作・機能を理解する
- 義手の部品と機能を理解する

学習概要
- 装飾用義手，作業用義手，能動義手，筋電電動義手（筋電義手）の構成要素と操作・機能を解説する．特に能動義手が体内力源義手，筋電義手が体外力源義手であることを学習する
- 「ソケット」や「継手」，「支持部」や「手先具」などが義肢の構成要素であることを理解したうえで，装飾用義手，作業用義手，能動義手，筋電義手における各構成要素の部品の名称とその機能を学習する
- 義手の基本的知識を理解しておくことは，上肢切断者のリハビリテーションに携わる作業療法士にとって重要であることを学習する

準備学習
- 第Ⅰ章1の義肢の基本構成を復習しておきましょう
- 第Ⅰ章1の上肢切断レベルにおける断端の運動（特徴）を復習しておきましょう
- 義手の理解を進めるうえで，第Ⅱ章1～6の症例に作製されている義手を確認しておきましょう

1 義手の分類

- 義手は，先天的または後天的に失った上肢の外観と機能を補填するための人工の手である．
- 義手は，1）切断レベル，2）支持部の構造，3）義手の機能によって分類される．

参照
第Ⅰ章1

1）切断レベルによる分類（図1）（参照）

- 米国整形外科学会（American Academy of Orthopaedic Surgeons：AAOS）の分類は，切断レベルを健側上肢と断端長の比率で表すものであり，臨床における断端長の呼称や義手の処方に用いられている．
- AAOSの上肢切断分類の切断レベルに応じて適応する義手の種類が決まる．肩義手，上腕義手，肘義手，前腕義手，手義手，手根中手義手（手部義手），手指義手がある．

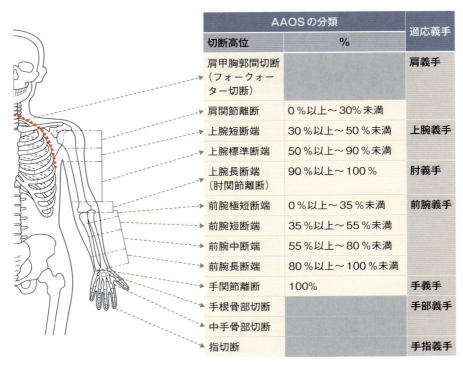

図1 AAOSの上肢切断分類と適応する義手

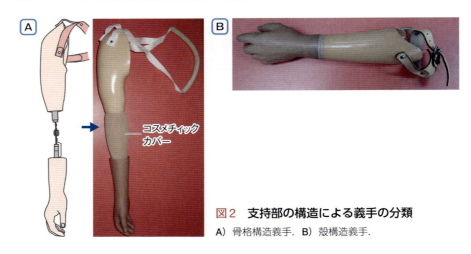

図2 支持部の構造による義手の分類
A) 骨格構造義手. B) 殻構造義手.

2) 支持部の構造による分類（図2）（参照）

- 骨格構造義手は，支持部がパイプ状の義手である．
- 殻構造義手は，支持部が上腕部や前腕部の形状に合わせて中空構造になっている義手である．

3) 義手の機能による分類

- 義手の機能による分類は，障害者総合支援法の補装具交付基準に準じ，装飾用義手，作業用義手，能動義手，動力義手に分類され，日本産業規格（JIS-T0101）において表1のように定義されている．

表1　義手の機能による分類

| | 装飾用義手 | 作業用義手 | 能動義手 | 動力義手 | |
				筋電電動義手（筋電義手）	スイッチ式電動義手
対応外国語	cosmetic upper limb prosthesis	work arm prosthesis	body-powered upper limb prosthesis	myoelectric upper limb prosthesis	switch controlled electric upper limb prosthesis
肘継手や手先具の操作力源	非切断肢など		体内力源	体外力源	
定義	外観の復元を第一義に考え，軽量化及び見掛けのよさを図った義手	農耕山林作業，又は工業などの重作業などにも適するように，特定の機能を優先して製作した義手．作業に応じて専用の手先具を交換して使用することもある	主として上肢帯及び体幹の運動を，義手の制御のための力源に利用し，コントロールケーブルを介して継手，手先具を操作する構造の義手	筋電位によって動作を制御する電動義手	スイッチによって動作を制御する電動義手

定義は日本産業規格：JIS−T0101より引用.

2 各義手の構成要素と操作・機能

- 義手の基本的な構成要素は，ハーネス，ソケット，支持部，継手，手先具，操作・制御システム（能動義手・筋電義手）である．
- 各構成要素の部品は，切断レベルや義手の使用目的に合わせて選択される．
- 義手は，選択された部品を組み合わせて作製される．

1）装飾用義手（図3，表2）

- 外観の復元を目的とした義手である．

❶ 構成要素

- ハーネス，ソケット，支持部，継手，手先具，装飾手袋で構成される．
- 義手全体の軽量化と見かけのよさを重視した部品が使用される．
- 手先具には装飾ハンドや手指の形状を変えられるパッシブハンドがある（図4）．
- 装飾手袋は，装飾ハンドやパッシブハンドにかぶせて手の外観を補填する．素材には，塩化ビニールやシリコーンが使用される（図5）．

❷ 操作と機能

- 肘継手や手先具は，非切断肢で他動的に操作する．
- 前腕支持部や手先具で物を引っかけたり押さえたりすることができる．
- パッシブハンドでは非切断肢で手指の形状を変えて軽量の物品を把持できる．

2）作業用義手（図6）

- 作業遂行を目的とした義手である．

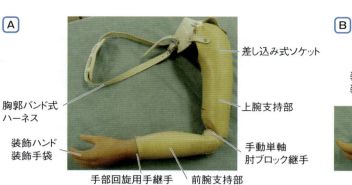
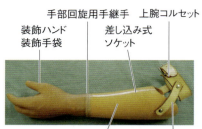

図3 装飾用義手
A）上腕義手．B）前腕義手．

表2 装飾用義手の構成要素

	ハーネス	ソケット	支持部	継手	手先具
肩義手	胸郭バンド式	肩ソケット	上腕・前腕 →骨格構造 →殻構造	肩継手 →屈曲外転継手 →隔板肩継手 →ユニバーサル肩継手 肘継手 →手動単軸肘ヒンジ継手 →手動単軸ブロック継手 手継手 →手部回旋用手継手 →摩擦式手継手	装飾ハンド パッシブハンド 装飾手袋
上腕義手	胸郭バンド式 8字ハーネス	差し込み式 オープンショルダー式 吸着式	上腕・前腕 →骨格構造 →殻構造	肘継手 →手動単軸肘ヒンジ継手 →手動単軸ブロック継手 手継手 →手部回旋用手継手 →摩擦式手継手	
肘義手	肘離断用のソケットで懸垂	肘離断用	前腕 →骨格構造 →殻構造	肘継手 →手動単軸肘ヒンジ継手 手継手 →手部回旋用手継手 →摩擦式手継手	
前腕義手	差し込み式ソケットの場合はたわみ肘継手と上腕コルセットで懸垂	顆上支持式 →ミュンスター式 →ノースウエスタン式 差し込み式 吸着式 有窓式	前腕 →骨格構造 →殻構造	肘継手 軟性たわみ肘継手 手継手 →手部回旋用手継手 →摩擦式手継手	
手義手 手部義手	*ハーネスはないが，前腕部を面ファスナー（マジックテープ，ベルクロ）で固定	差し込み式	なし	なし	
手指義手	なし	キャップ式			キャップ式

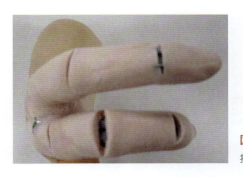

図4 パッシブハンド
指節間関節の角度を他動的に変えられる.

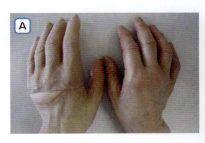
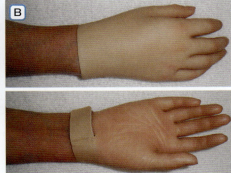

図5 装飾手袋（手部義手）
A）シリコーン（左手）．B）塩化ビニール（右手）．Aは図4のパッシブハンド（第Ⅱ章1の症例）にシリコーンの装飾手袋をかぶせている．Bは装飾ハンドに塩化ビニールの装飾手袋をかぶせている．

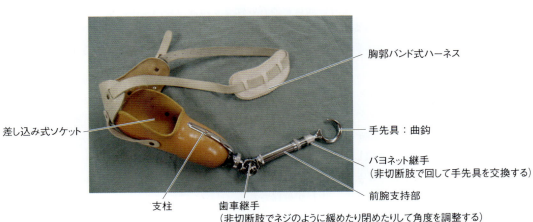

図6 作業用義手（上腕義手）

1 構成要素

- ハーネス，ソケット，支持部，継手，手先具で構成される．
- 義手はハーネスとソケットでしっかりと懸垂される．ソケットは，断端の運動（肩関節や肘関節の運動）を手先具に伝えるためにその両端に鉄の支柱が付けられ，その支柱の先に支持部が連結される．

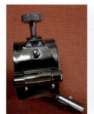
鎌持ち金具

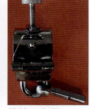
鍬持ち金具

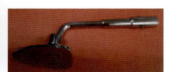
物押さえ

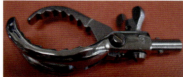
双嘴鉤（そうしこう）

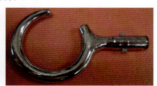
曲鉤（きょっこう）

図7　作業用義手の手先具

- 支持部は骨格構造で非常に頑丈である．
- 手先具は，作業用義手専用のものであり，作業内容に応じて交換して使用する（図7）．

2 操作と機能 （参照）

参照 第Ⅰ章3

- 手先具は非切断肢で迅速に交換できる．
- 肘継手や手部の向きは非切断肢で変えることができる．

3）能動義手

- 上肢帯（肩甲骨や肩関節）や体幹の動きを力源（体内力源）として肘継手や手先具を操作する義手である．
- 身体の関節運動（残存機能）を力源として義手を操作することから体内力源義手ともいわれる．

1 構成要素 （図8, 9, 表3）

- ハーネス，ソケット，支持部，継手，手先具，コントロールケーブルシステムで構成される．
- コントロールケーブルシステムは，近位端がハンガーと連結してハーネスに，遠位端がターミナルと連結して手先具に連結する．
- コントロールケーブルは，ケーブルハウジング内を通り，ケーブルハウジングが上腕部と前腕部に固定され，走行が確保される．
- 肩義手や上腕義手および肘義手の肘継手にある肘コントロールケーブルは，切断側前面のハーネス（前方支持バンド）と連結する．
- 前腕義手の前方支持バンドは，Yストラップと連結して義手を懸垂する．
- 手先具には能動ハンドと能動フックがある．

2 操作と機能 （参照）

参照 第Ⅰ章3

- 体内力源によって肘継手や手先具を操作することで両手動作が可能となる．

36　作業療法 義肢・装具学

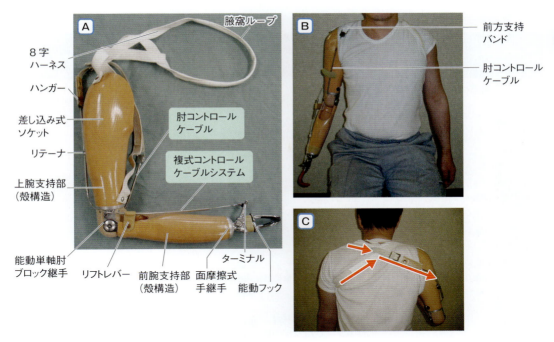

図8 上腕能動義手
A）上腕能動義手の構成．B）前面．C）後面：体内力源によってコントロールケーブルが➡の方向に引っ張られる．

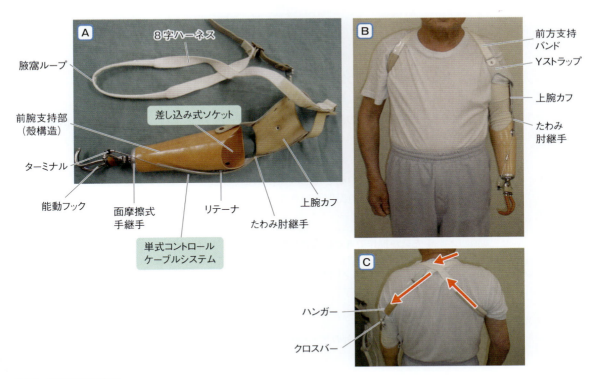

図9 前腕能動義手
A）前腕能動義手の構成．B）前面．C）後面：体内力源によってコントロールケーブルが➡の方向に引っ張られる．上腕能動義手と同様である．

表3 能動義手の構成要素

	ハーネス	肩継手	ソケット	肘継手	支持部	手継手	手先具	コントロールケーブルシステム
肩義手	胸郭バンド式	肩継手 →屈曲外転継手 →隔板肩継手 →ユニバーサル肩継手	肩ソケット	能動単軸肘ブロック継手	殻構造	手継手 →面摩擦式手継手 →軸摩擦式手継手 →クイックチェンジ手継手 →屈曲用手継手 →ユニバーサル手継手	能動ハンド ＊装飾手袋 能動フック	3重コントロールケーブルシステム
上腕義手	胸郭バンド式 8字ハーネス	なし	差し込み式 オープンショルダー式吸着式					複式コントロールケーブルシステム
肘義手	8字ハーネス	なし		能動単軸肘ヒンジ継手				
前腕義手	8字ハーネス 9字ハーネス ＊顆上支持式・吸着式ソケットと併用	なし	スプリットソケット ＊倍動肘ヒンジ継手と併用 顆上支持式 →ミュンスター式 →ノースウエスタン式 差し込み式 吸着式 有窓式	倍動肘ヒンジ継手 多軸肘ヒンジ継手 単軸肘ヒンジ継手 軟性たわみ肘継手 硬性たわみ肘継手				単式コントロールケーブルシステム

[上腕義手]
- 肩甲骨外転と肩関節屈曲の動きは，ハーネスとコントロールケーブルシステムによって肘継手や手先具に伝達され，肘継手の屈曲と手先具の開閉を操作する．
- 肩甲骨下制と肩関節伸展の動きは，肘コントロールケーブルによって肘継手に伝達され，肘継手のロックとアンロックを操作する．

[前腕義手]
- 肩甲骨外転と肩関節屈曲の動きは，ハーネスとコントロールケーブルシステムによって手先具に伝達され，手先具の開閉を操作する．

 手先具が操作できない身体部位
ハーネスとコントロールケーブルが張ることで肘継手の屈曲や手先具の開閉ができるため，ハーネスとコントロールケーブルが張らない背面では手先具の開閉ができなくなる．

 可動式手指義手
Didrick Medical社の *X-Finger*® は，MP関節の運動を力源として手指部が可動する義手である（図10）．

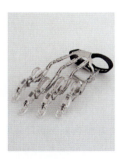

図10 可動式手指義手（X-Finger®）
画像提供：株式会社愛和義肢製作所.

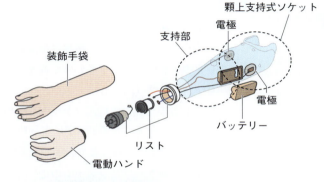

図11 筋電義手の構成要素
オットーボック・ジャパン社ホームページを参考に作成.

4）筋電義手（前腕義手）

- 筋電義手は，筋活動電位（筋電信号）で手先具の開閉を制御する．
- 手先具の開閉の力源は，バッテリーの電力であることから体外力源義手ともいわれる．

1 構成要素（図11）

- 前腕筋電義手では顆上支持式ソケットで義手の懸垂が可能となるためハーネスは不要であり，ソケット，支持部，リスト，手先具（電動ハンド），装飾手袋，電極，バッテリーで構成される．
- バッテリーはリチウムイオンバッテリーで外付けの充電器で充電する．
- 電極はソケット内に設置され，多くは屈筋上と伸筋上に2個設置される．
- バッテリーは支持部に設置され，その配線は電極の配線とともにリスト部品に連結する．
- 手先具には電動ハンドと電動フックがある．

2 操作と機能（参照）

参照 第Ⅰ章3

- 手先具は身体のどの位置でも開閉できる．

> **Point** ハイブリッド義手
> 上腕筋電義手では肘継手を身体の関節運動（残存機能）を力源として操作し，手先具を筋電制御する場合がある．日本産業規格（JIS-T0101）では，これをハイブリッド義手（hybrid upper limb prosthesis）と定義している．

3 部品

1）ハーネス

1 目的

- 義手の懸垂，断端とソケットとの安定性の保持，体内力源の伝達（能動義手）．

2 種類

① 8字ハーネス（図12A）
- ハーネスの基本形で主に上腕義手や前腕義手に使用する．
- 非切断側の腋窩にループをかけて背部で交差（ハーネスクロス）させる．

② 9字ハーネス（図12B）
- 前腕能動義手で顆上支持式ソケットを使用した際のハーネスの役割は，体内力源の伝達であり，義手の懸垂のために8字にする必要はない．
- ハーネスを9字にすることで義手の懸垂機能はなくなるが背部拘束感が軽減する．
- コントロールケーブルシステムの走行を確保するため，内・外側のたわみ肘継手を合わせた近位部に三頭筋パッドとクロスバーカバーが付く．

3) 胸郭バンド式ハーネス（図12C）
- 肩義手や作業用義手に使用する．
- 非切断側の腋窩や胸郭をバンド状のハーネスで強固に固定し，義手を懸垂する．

2) ソケット

- 上腕長や前腕長に対して断端が長い場合は一重ソケット（内ソケット），短い場合は二重ソケット（内ソケットと外ソケット＝支持部）となる．

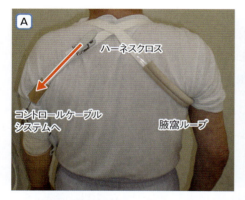
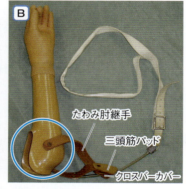
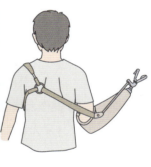
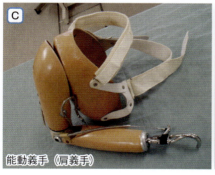
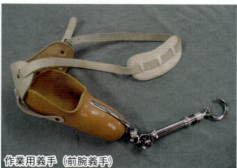

図12 ハーネス
A) 8字ハーネス：能動義手（上腕義手）．B) 9字ハーネス：能動義手（前腕義手）．ソケット（○）は顆上支持式ソケット（ノースウエスタン式）．C) 胸郭バンド式ハーネス．

1 目的

- 断端の収納，力と運動の伝達，荷重の支持，義手の懸垂．

2 種類

①肩義手のソケット（図13A）

- 肩甲胸郭間切断用：断端である胸郭は曲線であり，ソケットを保持して義手の懸垂を得るためには非切断側までソケットを延長する．ソケット自体が大きくなるため，可能な限りの軽量化を図る．（参照）

参照 第Ⅱ章4

- 肩関節離断用：肩甲骨や上腕骨頭で義手を懸垂できるが，肩峰や烏口突起，鎖骨遠位端への除圧を図る．肩甲骨の動きを阻害しないようにトリミングする．（参照）

参照 第Ⅱ章2

②上腕義手のソケット（図13B）

- 差し込み式：ソケット上縁が上腕短断端では肩峰を越え，上腕標準断端から肘関節離断では肩峰を越えないようにする．

- 吸着式：差し込み式に吸着用バルブを取り付け，断端にかぶせた滑りやすい袋を吸着バルブから引き抜くことで断端をソケットに吸着させる．

- オープンショルダーソケット：ソケット上縁部は，肩関節外転の際に肩峰と接触しないようにトリミングされている．ソケット前後の胸郭に接する部分（yoke ヨーク）を挟み込むことで自己懸垂機能を有している．断端が長い上腕標準断端から肘関節離断に使用する．

③前腕義手のソケット

- スプリットソケット：前腕極短断端で断端を全面接触する．肘関節屈曲制限を補う倍動肘ヒンジ継手とともに使用する（図14）．

- 差し込み式ソケット：前腕短断端から前腕長断端までに使用する．ソケット上縁が顆上部

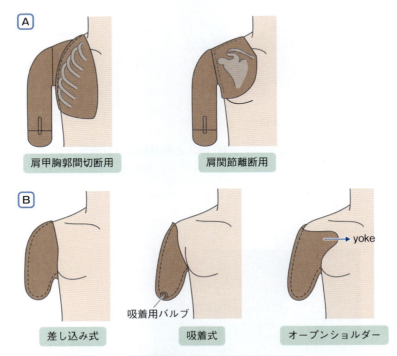

図13 肩義手（A）と上腕義手（B）のソケット

を被わないため前腕の回旋機能を義手に活かすことができる（図15）．

- 顆上支持式ソケット（自己懸垂式）（図16）
  - ▶ ミュンスター式（図16A）は前腕極短断端から前腕短断端に使用する．ソケットは初期屈曲角をもち顆上部（肘頭と上腕骨内・外側上顆）で義手を懸垂する．肘関節の伸展と屈曲が制限され前腕回旋ができない．
  - ▶ ノースウエスタン式（図16B）は前腕中断端から前腕長断端に使用する．ミュンスター式と同様に初期屈曲角をもち顆上部で義手を懸垂する．前面が開口されることで肘関節の関節可動域制限はミュンスター式よりは少ない．前腕回旋はできない．

> **memo** 顆上支持式ソケット
> 筋電義手や装飾用義手に使用すると，ハーネスが不要となり義手の装着感が向上する．前腕回旋制限に対しては，手継手で手先具の向きを変えることや肩関節の回旋で代償する．

> **Point** シリコーンライナー式ソケット
> シリコーン製のライナーを断端にかぶせ，ライナーのキャッチピンがソケット先端にあるロックアダプターと連結することで義手を懸垂する（図17）．シリコーン製のライナーは断端に密着するが通気性が低く汗をかきやすいため，皮膚がかぶれることがある．義手を外す際は，前腕支持部にある解除ボタンを押しキャッチピンの固定を解除する．

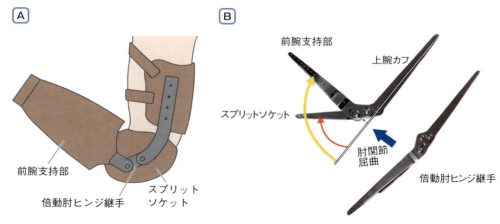

図14　スプリットソケット（A）と倍動肘ヒンジ継手（B）（前腕極短断端）
断端はスプリットソケットに収納されている．断端による肘関節屈曲運動（→）は，倍動肘ヒンジ継手のヒンジ部のリンク機構で倍増されて前腕支持部（→）に伝わり，手先具の到達範囲を拡大する．
Aは「リハビリテーション義肢装具学」（清水順市，青木主税/編），p16，メジカルビュー社，2017を参考に作成．

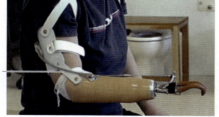

図15　前腕義手のソケット（差し込み式）
肘継手は前腕回旋機能を活かすためにたわみ肘継手となる．

④手義手用ソケット
- 有窓式ソケット：手関節離断では断端遠位部が太くなる場合があり，ソケットの挿入が困難となる．ソケットの周径値が最も小さい部分に開口部となる窓を設け，断端がソケット内を通過できるようになっている（図18A）．

⑤手部義手用ソケット（図18B）
- 手根骨部切断や中手骨部切断では，手関節の動きを制限しないように断端を被うソケットとなる．

⑥手指義手用ソケット
- 指切断では，キャップ式の差し込み式ソケットが多い．

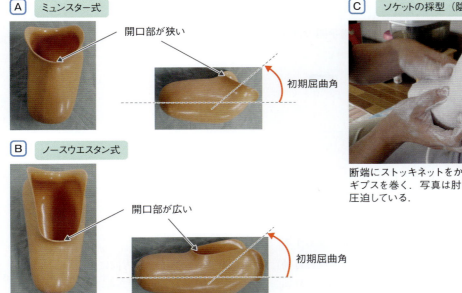

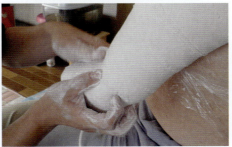

断端にストッキネットをかぶせ顆上部に印を付けてギプスを巻く．写真は肘関節を屈曲して顆上部を圧迫している．

図16 顆上支持式ソケット（自己懸垂式）

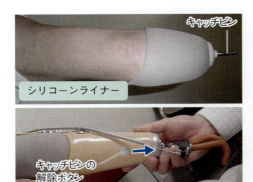

図17 シリコーンライナー式ソケット

シリコーンライナーはロールオンで断端に装着し，シリコーンライナー先端のキャッチピンがソケット先端のロックアダプタと連結するように断端をソケットに挿入する．義手を外す際はキャッチピンの解除ボタンを押しながら矢印の方向に義手を引っぱる．

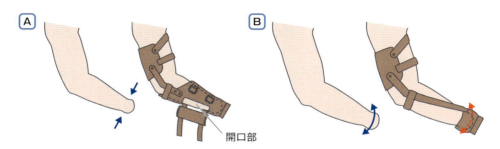

図18 手義手用と手部義手用のソケット
A）手義手用（有窓式）．手関節離断で断端遠位部が太い場合に開口部を作る．B）手部義手用．

3）支持部

- 義手のアライメントや外観，操作性に影響する．

1 目的

- ソケットと継手の連結，継手間の連結による義手の長さの補完．

2 種類

- 骨格構造と殻構造がある．（参照）

> 参照
> 本項1-2）支持部の構造による分類

4）継手

1 目的

- 欠損した関節の代替．

2 種類

①肩継手（図19）

- 肩義手のソケットと上腕部を連結する．
- 屈曲外転継手（屈曲・外転方向に可動），隔板肩継手（屈曲・伸展方向に可動），ユニバーサル肩継手（屈曲・伸展，内転・外転，内旋・外旋方向に可動）がある．
- すべての継手は遊動式，または非切断肢などを用いて他動的に操作する．

> **Point　モノリス構造**
> 肩継手は使用せず，ソケットと上腕部を一体化させる構造である（図20）．更衣動作が難しくなるが，能動義手に使用することでコントロールケーブルシステムの伝達効率や操作効率が向上する．

②肘継手

- 肩義手と上腕義手および肘義手では上腕部と前腕部の連結，前腕義手では上腕カフとソケットを連結する．

[ブロック型]

- 手動単軸肘ブロック継手：装飾用義手に使用する．肘継手の固定と解除ができる（図3A）．
- 単軸肘ブロック継手：装飾用義手に使用する．肘継手は固定できない（遊動式）．

屈曲外転継手

隔板肩継手

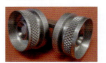
ユニバーサル肩継手

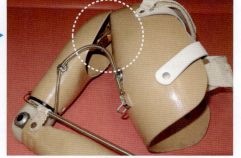
ソケットと上腕部を連結する屈曲外転継手

図19　肩継手

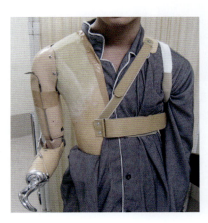
図20　モノリス構造

- 能動単軸肘ブロック継手：能動義手に使用する．肩甲胸郭間切断から上腕標準断端の能動義手に使用する．継手の上部には肩関節回旋機能を代償するターンテーブル，前部には肘継手のロックとアンロックを行う肘コントロールケーブルがある（図21A）．
- 電動肘ブロック継手：筋電義手に使用する．屈曲補助装置を搭載している（図21B）．

[ヒンジ型]

- 倍動肘ヒンジ継手：前腕極短断端に用いる．継手軸を肘関節軸に合わせて内側と外側に設置する．前腕部は2つに分かれており，短い側をスプリットソケットに，長い側を前腕支持部に連結する．断端による肘関節屈曲運動は，ヒンジ部のリンク機構で倍増されて前腕支持部に伝わり，手先具の到達範囲を拡大する（図14）．
- 単軸および多軸肘ヒンジ継手：装飾用義手や能動義手に使用する．前腕短断端や前腕中断端（短い断端）で前腕の回旋機能が期待できない場合に肘関節軸に合わせて内側と外側に設置し，上腕カフとソケットを連結する（図22A）．
- 手動単軸肘ヒンジ継手：骨格構造義手の装飾用義手に使用され，非切断肢で肘継手のロックとアンロックを操作する．

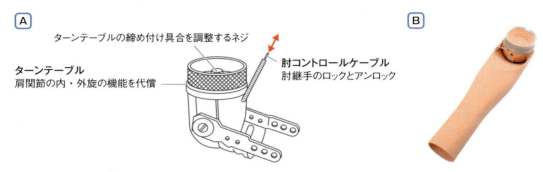

図21 肘継手（ブロック型）
A）能動単軸肘ブロック継手．B）電動肘ブロック継手（*12K44 エルゴアーム*）．
Aのイラストは第50回作業療法士国家試験 午後9より引用．画像提供：オットーボック・ジャパン株式会社（B）．

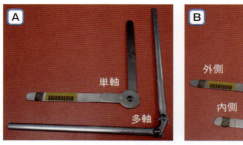
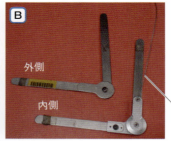

図22 肘継手（ヒンジ型）
A）単軸および多軸肘ヒンジ継手．B）能動単軸肘ヒンジ継手．

- 能動単軸肘ヒンジ継手：上腕長断端（肘関節離断）の能動義手に使用する．継手軸を非切断側の肘関節軸に合わせて内側と外側に設置する．肘コントロールケーブルがある方を内側に設置する（図22B）．

[たわみ肘継手]

- 装飾用義手や能動義手に使用する．前腕短断端から手関節離断で差し込み式ソケットと併用することで前腕回旋が可能となる．素材はたわむことができる金属コイル線，革や紐などである（図9A）．

> **能動単軸肘ブロック継手と能動単軸肘ヒンジ継手の適応**
> ブロック継手は，肩義手や上腕義手（上腕標準断端以上の切断レベル）に使用する．肘義手［上腕長断端（肘関節離断）レベル］にブロック継手を組み込むと上腕長が長くなり，前腕長とのバランスが悪くなる．よって，肘義手の肘継手にはヒンジ継手を使用し，これをソケットの内・外側に設置して肘継手軸を確保する（図23）．肘継手のロック段階は，ヒンジ継手よりもブロック継手が多く，義手使用時の継手軸の歪みは少ない．

③手継手
[摩擦式手継手]

- 軸摩擦式手継手：ネジを穴の中に差し込み，その摩擦力で手先具を任意の位置で固定する．
- 面摩擦式手継手：継手内にゴムワッシャーが入っており，手先具をねじ込むことで金属ワッ

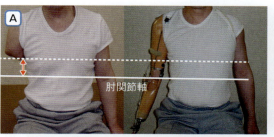
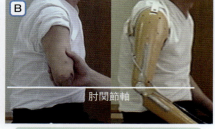

能動単軸肘ブロック継手（上腕短断端切断）　　　能動単軸肘ヒンジ継手（肘関節離断）

図23　能動単軸肘ブロック継手と能動単軸肘ヒンジ継手が適応となる義手（切断レベル）
A）上腕義手（上腕短断端）ではブロック継手を組み込むスペース（⟷）があり，非切断肢の肘関節軸に合わせて義手の長さを調整できる．B）肘義手（肘関節離断）ではブロック継手では上腕長が長くなるためヒンジ継手をソケットの内・外側に設置して非切断肢の肘関節軸に合わせることで義手の長さを調整する．

シャーがゴムワッシャーを圧縮する．圧縮されたゴムワッシャーは，その弾力で金属ワッシャーを押し上げ，摩擦力を発生させる．手先具は摩擦によって任意の位置で固定できる（図24A）．

[屈曲用手継手]
- 多くは両上肢切断に使用されるが，片側上肢切断でも書字動作や食事動作の際に手先具を身体に近づけることで動作がしやすくなる．
- レバーを押すことでロックが解除され，0°・屈曲25°・屈曲50°で手先具を固定できる（図24B）．

[クイックチェンジ手継手（迅速交換式）]
- 継手内のスプリング機構やバヨネット機構により手先具を押し込むことで迅速に手先具を固定できる．
- 複数の手先具を使用する場合に適するが，各手先具には専用のコネクタが必要である（図24C）．

[ユニバーサル手継手]
- 球関節構造であり，自由に手先具の位置を変えることができる．
- 球面に摩擦力を加え手先具を任意の位置で固定できるが，固定力は不十分である．

> **memo　楕円型手継手**
> 図24の手継手の形状は円形であり，断端横断面の形状が楕円形となる前腕長断端や手関節離断には適合しない．これらの切断レベルでは断端の形状にあわせて楕円型手継手を使用し，ソケットとともに断端に適合させることで前腕の回旋機能をより義手に活かしやすくする．

5）手先具

- 手先具は，人の手の役割を代替する義手の構成要素であり，装飾ハンド，作業用手先具，能動フックと能動ハンド，電動フックと電動ハンドに分類される．
- 能動フックと能動ハンドは随意開き式（Voluntary Opening：VO）と随意閉じ式（Voluntary Closing：VC）があり，本邦の手先具の多くはVO式を使用している．

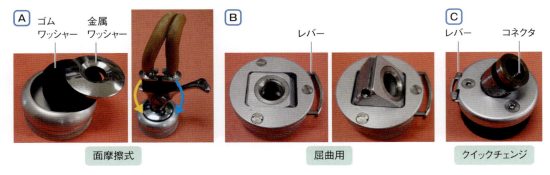

図24　手継手
A）摩擦力は，手先具を➡の方向に回すと大きくなり，➡の方向に回すと小さくなる．B）レバーを押すことでロックが解除され，手先具を屈曲位で固定できる．C）レバーを押してロックを解除するとコネクタが飛び出してくる．コネクタを近位方向に押すとロックされる．

- 装飾手袋は，装飾用義手および能動義手と筋電義手におけるハンド型の手先具に使用する．

1 目的
- 手の機能と外観の補填．

2 種類

①装飾ハンド（図3, 5）
- 装飾手袋に芯材を入れたものや骨格を発泡樹脂で形成し，手指関節機構を備えることで手指の形状を変えることができるパッシブハンドがある．

②作業用義手（図6, 7）
- 代表的な手先具は，曲鉤，双嘴鉤，物押さえ，鍬持ち金具，鎌持ち金具で，外観は考慮されていない．
- スポーツや楽器演奏などに特化した，個別性の高い手先具も作製されている．（参照）

参照
第Ⅱ章6

③能動フックと能動ハンド

［能動フック］
- 素材の多くはステンレスやアルミ，鉄などの金属製である．
- 小児用から成人用まで多くのサイズがあり，重作業に対応できるものもある．
- VO式能動フックは制御レバー（フックの母指）にコントロールケーブルシステムのターミナルが連結し，これが引かれることで可動指こうが開く．把持力は力源ゴムの枚数で調整するがADLやIADLでは2～3枚程度で調整することが多い（図25A）．
- VC式能動フック（APRLフック）はゼンマイバネを力源とし，ケーブルを緩めるとその位置でフックが固定され，そこからケーブルを引くと固定が解除される（図25B）．

［能動ハンド］（図25C）
- 手の形を補填し，把持機能を備えている手先具である．
- 把持機能は，母指のみ可動するもの，母指と示指・中指が可動するもの，すべての手指が可動するものがある．
- 能動フックよりも重く，指尖つまみができないため細かいものがつまみにくい．

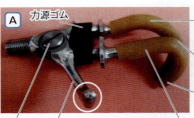
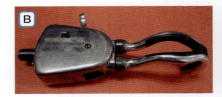
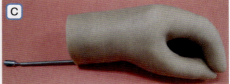

図25 能動フックと能動ハンド
A）VO式能動フック，白丸：ターミナル連結部．B）VC式能動フック（APRLフック）．C）能動ハンド．

> **memo** 能動フックと能動ハンドの使い分け
> 能動フックは，対象物を把持しやすく，引っかけることも容易なため，能動ハンドよりはADLやIADLおよび仕事や趣味活動のさまざまな場面に対応しやすい．切断者の多くは，能動義手装着練習や試用練習を通して，能動フックを選択する．能動フックでは外観は補填されていないため，1本の能動義手で能動フックと能動ハンドを交換できるようにすることもできる．

④電動フックと電動ハンド
- 手先具内にモーターが内蔵され，バッテリーからの電力供給によって手先具が開閉する．
- 手先具の開閉の制御をスイッチで行うものがスイッチ式電動義手，筋活動電位で行うものが筋電義手である．

［電動フック］（図26A）
- 把持力は16.0 kgと強く，重量は540 gである．
- 開き幅は95 mmである．
- 重量物や薄いものでも掴むことができ，重作業に適している．

［電動ハンド］（図26B）
- 把持機能は，母指と示指・中指が可動するものが一般的である．
- 把持力は，成人用で約9.0〜10.0 kgf，小児用で約1.5〜5.5 kgfである．
- 重量は，成人用で約355〜460 g，小児用で約86〜130 gである．
- 手指の開き幅は成人用で79〜100 mm，小児用で33〜56 mmである．
- 開閉速度は110〜300 mm/秒である．

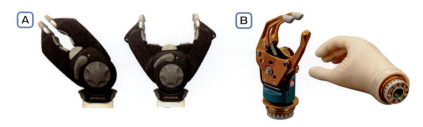

図26　電動フックと電動ハンド
A）電動フック（8E33 作業用グライファー）．B）電動ハンド（8E38 クイックチェンジ式ハンド）．
画像提供：オットーボック・ジャパン株式会社．

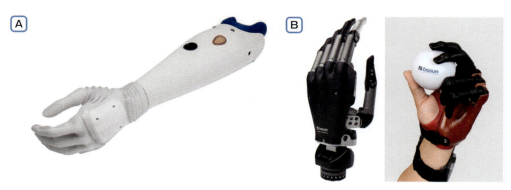

図27　最先端の電動ハンド
A）*Michelangelo hand*：受動的なリストの掌背屈，指間でのつまみ，母指に可動性があり示指とのラテラルピンチや示・中指との3指つまみが可能であることなど，従来の電動ハンドと比較して，より多くの手の機能を再現している（画像提供：オットーボック・ジャパン株式会社）．B）*i-Limb Quantum*（左）と*i-Digits Quantum*（右）．*i-Limb Quantum*：多様な把持パターンを選択でき，これらを義手本体を左右前後に動かすゼスチャー，筋収縮，アプリで制御する．屈曲リストによって手先具は40°の掌背屈が可能である．*i-Digits Quantum*：手根骨部切断や中手骨部切断に適応される（画像提供：Össur Japan合同会社）．

> **memo　人の手の機能と義手の手先具**
>
> 人の手は，対象物に合わせて手を構え，把持，保持，操作する機能を有している．また，繊細な感覚機能も有しており，手の動きによって感覚を作り出すことで優れた巧緻機能を発揮する．一般的な手先具の機能は，把持，保持であるが，操作性は義手装着練習によって向上する．

参照
第Ⅱ章5

> **Point　最先端の電動ハンド**
>
> 近年ではロボットテクノロジーの発展によりさまざまな手の構え，把持，保持，操作を可能とする高機能義手が開発されている（図27）．（参照）

参照
第Ⅰ章3

6）操作・制御システム（参照）

- 操作，制御システムは，能動義手と筋電義手に使用される．

1 目的
- 能動義手：肘継手や手先具への体内力源の伝達・操作．
- 筋電義手：手先具の開閉速度や開き幅，把持力の制御．

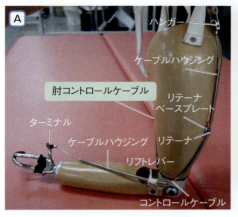
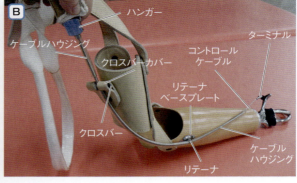

図28 コントロールケーブルシステム
A) 複式コントロールケーブルシステム（＝肩義手・上腕義手・肘義手）．B) 単式コントロールケーブルシステム（＝前腕義手・手義手・手部義手）．

2 種類

①能動義手

[**複式コントロールケーブルシステム**]（図28A）

- 肩義手と上腕義手，肘義手に使用する．
- 肘継手と手先具をコントロールするので複式コントロールケーブルシステムという．
- コントロールケーブルの近位端はハンガーに，遠位端はターミナルと連結し，ハンガーはハーネスに，ターミナルは手先具と連結する．
- コントロールケーブルはケーブルハウジング内を通過する．
- ケーブルハウジングは，肘継手の屈曲を妨げないように，上腕部と前腕部で分割されている．
- ケーブルハウジング内を通過するコントロールケーブルは，ケーブルハウジングに付くリテーナが上腕部ではソケット後面のリテーナベースプレートと連結し，前腕部ではケーブルハウジングとリフトレバーが連結することで走行が確保される．

[**単式コントロールケーブルシステム**]（図28B）

- 前腕義手・手義手・手部義手に使用する．
- 手先具の開閉のみコントロールするので単式コントロールケーブルシステムという．
- コントロールケーブルの近位端と遠位端は，複式コントロールケーブルシステムと同様にハンガーとターミナルに連結する．
- コントロールケーブルはケーブルハウジング内を通過するが，ケーブルハウジングは分割することなく連続している．
- ケーブルハウジング内を通過するコントロールケーブルは，ケーブルハウジングに付くクロスバーが上腕部では上腕半カフ後面のクロスバーカバーに連結し，前腕部ではソケット外側にあるリテーナベースプレートと連結することで走行が確保される．

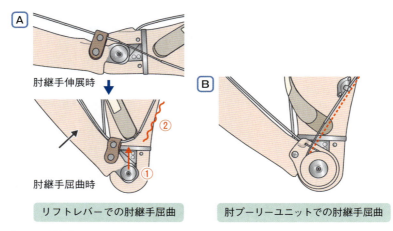

肘継手伸展時
肘継手屈曲時
リフトレバーでの肘継手屈曲
肘プーリーユニットでの肘継手屈曲

図29　肘プーリーユニット
A）肘継手屈曲に伴ってコントロールケーブルは肘継手軸より離れコントロールケーブルがたるむ．B）肘プーリーユニットによって肘継手屈曲時のコントロールケーブルのたるみを最小限に抑える．

> **memo　肘プーリーユニット**
> 高位切断（肩甲胸郭間切断・肩関節離断・上腕短断端）で体内力源に問題がある切断者においては，肘継手屈曲の際に手先具操作が十分に行えない．これはコントロールケーブルが肘継手屈曲でたるむことが原因である．肘プーリーユニット（図29）は，肘継手の外側に設置し，コントロールケーブルを肘継手軸の中心に一周させる．それにより，肘継手屈曲の際に生じるコントロールケーブルのたるみを最小限に抑え，手先具の操作効率向上を図ることができる．

②筋電義手
［ON-OFF制御］
- 筋電信号が閾値を超えると一定の速度で手先具が可動する．

［比例制御］
- 筋収縮の強さに比例して手先具の開閉速度を制御できる．
- 手先具は，採取筋を弱く収縮させるとゆっくりと開閉し，強く収縮させると速く開閉する．

［外部スイッチによる制御］
- 乳幼児では意図的な筋電信号による電動ハンドの制御が困難であり，ソケット外部にスイッチ（parental switch）を設置して両親や作業療法士が状況に合わせて電動ハンドを操作する[1]．

7）上腕半カフおよび三頭筋パッド

1 目的

- 上腕半カフ：前腕義手のソケットの懸垂と支持．
- 三頭筋パッド：能動義手におけるコントロールケーブルシステム（クロスバーカバーの設置）の走行の確保．

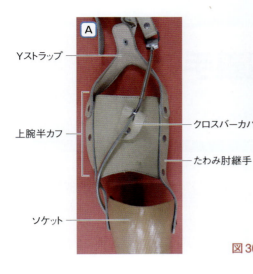
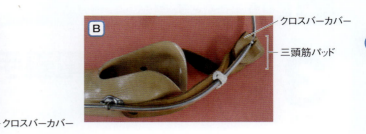

図30　上腕半カフ（A）と三頭筋パッド（B）

2 種類

①上腕半カフ

- 差し込み式ソケットに使用する．
- 上腕部の後面を上腕周径の1/2で被う．
- 内側と外側のたわみ肘継手と連結し，近位端はYストラップ，遠位端はソケットに連結し義手を懸垂する．
- 能動義手ではコントロールケーブルシステムのクロスバーカバーが後面に付く（図30A）．

②三頭筋パッド

- 顆上支持式ソケットで義手が懸垂される際のクロスバーカバーを設置するパッドである（図30B）．

■ 文献

1）柴田八衣子：上肢欠損時（先天性上肢欠損児）の作業療法の流れ．「義肢装具と作業療法 評価から実践まで」（大庭潤平，他/編著），p89，医歯薬出版，2017

■ 参考図書

- 「義肢装具と作業療法 評価から実践まで」（大庭潤平，他/編著），医歯薬出版，2017
- 「リハビリテーション義肢装具学」（清水順市，青木主税/編），メジカルビュー社，2017
- 「義肢装具のチェックポイント 第9版」（日本整形外科学会，日本リハビリテーション医学会/監，赤居正美，他/編），医学書院，2021
- 「義肢装具学 第3版」（川村次郎/編），医学書院，2004
- 「作業療法学 ゴールド・マスター・テキスト 義肢装具学」（山中武彦，中村恵一/編），メジカルビュー社，2022
- 「切断と義肢 2版」（澤村誠志/著），医歯薬出版，2016
- 「作業療法技術学1義肢装具学」（日本作業療法士協会/監，古川 宏/編），協同医書出版社，2009
- 「作業療法テキスト 義肢装具学」（種村留美，白戸力弥/責任編集），中山書店，2024
- 「義肢」（武智秀夫，明石 謙/著），医学書院，1991

第Ⅰ章 義肢・装具学

3 能動義手と筋電義手の操作・制御

学習のポイント
- 能動義手の操作を理解する
- 筋電義手の制御を理解する
- 装飾用義手・作業用義手の操作を理解する

学習概要
- 能動義手は体内力源義手であり，体幹や残存肢の身体の動きを利用して肘継手や手先具を操作することを学習する
- 筋電義手は体外力源義手であり，筋収縮時の筋電位を電極で検出し，手先具操作のスイッチとして利用することを学習する．また，ハーネスやケーブルが不要であるため，頭上や背部などで手先具の操作が可能であることを理解する
- 装飾用義手・作業用義手は，非切断肢で肘継手や手先具の操作を行い，物品を押さえる・引っかける動作が可能であることを理解する

準備学習
- 第Ⅰ章2の義手の分類を復習しておきましょう
- 第Ⅰ章2の義手の構成要素を復習しておきましょう

1 能動義手の操作

- 能動義手とは，残存している身体の動きを利用して肘継手や手先具を操作する体内力源義手である．
- 切断側や非切断側の肩甲帯や肩関節，体幹の動きをコントロールケーブルを介して肘継手や手先具に伝えて操作する．

1）単式コントロールケーブルシステム（図1）

第Ⅰ章2

❶ 基本構造（参照）
- 単式コントロールケーブルシステムは，肩甲帯・肩関節の動きを手先具に伝達するシステムである．
- 1本のケーブルで手先具の開閉を操作するシステムであり，前腕義手・手義手・手部義手で用いられる．

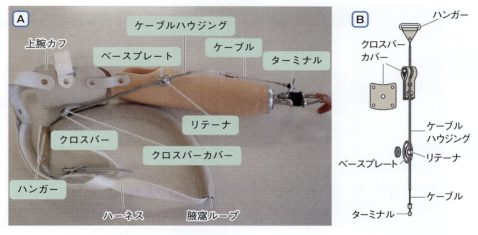

図1 単式コントロールケーブルシステム
A）前腕能動義手．B）構成要素．

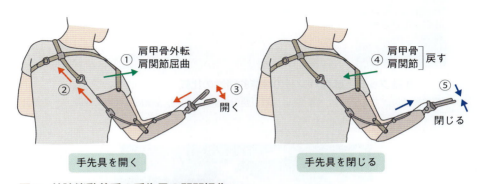

図2 前腕能動義手の手先具の開閉操作
①切断側の肩甲骨外転と肩関節屈曲を行う．②腋窩ループが支点となりハーネスを介してケーブルが張る．③ケーブルが引っ張られ，体内力源がターミナルに伝わり手先具が開く．④肩甲骨と肩関節を戻す．⑤ケーブルの張りが緩み，手先具が閉じる．

- 単式コントロールケーブルシステムの構成は，ハンガー・ケーブルハウジング・ケーブル・クロスバー・クロスバーカバー・リテーナ・ベースプレート・ターミナルである．

2 操作方法（図2）

[手先具の開閉操作]

動画①

動画②

- 図2と動画（動画①②）に操作方法を解説する．

> **memo** 能動フック・能動ハンドと筋電義手の機能的特性の比較
> ・能動義手の手先具の形は，フックタイプ（能動フック）と手の形をしたハンドタイプ（能動ハンド）がある．
> ・能動フック・能動ハンドと筋電義手の機能的特性の比較を図3に示す．

	能動フック	能動ハンド	筋電義手
	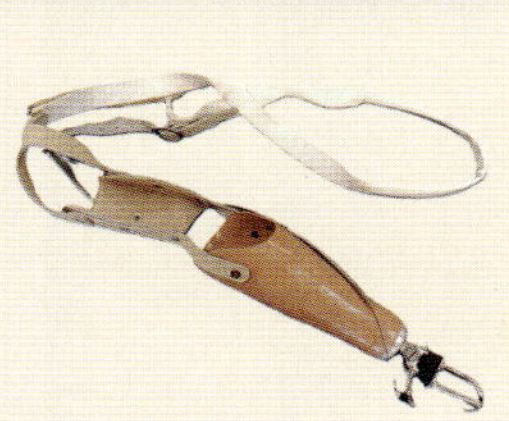	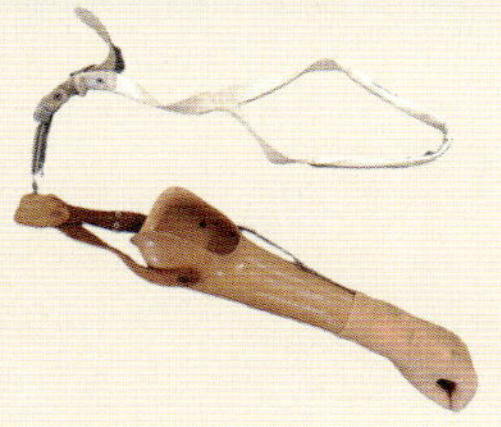	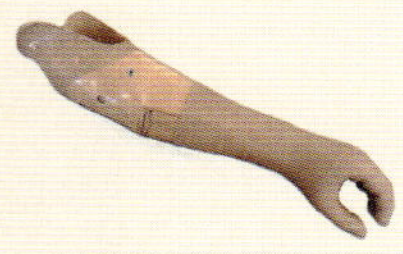
外観	悪い	良い	良い
手先具の巧緻性	優れる	劣る	劣る
手先具の開閉速度	速い	やや遅い	やや遅い
把持力	弱い (手先具のゴムバンドで調整可能)	やや強い	強い (16.0 kgf)
把持力調節	難しい	難しい	可能
上肢肢位による操作への影響	あり (頭上や背部で操作困難)	あり (頭上や背部で操作困難)	なし
ハーネス・ケーブルによる衣服への影響	あり	あり	なし
重量	軽い	やや重い	重い

図3　能動フックと能動ハンドの機能的特性の比較
「筋電義手訓練マニュアル」（陳　隆明／編），全日本病院出版会，2006を参考に作成．

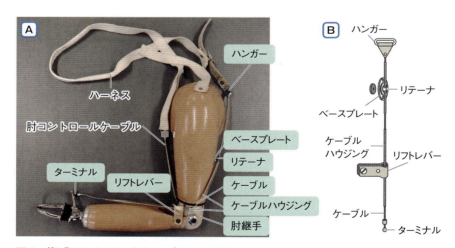

図4　複式コントロールケーブルシステム
A）上腕能動義手．B）構成要素．

2) 複式コントロールケーブルシステム（図4）

1 基本構造（参照）

- 複式コントロールケーブルシステムは，肩甲帯・肩関節の動きを肘継手と手先具に伝達す

- 1本のケーブルで2つの操作（手先具の開閉と肘継手の屈伸）を制御するシステムであり，肩義手・上腕義手・肘義手で用いられる．
- 複式コントロールケーブルシステムの構成は，ハンガー・ケーブルハウジング・ケーブル・リテーナ・ベースプレート・リフトレバー・ターミナルである．
- 肘継手の固定・遊動の操作の機構として肘コントロールケーブルが設置される．

2 操作方法

- 上腕能動義手を例として操作方法を解説する．
- 義手操作の力源は切断側の肩甲骨外転と肩関節屈曲であり，肘継手が固定（ロック）状態にあるか，誘導（アンロック）状態にあるかで手先具と肘継手の動きが変わる．
  ▶肘継手が固定（ロック）状態であれば，切断側の肩甲骨外転と肩関節屈曲により手先具が開く．
  ▶肘継手が誘導（アンロック）状態であれば，切断側の肩甲骨外転と肩関節屈曲により肘継手が屈曲する．
  ▶肘継手の固定（ロック）と解除（アンロック）の操作は，切断側の肩甲骨下制と肩関節伸展で行う．

[肘継手の固定（ロック）と解除（アンロック）操作（図5A）]
※肘継手はアンロック状態から開始
①切断側の肩甲骨下制と肩関節伸展を行い，肘コントロールケーブルを引っ張る．
②肩甲骨と肩関節を元の位置に戻しケーブルの張りを緩めると，肘継手がロックされ固定状態となる．
③再度，肩甲骨下制と肩関節伸展を行い，肘コントロールケーブルを引っ張る．
④肩甲骨と肩関節を元の位置に戻しケーブルの張りを緩めると，肘継手がアンロックされ誘導状態となる．

[肘継手屈曲操作：肘継手が遊動状態の時（図5B）]（動画③④）
①切断側の肩甲骨外転と肩関節屈曲を行う．
②腋窩ループが支点となりリフトレバーに伝わる．
③リフトレバーが支点となり肘継手が屈曲する．
④肘継手を屈曲位に保持した状態で，肩甲骨下制・肩関節伸展で肘継手を固定する．

[手先具操作：肘継手が固定状態の時（図5C）]（動画⑤）
①切断側の肩甲骨外転と肩関節屈曲を行う．
②腋窩ループが支点となりハーネスを介してケーブルが張る．
③ケーブルが引っ張られ，体内力源がターミナルに伝わり手先具が開く．
④肩甲骨と肩関節を戻す．
⑤ケーブルの張りが緩み，手先具が閉じる．

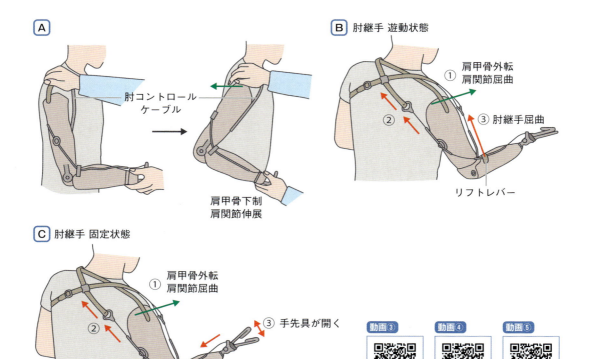

図5 上腕能動義手の制御
A）肘継手の固定と解除操作．B）肘継手屈曲操作．C）手先具操作．操作法の詳細については，本文と動画を参照．
（動画③④⑤）

2 筋電義手（筋電電動義手）

- 電動義手とは，外部からのエネルギーにより手先具の制御を行う体外力源義手である．
- 現在，日本で使用される電動義手は筋電義手（筋電電動義手）が主流である．
- 本項では，日本国内で最も使用されている筋電義手であるオットーボック社のマイオボックを例として解説を行う．

1）前腕筋電義手

1 基本構造（図6）（参照）

- 筋収縮時に発生する微弱な筋電位を電極により検出し，電極内の筋電増幅器（アンプ）により増幅した筋電信号を手先具操作のスイッチとして使用する．
- 構成部品は，ソケット（内ソケット），電極，バッテリー，支持部（外ソケット），手継手，インナーグローブ（電動ハンド），アウターグローブである．
- ソケットは，顆上支持式ソケット（ノースウエスタン式ソケット・ミュンスター式ソケット）であり，ハーネスなどの懸垂装置は不要となる．
- 電極は，不感電極と測定電極が一体となった電極であり，電極背部に感度調整を行うダイヤルがある．

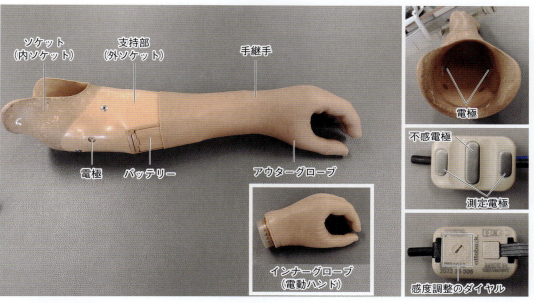

図6 筋電義手の構造

- バッテリーは，リチウムイオン電池であり手先具の開閉の力源となる．

> **Point** 筋電義手の感度調整
> 筋電義手の電極には背面に感度調整が可能なダイヤルがある．7段階で感度調整が可能であり，対象者の筋電位出力の程度に合わせて調整を行う．植皮術が施行されている断端や皮膚疾患（アトピー性皮膚炎など）で皮膚が乾燥しやすく筋電信号を採取しにくい場合や，断端が短く筋出力が得られにくい場合などに感度を上げることでハンドの制御が行いやすくなる．一方で，感度を高めに設定しすぎると，わずかな筋収縮でもハンドが開閉してしまうため，適切な感度調整を行うことが重要である[1]．

2 制御方法

- 前腕筋電義手の電極設置位置は，手関節背屈筋群と手関節掌屈筋群の筋腹上とする．手関節背屈筋群の収縮によりハンドを開き，手関節掌屈筋群の収縮によりハンドを閉じる（図7）．
- 筋電義手の制御方式には，ON-OFF制御と比例制御がある．

① ON-OFF 制御方式

- 特徴はハンドの開閉スピードは筋電信号の強さに比例せず一定なことである．
- 利点は制御が容易であり，発生する筋電位が小さくても操作が可能なことである．
- 欠点は細かな制御が困難なことである．

② 比例制御方式

- 特徴は筋電信号の強さに比例してハンドの開閉スピードが変化することである．
  ▶ 強い収縮では手先具は速く開閉し，弱い収縮では手先具はゆっくり開閉する．（動画⑥）
- 利点は細かな制御が可能なことである．
- 欠点は制御に熟練を要し，発生する筋電位は一定の大きさが必要なことである．

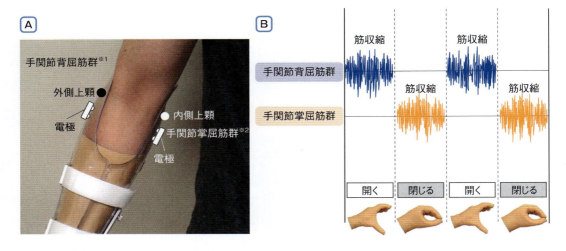

図7 電極設置位置（A）と制御方法（B：2サイト2ファンクションの例）
※1：手関節背屈筋群は外側上顆より二横指遠位を目安とする．※2：手関節掌屈筋群は内側上顆より二横指遠位を目安とする．

③電極の数と手先具の制御方法（図8）
- 2サイト2ファンクション
  - 2つの電極で2つの動き（開く・閉じる）を制御する．
  - 筋電義手では最も一般的な制御方法である．
- 1サイト2ファンクション
  - 1つの電極で2つの動き（開く・閉じる）を制御する．
  - 弱い収縮でハンドを開き，強い収縮でハンドを閉じる．
  - 断端の状態（植皮術後や背屈筋群・掌屈筋群の分離収縮が困難な場合など）で電極が1つしか設置することができない症例に適用される．
- 2サイト4ファンクション
  - 2つの電極で4つの動き（開く・閉じる・回外・回内）を制御する．
  - 手継手にリストローテーションを設置してハンドの回内・回外を制御する．
  - 弱い背屈筋群の収縮でハンドを開き，強い手関節背屈でハンドの回内を行う．
  - 弱い手関節掌屈でハンドを閉じ，強い手関節掌屈でハンドの回外を行う．

3 筋電義手制御
- さまざまな位置で，制御練習を行う．（動画⑦⑧⑨）

> **Point** 筋電義手の装着が望ましい条件
> 筋電義手の装着が好ましい対象者の条件を表1に示す．

2）上腕筋電義手
- 構成部品は，上腕能動義手の機構と前腕筋電義手の機構を組合わせたハイブリッド式が多い．

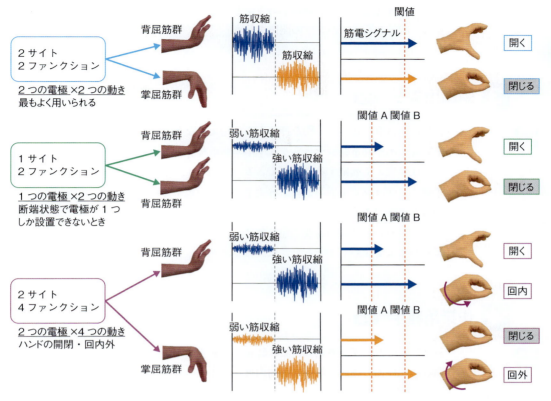

図8 電極の数と制御方法

表1 筋電義手の装着が好ましい条件

	好ましい条件
切断レベル	前腕切断
片側か両側か	片側性切断
断端長	10 cm 以上であること
断端皮膚状態	ソケット適合や筋電信号検出に支障をきたす皮膚障害（瘢痕や皮膚移植など）がないこと
近接関節	著しい関節可動域制限がないこと
理解力	筋電義手が効果であること，練習を遂行できるインテリジェンスがあること
意欲	強いこと
非切断側上肢機能	障害がなく，ADLのほとんどが可能であること

「筋電義手訓練マニュアル」（陳 隆明／編），全日本病院出版会，2006 を参考に作成．

- 上腕部分は上腕能動義手と同じ機構（8字ハーネス・差し込みソケット・肘継手・ケーブル・肘コントロールケーブル）であり，前腕部に前腕筋電義手を設置する．
- 電極は，上腕部の肘関節屈筋群と肘関節伸筋群の直上に設置してハンドの制御を行う．
- 肘関節伸展筋群の収縮でハンドを開き，肘関節屈曲筋群の収縮でハンドを閉じる．

- 肘継手の操作は，上腕能動義手の方法と同様となる．肘継手固定状態で肘関節伸筋群・屈筋群の収縮を行い，ハンドの開閉を行う．

3 装飾用義手（参照）

参照
第Ⅰ章2

- 把持機能は有さないが，物を押さえる，抱えるなどは可能となる．
- 上腕義手の手動単軸肘ブロック継手や手動単軸肘ヒンジ継手は，非切断肢で肘継手を任意の角度に変えて固定することができる．
- 手継手は面摩擦式手継手や軸摩擦式手継手を使用することが多く，非切断肢で手先具の回内外が可能である．
- パッシブハンドは非切断肢で他動的に手指関節を屈曲・伸展することが可能で，使用用途に合わせて手指のフォームを変更できる．

4 作業用義手（参照）

参照
第Ⅰ章2

- 外観にとらわれず，特定の作業に特化した義手である．
- 肘継手の屈曲と伸展，手先具の回内外，手先具への物品固定，手先具の交換はすべて非切断肢で操作する．
- 手先具・肘継手の操作．
  - ▶ 双嘴鉤の開閉操作．（動画⑩）
  - ▶ 手先具の交換．（動画⑪）
  - ▶ 肘継手の操作．（動画⑫）

■ 文献
1）「義肢装具と作業療法 評価から実践まで」（大庭潤平，他/編著），医歯薬出版，2017

■ 参考図書
- 田中洋平：筋電義手・電動義手の現状と課題．日本義肢装具学会誌，34：110-114，2018
- 「筋電義手訓練マニュアル」（陳 隆明/編），全日本病院出版会，2006

第 I 章　義肢・装具学

4 義手の評価

I-4
義手の評価

学習のポイント

- 装飾用義手・作業用義手・筋電義手に共通する適合検査項目を理解する
- 能動義手の適合検査の工程を理解する
- 義手操作適合検査における各検査の手順と基準・標準を理解する
- 義手使用時の評価の種類と内容を理解する

学習概要

- 新しい能動義手適合検査の構成と装飾用義手・作業用義手・筋電義手に共通する適合検査項目を学習する
- 新しい能動義手の適合検査の過程と各検査の目的を理解し，作業療法士が能動義手の適合に果たすべき役割を学習する
- 新しい能動義手の適合検査において，特に身体機能検査と義手操作適合検査の各検査の目的，手順，基準・標準，不適合となる原因とその対応を学習する
- 義手使用時に使用できる評価バッテリーや評価法を学習し，特徴の理解を進めていく．また，これらの評価が義手装着練習やADL場面での義手使用の効果判定に使用できることを学習する

準備学習

- 第 I 章2の義手の構成を復習しておきましょう
- 第 I 章2の義手の部品を復習しておきましょう
- 第 II 章5を事前に読んでおきましょう

1 義手の適合検査

1）これまでの義手適合検査と2024年に公表された新しい能動義手適合検査

- 義手は，上肢切断者（切断者）の身体機能や要望，使用目的に応じて医師によって処方され，義肢装具士と作業療法士によって作製・調整される．
- 完成した義手は，義手適合検査[1] によって評価され，各検査の基準・標準を満たすことで切断者に適合した義手と判定されてきた．
- しかしながら，これまでの義手適合検査の手順や基準・標準は必ずしも明確ではなく，特に能動義手では臨床現場や教育現場で混乱が生じていた[2〜5]．

63

A

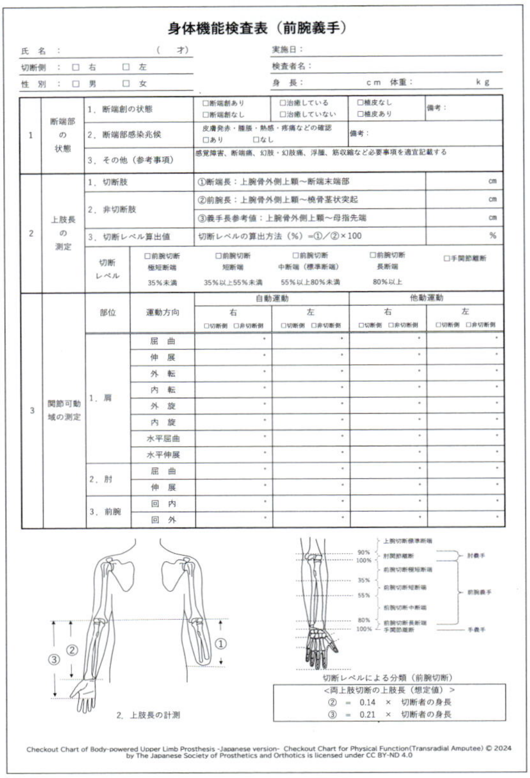

身体機能検査表（前腕義手）

氏　名　：　　　　（　　才）
切断側　：　□ 右　　□ 左
性　別　：　□ 男　　□ 女
実施日：
検査者名：
身　長：　　　　cm　体重：　　　　kg

1	断端部の状態	1．断端創の状態	□断端創あり □断端創なし	□治癒している □治癒していない	□植皮なし □植皮あり	備考：
		2．断端部感染兆候	皮膚発赤・腫脹・熱感・疼痛などの確認 □あり　□なし		備考：	
		3．その他（参考事項）	感覚障害、断端痛、幻肢・幻肢痛、浮腫、筋収縮など必要事項を適宜記載する			
2	上肢長の測定	1．切断肢	①断端長：上腕骨外側上顆〜断端末端部			cm
		2．非切断肢	②前腕長：上腕骨外側上顆〜橈骨茎状突起			cm
			③義手長参考値：上腕骨外側上顆〜母指先端			cm
		3．切断レベル算出値	切断レベルの算出方法（%）=①／②×100			%
		切断レベル	□前腕切断 極短断端 35%未満	□前腕切断 短断端 35%以上55%未満	□前腕切断 中断端（標準断端） 55%以上80%未満	□前腕切断 長断端 80%以上	□手関節離断

		部位	運動方向	自動運動 右 □切断側 □非切断側	自動運動 左 □切断側 □非切断側	他動運動 右 □切断側 □非切断側	他動運動 左 □切断側 □非切断側
3	関節可動域の測定	1．肩	屈　曲	°	°	°	°
			伸　展	°	°	°	°
			外　転	°	°	°	°
			内　転	°	°	°	°
			外　旋	°	°	°	°
			内　旋	°	°	°	°
			水平屈曲	°	°	°	°
			水平伸展	°	°	°	°
		2．肘	屈　曲	°	°	°	°
			伸　展	°	°	°	°
		3．前腕	回　内	°	°	°	°
			回　外	°	°	°	°

<両上肢切断の上肢長（想定値）>
② ＝ 0.14 × 切断者の身長
③ ＝ 0.21 × 切断者の身長

B

1 身体機能検査表（前腕義手）
2 身体機能検査表（上腕義手）
3 義手検査表A
4 義手検査表B
5 義手検査表C
6 義手装着適合検査表（前腕義手）
7 義手装着適合検査表（上腕義手）
8 義手操作適合検査表（前腕義手）
9 義手操作適合検査表（上腕義手）

図1　能動義手適合検査表 日本版

A）身体機能検査表（前腕義手）．B）能動義手適合検査表 日本版の各検査表タイトル一覧．各検査表のPDFが日本義肢装具学会ホームページ（https://www.jspo.jp/）にてダウンロードできる．
Aは日本義肢装具学会より許可を得て転載．

- そこで，日本義肢装具学会を中心に能動義手の適合検査が見直され，2024年に能動義手適合検査表（日本版）が公表された（図1）．
- 新しい能動義手適合検査は，これまでの装飾用・作業用・筋電義手の検査項目と能動義手の適合検査で構成され，これまでの義手適合検査項目を含む新たな4つの検査項目で構成されている（図2，3）．

2）装飾用義手・作業用義手・筋電義手の適合検査

1 義手単体の検査

- 義手が処方どおりに作製されているかを確認する．
- 継手などの各構成要素の部品が適切に固定され，可動するかを確認する．
- ソケット内面の滑らかさを確認する．
- ソケットのトリミングラインや処理を確認する．
- ハーネスの縫製や義手への取り付け部が適切かを確認する．
- 更衣動作に支障がないかを確認する．
- 衣類上からの操作に支障がないかを確認する．

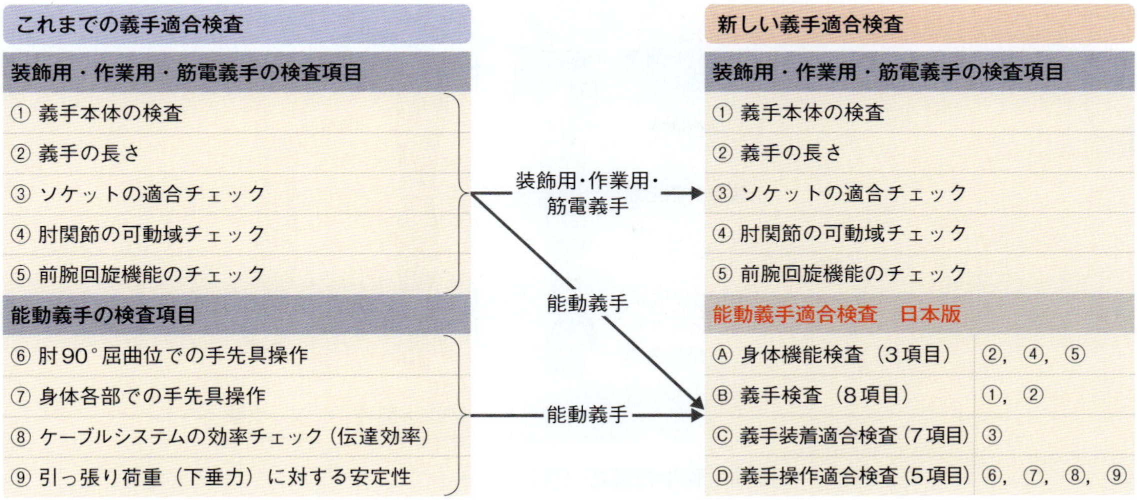

これまでの義手適合検査		新しい義手適合検査	
装飾用・作業用・筋電義手の検査項目		**装飾用・作業用・筋電義手の検査項目**	
① 義手本体の検査		① 義手本体の検査	
② 義手の長さ		② 義手の長さ	
③ ソケットの適合チェック	装飾用・作業用・筋電義手 →	③ ソケットの適合チェック	
④ 肘関節の可動域チェック		④ 肘関節の可動域チェック	
⑤ 前腕回旋機能のチェック		⑤ 前腕回旋機能のチェック	
能動義手の検査項目	能動義手	**能動義手適合検査　日本版**	
⑥ 肘90°屈曲位での手先具操作		Ⓐ 身体機能検査（3項目）	②，④，⑤
⑦ 身体各部での手先具操作	能動義手 →	Ⓑ 義手検査（8項目）	①，②
⑧ ケーブルシステムの効率チェック（伝達効率）		Ⓒ 義手装着適合検査（7項目）	③
⑨ 引っ張り荷重（下垂力）に対する安定性		Ⓓ 義手操作適合検査（5項目）	⑥，⑦，⑧，⑨

図2　前腕義手の適合検査

これまでの検査項目①～⑤は，今後も装飾用・作業用・筋電義手で継続される．能動義手の適合検査は，新たに4つの検査に分けられ，4つの検査の中にこれまでの検査項目すべてが含まれている（①～⑨）．

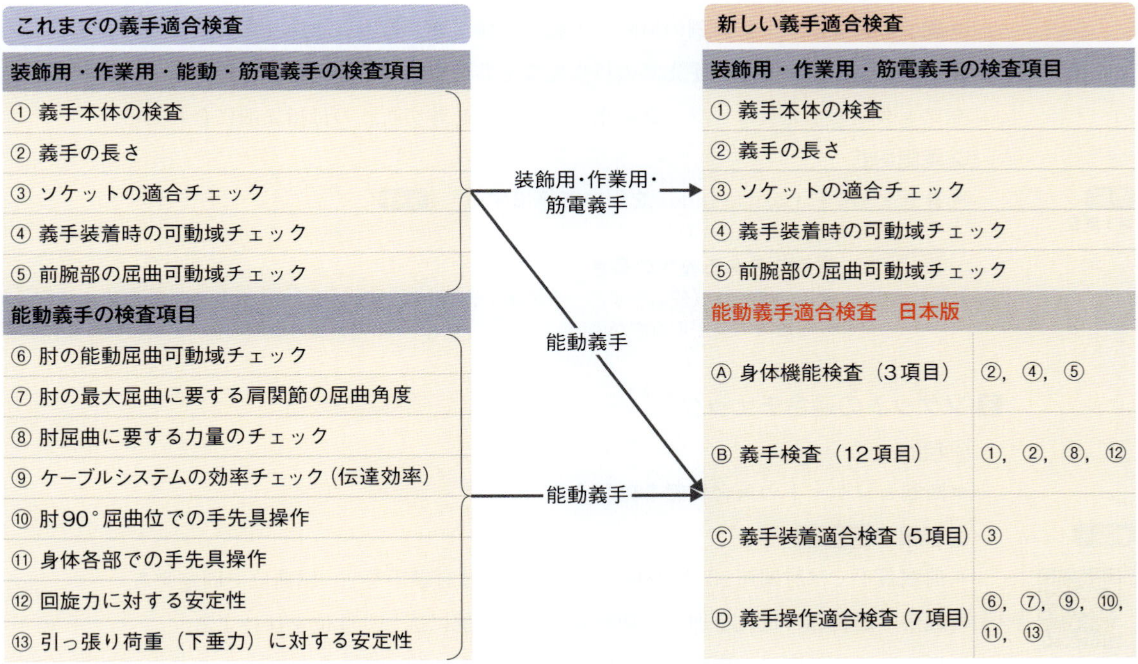

これまでの義手適合検査		新しい義手適合検査	
装飾用・作業用・能動・筋電義手の検査項目		**装飾用・作業用・筋電義手の検査項目**	
① 義手本体の検査		① 義手本体の検査	
② 義手の長さ		② 義手の長さ	
③ ソケットの適合チェック	装飾用・作業用・筋電義手 →	③ ソケットの適合チェック	
④ 義手装着時の可動域チェック		④ 義手装着時の可動域チェック	
⑤ 前腕部の屈曲可動域チェック		⑤ 前腕部の屈曲可動域チェック	
能動義手の検査項目	能動義手	**能動義手適合検査　日本版**	
⑥ 肘の能動屈曲可動域チェック		Ⓐ 身体機能検査（3項目）	②，④，⑤
⑦ 肘の最大屈曲に要する肩関節の屈曲角度			
⑧ 肘屈曲に要する力量のチェック		Ⓑ 義手検査（12項目）	①，②，⑧，⑫
⑨ ケーブルシステムの効率チェック（伝達効率）	能動義手 →		
⑩ 肘90°屈曲位での手先具操作		Ⓒ 義手装着適合検査（5項目）	③
⑪ 身体各部での手先具操作			
⑫ 回旋力に対する安定性		Ⓓ 義手操作適合検査（7項目）	⑥，⑦，⑨，⑩，⑪，⑬
⑬ 引っ張り荷重（下垂力）に対する安定性			

図3　上腕義手の適合検査

これまでの検査項目①～⑤は，今後も装飾用・作業用・筋電義手で継続される．能動義手の適合検査は，新たに4つの検査に分けられ，4つの検査の中にこれまでの検査項目すべてが含まれている（①～⑬）．

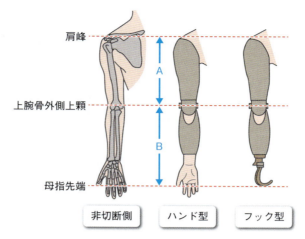

図4 義手の長さ（片側切断）
A：上腕肘継手長．B：前腕手先具長．

❷ 義手の長さ

①片側切断（図4）
- 義手の長さは，非切断側の肩峰，上腕骨外側上顆，母指先端を基準点として合わせる．
- ハンド型の手先具は，手先具の母指先端を非切断肢の母指先端に合わせる．
- フック型の手先具は，フックの指こうの頂点を非切断肢の母指先端に合わせる．

②両側切断
- 身長を基準にCarlyle Indexを用いて算出する．（参照）

参照
第Ⅰ章5

> **Point** 実用性のある義手の長さ
> 義手の実用性（使いやすさ）を考慮する場合は，フック型の手先具のように非切断肢よりも短めに設定する方がよい．

❸ ソケットの適合チェック

①目的
- 断端とソケットの適合状態を確認する．

②手順（動画①②）

動画①

動画②

- 前腕義手では肘関節90°屈曲位，上腕義手では肘継手を90°屈曲位で固定する．
- 義手の前腕部に抵抗を加え，切断者はその抵抗に抗し，肢位を保持する．
- 抵抗に抗した際に，疼痛や不快感が生じるかを確認する．
- ソケットを外し，断端の状態を確認する．

③基準・標準
- 断端部に疼痛や不快感がない．
- 断端に当たりがない．

④異常の原因
- ソケットの適合不良．

66 作業療法 義肢・装具学

- ソケット内のリベットの処理不良．
- ハーネスや上腕カフの適合不良．
- 断端の異常感覚．

4 肘関節の可動域チェック（前腕義手） (動画③)

①目的
- 義手装着時における肘関節の関節可動域制限の有無を確認する．

②手順
- 義手装着時の肘関節の最大屈曲と最大伸展の関節可動域を自動運動で測定する．
- 義手非装着時の肘関節の最大屈曲と最大伸展の関節可動域を自動運動で測定する．

③基準・標準
- 義手装着時の関節可動域は，義手非装着時の関節可動域と同じである．

④異常の原因
- ソケットの適合不良．
- ソケットのトリミング不良．
- 肘ヒンジ継手では，肘継手軸の調整不良．

5 前腕回旋機能のチェック（前腕義手）

①目的
- 義手装着時における前腕回旋の関節可動域制限の有無を確認する．

②手順
- 肘関節90°屈曲位とする．
- 義手非装着時の最大回内と最大回外の関節可動域を自動運動で測定する．
- 義手装着時の最大回内と最大回外の関節可動域を自動運動で測定する．

③基準・標準
- 前腕中断端以上では，義手装着時の前腕回旋の関節可動域は，義手非装着時の50％である．

④異常の原因
- ソケットの適合不良．
- ソケットのトリミング不良．
- 残存筋の筋力低下．
- 前腕回旋時の断端の疼痛．

> **Point** 切断レベルによる関節可動域制限①
> 前腕極短断端や前腕短断端では肘関節の屈曲や前腕回旋に関節可動域制限が生じやすい点に留意する．（参照）

第Ⅰ章1

I-4 義手の評価

> **Point** ソケットや肘継手による関節可動域制限
> ・顆上支持式ソケットは，肘関節屈曲位で採型されること，ソケットの上縁が肘関節を越えていることにより，肘関節屈曲と伸展の関節可動域制限が生じ，前腕の回旋はできなくなる．しかし，ソケットによって義手を懸垂でき，ハーネスが不要となる利点は大きい．
> ・硬性の肘ヒンジ継手（単軸・多軸肘ヒンジ継手など）を使用した場合は，前腕回旋ができない．
> ・適合検査は，使用している部品の特性によって実施できない項目がある点に留意する．

6 義手装着時の可動域チェック（上腕義手）（動画④）

①目的
- 義手装着時における肩関節の関節可動域制限の有無を確認する．

②手順
- 義手を装着し，肘継手を伸展位で固定する．
- 肩関節の屈曲・伸展・外転の関節可動域を測定する．

③基準・標準
- 屈曲90°以上，伸展30°以上，外転90°以上である．

④異常の原因
- ソケットの適合不良．
- ソケットのトリミング不良．
- 残存筋の筋力低下．
- 肩関節の関節可動域制限．
- 運動時の断端の疼痛．

> **Point** 切断レベルによる関節可動域制限②
> 上腕短断端や短い上腕標準断端では基準以下となることがある．（参照）

参照 第Ⅰ章1

7 前腕部の屈曲可動域チェック（上腕義手）（動画⑤）

①目的
- 肘継手の最大屈曲角度が確保されているかを確認する．

②手順
- 他動的に肘継手を屈曲する．
- 肘継手の最大屈曲角度を測定する．

③基準・標準
- 肘継手の最大屈曲角度は135°以上である．

④異常の原因
- 前腕部のトリミング不良．

3）能動義手の適合検査

- 能動義手適合検査 日本版の目的は，これまでと同様に切断者に適した義手を作製・提供することである．しかし，これまでの義手適合検査との違いは，義手の処方・作製・調整に

68　作業療法 義肢・装具学

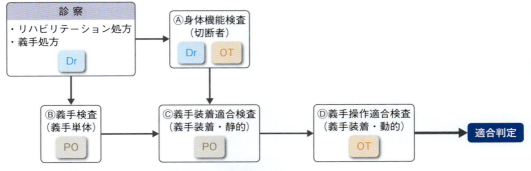

図5　4つの適合検査と義手適合判定までの流れ

Dr：Doctor．OT：Occupational Therapy．PO：Prosthetist and Orthotist.
戸田光紀：新しい義手の適合判定―適合判定検討委員会の経緯と身体機能検査について―．義肢装具学会誌，40：105-109，2024を参考に作成．

携わる医師，作業療法士，義肢装具士らの役割および義手が適合と判定されるまでの工程をより明確に示している点である（図5）[2]．

- 以下の点に留意する．
  ▸ これまでの義手適合検査に含まれていた検査項目は，新たに4つに分類された適合検査に含まれている（図2，3）．
  ▸ 確認事項が追加された検査項目や基準・標準が改定された検査項目がある．
- 作業療法士は，主に「身体機能検査」と「義手操作適合検査」にかかわるが，「義手操作適合検査」の実施にあたっては「義手検査」や「義手装着適合検査」の内容も把握しておく必要がある．

1 身体機能検査[2]

- 身体機能検査の目的は，切断者の状態が能動義手を作製するのに適切な状態であるか，また，能動義手を装着・操作するために必要な身体状態と身体機能を把握することである．
- 検査項目は，断端部の状態，上肢長の測定，関節可動域の測定の3項目で構成されている（図1A，図1Bの1，2）．

①断端部の状態
- 断端創の状態と断端部感染兆候を確認する．
- 断端部に植皮がある際の感覚障害の有無や断端痛などの状態を確認する．

②上肢長の測定

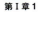

- 検査表に準じて断端長を測定し，切断レベルを算出する．（参照）

③関節可動域の測定
- 肩関節・肘関節・前腕回旋の関節可動域を自動運動と他動運動で測定する．
- 前腕回旋の基本軸は「上腕骨を通る床に垂直な線」であるが，移動軸は「断端末端部に引いた補助線（橈骨遠位端と尺骨遠位端を結ぶ線）」に改定されている（図6）．
- 上腕回旋の基本軸は「肩峰を通る前額面への垂直線」であるが，移動軸は「断端末端部に引いた補助線（肩峰を通る前額面への垂直線）」に改定されている（図7）．

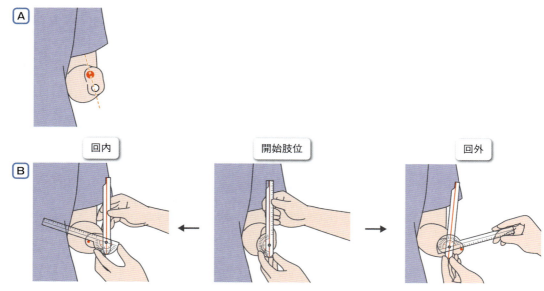

図6 前腕回旋の関節可動域の測定

A）移動軸は橈骨遠位端（赤丸）と尺骨遠位端（白丸）を結ぶ線．B）関節角度計を断端末に当て開始肢位から回内と回外を測定する．
戸田光紀：新しい義手の適合判定―適合判定検討委員会の経緯と身体機能検査について―．義肢装具学会誌，40：105-109, 2024を参考に作成．

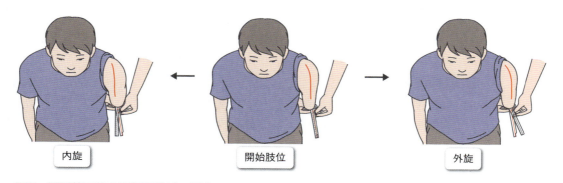

図7 肩関節回旋の関節可動域の測定

移動軸となる「断端末端部に引いた補助線（肩峰を通る前額面への垂直線）」を引き，関節角度計を断端末にあて開始肢位から内旋と外旋を測定する．
戸田光紀：新しい義手の適合判定―適合判定検討委員会の経緯と身体機能検査について―．義肢装具学会誌，40：105-109, 2024を参考に作成．

2 義手検査[6]

- 義手検査の目的は，能動義手が，医師の処方に基づき製品として適切に作製されているかを確認することである．
- 能動義手の品質は，この検査項目の基準・標準を満たすことで保証される．
- 検査項目は，前腕義手と上腕義手の共通項目が8項目，前腕義手のみが1項目，上腕義手のみが6項目で構成されている（図1Bの3）．
- これまでの義手適合検査にあった義手本体の検査，義手の長さ，前腕部の屈曲可動域チェッ

ク，肘屈曲に要する力量のチェック，回旋力に対する安定性はこの検査に含まれている（図2，3）．

❸ 義手装着適合検査[7]

- 義手装着適合検査の目的は，義手検査によって適切に作製されていることを確認した能動義手が，切断者の身体に適合していることを評価・確認することである．
- 能動義手と切断者の適合は，切断者が能動義手を実際に操作する前に保証される．
- 検査項目は，前腕義手が7項目，上腕義手が5項目で構成されている（図1Bの❻，❼）．
- これまでの義手適合検査にあった義手の長さとソケットの適合チェックはこの検査に含まれている（図2，3）．

❹ 義手操作適合検査[8]

- 義手操作適合検査の目的は，身体機能検査によって義手の装着や操作に必要な身体機能を評価された切断者が，義手検査と義手装着適合検査の基準・標準を満たした義手を適切に操作できるかを確認することである．
- 前腕義手の検査項目は，可動域の測定，伝達効率，操作効率，手先具の固定性と可動性，懸垂力に対する安定性の5項目で構成されている（図1Bの❽）．
- 上腕義手の検査項目は，可動域の測定，伝達効率，操作効率，手先具の固定性と可動性，ターンテーブルの固定性と可動性，懸垂力に対する安定性，肘ロックコントロールストラップの適合の7項目で構成されている（図1Bの❾）．
- 能動義手は，この検査の基準・標準を満たすことで最終的に適合と判定される．

①前腕能動義手

- 可動域は，義手装着下での肩関節と肘関節および前腕の関節可動域を自動運動で測定する．肩関節の関節可動域は，これまでの運動方向（屈曲，伸展，外転）に内転，外旋と内旋，水平屈曲と水平伸展が追加されている．肘関節の屈曲と伸展の移動軸が義手前腕部中央線，前腕回旋の移動軸が制御レバーである（改定された）．
- 伝達効率の基準・標準は，80％以上である（改定された）．
- 操作効率の基準・標準は，肘関節90°屈曲位は100％である．口の前と会陰部の前は100％である（改定された）．
- 手先具の固定性と可動性の項目では，操作効率検査時に手先具が不随意に回旋しない「固定性」と手先具の向きを切断者自身で変えることができる「可動性」を確認する（新設された項目）．
- 懸垂力に対する安定性の基準・標準は，荷重量が10 kgであり（改定された），ソケット上縁からのずれは1.0 cm以内である（改定された）．

②上腕能動義手

- 可動域は，義手装着下での肩関節の関節可動域を自動運動で測定する．肩関節の関節可動域は，これまでの運動方向（屈曲，伸展，外転）に内転，外旋と内旋，水平屈曲と水平伸展が追加されている．肩関節の外旋と内旋および肘継手の屈曲と伸展の移動軸は義手前腕部中央線である（改定された）．
- これまでの義手適合検査にあった肘継手の能動的屈曲角度と肘継手の最大屈曲に要する肩関節の屈曲角度は，関節角度計を用いた可動域の測定であるため，可動域の測定の項目として整理されている．

- 伝達効率の基準・標準は，70％以上である（改定された）．
- 手先具の固定性と可動性は，前腕義手と同様である．
- 懸垂力に対する安定性の基準・標準は，前腕義手と同様である．
- ターンテーブルの固定性と可動性は，操作効率検査時にターンテーブルが不随意に回旋しない「固定性」と切断者自身が非切断肢で手先具または前腕部を持ち，ターンテーブルを任意に回旋できる「可動性」を確認する．
- 肘ロックコントロールストラップの適合は，歩行時の不随意的な肘継手の固定，肩関節外転60°までの不随意な肘継手の固定，検査者の誘導操作による肘継手の固定と解除で構成されている．

2 義手使用時の評価

- 義手使用時の評価は，上肢切断者の義手装着練習やADL場面での義手使用の効果判定の指標となるものである．評価を行う作業療法士は，目的に応じて評価法を選択できる知識を有していることが重要である．
- 義手使用時の評価の流れを図8に示す．上肢切断者に対し，義手導入のオリエンテーションを実施した後，義手装着練習が開始となる．その後，効果判定として義手使用時の評価・再評価を行う．
- 評価する作業療法士は，目的に応じて評価を選択し，義手操作能力やADL場面での操作習熟度を適切に評価することで，提供する義手装着練習を振り返ることができる．
- 義手使用時の評価は，ICF[9]に基づいて「機能」・「活動」・「参加」に分類される[10]（表1）．また，臨床観察評価法と質問紙法の2つの種類[11]がある．
- 臨床観察評価法は，評価者が対象者の義手使用場面を観察し評価する．ICFの「機能」「活動」を重視する評価法である[10]．
- 質問紙法は，対象者や家族のいずれか（または両方）が生活場面での義手性能や有用性を評価する．ICFの「活動」「参加」を重視する評価法である[10]．
- 本項では，本邦で使用可能で使用頻度の高い評価法を中心に解説する．

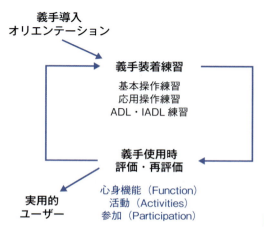

図8　義手使用時の評価の流れ

1）Assessment of Capacity for Myoelectric Control（ACMC）

- 筋電義手の操作能力を測定するための標準化された臨床観察評価法である．
- 義手評価における「機能」・「活動」の評価として推奨できる評価法として位置付けられている（**表1**）．
- スウェーデンの作業療法士であるヘルマンソン（Hermansson）らによって開発された．
- 国内外の多くの論文で義手使用者の臨床評価として使用されている[11～13]．
- 対象は，筋電義手使用者であり，年齢・切断レベル・切断側（両上肢切断者では片手ずつ評価）は問わない．

表1　ICFに基づいた義手評価の分類

ICF	Recommended（推奨）	Consider（考慮・検討）
Function（機能）	ACMC（Assessment of Capacity for Myoelectric Control）	AHA（Assisting Hand Assessment） Box and Blocks DASH（Disability of the Arm） Jebsen（Jebsen Standardized Test of Hand Function） SHAP（Southampton Hand Assessment Procedure） Sollerman（Sollerman Hand Function Test） UBET（Unilateral Below-Elbow Test） UNB Test（University of New Brunswick Test of Prosthetic Function）
Activity（活動）	ACMC CHQ（Child Health Questionnaire） COPM（Canadian Occupational Performance Measure） PODCI/POSNA（Pediatric Outcomes Data Collection Instrument/Pediatric Orthopedic Soceity North America） PUFI（Prosthetic Upper Extremity Functional Index） GAS（Goal Attainment Scaling）	AHA CAPP-PSI（Child Amputee Prosthetics Project-Prosthesis Satisfaction Inventory） DASH OPUS-UEFS（Orthotics and Prosthetics User Survey-Upper Extremity Functional Status Module） TAPES（Trinity Amputation And Prosthetic Experience Scales） UBET UNB Test
Participation（参加）	CHQ COPM DISABKIDS GAS PedsQL（Pediatric Quality of Life Inventory） PODCI PUFI WHOQOL（World Health Organization Quality of Life）	CAPP-PSI DASH OPUS-UEFS TAPES

成人・小児対象を緑色，成人のみ対象を赤色，小児のみ対象を青色で示す．
Hill W, et al：Upper Limb Prosthetic Outcome Measures（ULPOM）：A Working Group and Their Findings. J Prosthet Orthot, 21：69-82, 2009を参考に作成．

- 評価は6種類の遂行課題（スーツケースの荷造り・組み立て工作・鉢植えの植え替え・テーブルセッティング・ビラや写真の分類・市販のケーキミックス粉を混ぜる）から構成される.
- 検査者は6つの課題の遂行場面を観察し，スコアをつける.
- すべての課題に22項目の評価項目が設定されている（Grasping 把持：9項目，Holding 保持：5項目，Releasing 放す：6項目，Repetitive use of the hand 義手の反復的使用：2項目）（表2）.
- 全22項目を0～3の4段階（0：Not capable できない，1：Somewhat capable 少しできる，2：Generally capable おおむねできる，3：Extremely capable 非常によくできる）で判定する.
- 評価結果を，ACMC Web サイト（http://www.acmc.se/）に入力することで被験者の筋電義手遂行能力の数値が算出可能である.
- ACMCの検査者は2日間の講習会を受講し，講習会終了後に3症例のACMC評価課題に合格することで使用が許可される．講習会の受講条件は，筋電義手の機能に関する知識があること，筋電義手の操作練習の経験があることである.

表2 ACMCスコアシート

Grasping（把持）		Holding（保持）	
① With support（支えありの把持）		⑫ With support（支えありで状態保持）	
② Power grip, without support（支えなしの握力把握）		⑬ Without support（支えなしで状態保持）	
③ Precision grip, without support（支えなしの精密把握）		⑭ In motion（動作中の状態保持）	
④ Appropriate grip force（適切な力での把持）		⑮ Without visual feedback（視覚フィードバックなしで状態保持）	
⑤ In different positions（異なる位置での把持）		⑯ In motion, without visual feedback（視覚フィードバックなしで動作中の状態保持）	
⑥ Timing（把持のタイミング）		Releasing（放す）	
⑦ Coordinating both hands（把持中の両手の協調性）		⑰ With support（支えありで放す）	
⑧ Without visual feedback（視覚フィードバックなしで把持）		⑱ Without support（支えなしで放す）	
⑨ Appropriate grip force, without visual feedback（視覚フィードバックなしで適切な力での把持）		⑲ In different positions（異なる位置で放す）	
Repetitive use of the hand（義手の反復的使用）		⑳ Timing（放すタイミング）	
⑩ Repetitive grip & release（把持・放すの反復）		㉑ Coordinating both hands（放す際の両手の協調性）	
⑪ Repetitive grip & release without visual feedback（視覚フィードバックなしで把持・放すの反復）		㉒ Without visual feedback（視覚フィードバックなしで放す）	

以下を参考に作成：Lindner HY, et al：Upper limb prosthetic outcome measures：review and content comparison based on International Classification of Functioning, Disability and Health. Prosthet Orthot Int, 34：109-128, 2010.／Wright FV：Measurement of Functional Outcome With Individuals Who Use Upper Extremity Prosthetic Devices：Current and Future Directions, J Prosthet Orthot, 18：46-56, 2006.／Wright FV：Prosthetic Outcome Measures for Use With Upper Limb Amputees：A Systematic Review of the Peer-Reviewed Literature, 1970 to 2009. J Prosthet Orthot, 21：3-63, 2009.

2）Southampton Hand Assessment Procedure（SHAP）（図9）[14〜16]

- イギリスのサウサンプトン（Southampton）大学を中心に開発された，義手操作能力を評価するバッテリーである．
- 評価は，6種類の物品検査と14種類のADL検査から構成され，遂行時間を計測する．
- 物品検査（6種類）は，軽量物検査と重量物検査に分けられる（図10）．
  - ▶①Spherical（球握り），②Tripod（三点つまみ），③Power（握力把握），④Lateral（側面掴み），⑤Tip（指尖掴み），⑥Extension（並列伸展把握）．
- ADL検査（14種類）は以下である（図11）．
  - ▶①Pick up coins（コインつまみ），②Button Board（ボタンはずし），③Simulated Food Cutting（粘土をナイフで切る），④Page Turning（カードめくり），⑤Jar Lid（瓶の蓋はずし），⑥Glass Jug Pouring（水差し），⑦Carton Pouring（ジュースを注ぐ），⑧Lifting a Heavy Object（重い物の持ち上げ），⑨Lifting a Light Object（軽い物の持ち

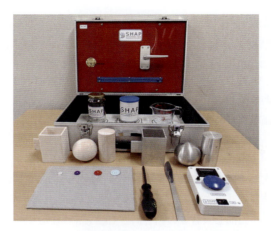

図9　Southampton Hand Assessment Procedure（SHAP）検査器具

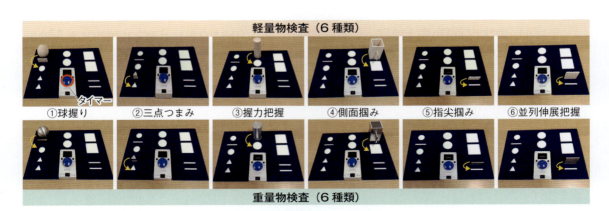

図10　SHAP（物品検査）：軽量物検査・重量物検査
矢印は物品の移動方向を示す．
形状は同じであるが軽量物検査では木材，重量物検査では金属の物品を移動する．

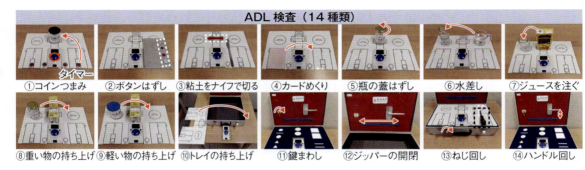

図11　SHAP（ADL検査）
矢印は物品の移動・操作方向を示す．

上げ），⑩Lifting a Tray（トレイの持ち上げ），⑪Rotate Key（鍵まわし），⑫Open/Close Zip（ジッパーの開閉），⑬Rotate a Screw（ねじ回し），⑭Door Handle（ハンドル回し）．

- 検査板中央に置かれたタイマー（青色のボタン）を義手で押して検査を開始・終了する．
- SHAP購入者に与えられたパスワードを用いてSHAPのWebサイト（https://www.shap.ecs.soton.ac.uk/）で検査結果入力を行うと健常者データである標準値を基準に点数化される．Webサイトでは動画で検査方法を公開しているため，動画を参考に評価の実施が可能である．
- 評価時間は検査説明を含めて約20分程度である．

3）Box and Block Test（BBT）[17, 18]

- 成人脳性麻痺患者の手指巧緻性評価のために開発された評価バッテリーであるが，義手操作能力の評価として用いられる．
- 隣あった同じ大きさの箱と高さ15.2 cmの仕切り板で構成される．一方に1辺2.5 cmの木製ブロックを150個入れ，1分間にブロックを移動できた個数でスコアをつける（図12）．
- 義手使用者の標準値はないため，義手装着練習前後で比較し練習の効果判定として用いる．
- 評価方法も簡便で，約5分で実施可能であることから臨床場面で用いられることが多い．

4）カナダ作業遂行測定（Canadian Occupational Performance Measure：COPM）

- 1980年にカナダ保健福祉省とカナダ作業療法士協会によって開発された，作業遂行に対する対象者の捉え方の経時的な変化を調べることを目的とした評価法である．
- 評価は2段階で実施する．第1段階は，対象者が作業遂行に関する課題を決定する．第2段階はその課題の生活における重要度について10段階で評定する．
- 対象者の生活での作業遂行に焦点をあて，具体的な課題と重要度を把握する評価法である．
- 焦点化された問題に対して，遂行度と満足度について対象者自身が採点を行う．

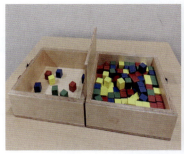 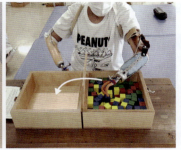

図12　BBT

5）筋電義手用ADL評価表（表3）[19]

- 筋電義手の使用判断基準として2002年に陳らによって開発された評価法である．
- 日常生活に必要な7つの動作（調理動作・家事動作・一般動作・更衣動作・排泄動作・整容動作・食事動作）の習熟度を評価する．
- 調理動作8項目・家事動作15項目・一般動作16項目・更衣動作20項目・排泄動作3項目・整容動作10項目・食事動作13項目から構成され，各動作の円滑さを評価者が観察をもとに評価する．
- スコアは，各動作がスムースに可能（◎）：2点，時間をかければ可能（○）：1点，不可能（×）：0点である．
- 各動作のスコアをつけた後，筋電義手操作習熟度（％）を以下の式で算出する．
  筋電義手操作習熟度（％）＝評価項目ごとの素点の合計点／満点（評価項目数×2点）×100
  ※切断者自身が日常生活をかんがみて無意味として実施しなかった項目は除外してもよい．
- 筋電義手操作習熟度が70％以上の切断者を実用的な筋電義手ユーザーと判断する．

> **Point　研究における義手評価**
> 本項では臨床場面で用いられることの多い義手評価を紹介したが，切断者や健常者（模擬義手使用）を対象とした研究においても介入効果の測定指標として使用される頻度が高いものである．特に研究においては，使用する評価の信頼性・妥当性ならびに臨床での汎用性に主眼を置いて評価バッテリーが選択されることが望ましいと考える．

> **Point　新しい義手評価**
> ・Clothespin relocation test（CRT）（図13）は，上肢障害のトレーニングツールとしてシカゴリハビリテーション研究所で開発された義手操作能力の評価バッテリーである[20, 21]．
> ・3つの洗濯ばさみを水平棒から垂直棒へ，垂直棒から水平棒へ移動させる時間を計測し評価する．
> ・近年，義手操作能力の評価バッテリーとして用いられることが多い．
> ・非切断側で時間を計測し評価する．洗濯ばさみが落ちた場合は再計測を行い，施行失敗として記録する．

表3　筋電義手用ADL評価表

◎スムースに動作可能，○動作可能だが時間がかかる，×動作不可能

	調理動作	能動フック	筋電ハンド	コメント
1	両手鍋を運ぶ			
2	フライパンとフライ返しを使う			
3	包丁で野菜などを切る，皮をむく			
4	スナックなどの袋を開ける			
5	ラップを切って使用する			
6	食器を洗う			
7	卵を割る			
8	茶碗に御飯を盛る			

	家事動作	能動フック	筋電ハンド	コメント
1	床拭き			
2	アイロンをかける			
3	布団を整える			
4	枕カバーをする			
5	長柄ほうきを使う			
6	掃除機を使う			
7	洗濯物を干す			
8	干してある洗濯物を伸ばす			
9	針に糸を通す			
10	棚の上のものを取る			
11	裁縫をする			
12	ちりとりとほうきを使う			
13	洗濯物をたたむ			
14	ハンガーに服をかける			
15	ふとんを干す			

	一般動作	能動フック	筋電ハンド	コメント
1	自転車運転			
2	自動車運転			
3	腕時計をする			
4	書字			
5	紐結び			
6	引き出しを開ける			
7	財布からお金をだす			
8	切符を買う			
9	傘を使う			
10	自動販売機を使う			
11	紙を持ってハサミを使う			
12	ペットボトルのふたの開閉			
13	公衆電話をかける（コイン・カード）			
14	携帯電話を使う			
15	延長コードにコンセントをつける			
16	新聞を読む			

（次ページに続く）

（前ページより続き）

	更衣動作	能動フック	筋電ハンド	コメント
1	ボタン			
2	（袖ボタン）			
3	ファスナー			
4	スナップ			
5	パンツ			
6	ブラジャー			
7	ガードル			
8	ズボン			
9	スカート			
10	ネクタイ			
11	ベルト			
12	ストッキング			
13	靴下			
14	靴紐			
15	手袋			
16	マフラー			
17	はちまき			
18	エプロン			
19	シャツをズボンに入れる			
20	服をたたむ			
	排泄動作	能動フック	筋電ハンド	コメント
1	ペニスを出す			
2	後始末			
3	生理用品を扱う			
	整容動作	能動フック	筋電ハンド	コメント
1	歯磨き			
2	洗顔			
3	手を洗う			
4	整髪			
5	爪切り			
6	化粧			
7	装飾品			
8	眼鏡			
9	コンタクト			
10	鼻をかむ			
	食事動作	能動フック	筋電ハンド	コメント
1	ごはんを食べる			
2	トースターにバターをぬる			
3	割り箸をわる			
4	牛乳パックを開ける			
5	みかんの皮をむく			
6	栓を抜く			
7	プルトップを開ける			
8	ふたの開閉			
9	お盆を運ぶ			
10	袋を開ける			
11	ストローから袋を出す			
12	使い捨てスプーン（フォーク）を取り出す			
13	ポットから湯を注ぐ			

https://www.mhlw.go.jp/shingi/2007/09/dl/s0928-7h.pdf より引用.

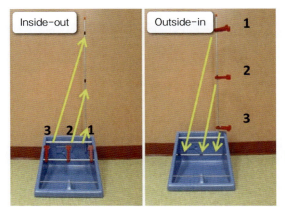

図13 CRT

Hussaini A, et al. Refined clothespin relocation test and assessment of motion. Prosthet Orthot Int, 41（3）：294-302, 2017より引用．

文献

1) 「義肢装具のチェックポイント 第9版」（日本整形外科学会，日本リハビリテーション医学会／監，赤居正美，他／編），医学書院，2021
2) 戸田光紀：新しい義手の適合判定－義手適合判定検討委員会設立の経緯と身体機能検査について－．日本義肢装具学会誌，40：105-109，2024
3) 柴田八衣子，他：OR-1-4．義手の適合判定の現状と課題－能動義手の適合判定の見直しに向けて－．日本作業療法学会抄録集，56：416-416，2022
4) 大庭潤平，他：OR-1-2．作業療法士養成校における義手教育の現状と課題－アンケート調査から－．日本作業療法学会抄録集，56：414-414，2022
5) 妹尾勝利，他：OR-1-3．作業療法士養成校における義手教育の現状と課題－テキストマイニングによるニーズ分析－．日本作業療法学会抄録集，56：415-415，2022
6) 増田章人：動義手の秘める可能性と新たな能動義手検査について．日本義肢装具学会誌，40：110-115，2024
7) 中村喜彦：義手装着適合検査について．日本義肢装具学会誌，40：116-120，2024
8) 妹尾勝利：能動義手の秘める可能性と義手操作適合検査について．日本義肢装具学会誌40：121-127，2024
9) World Health Organization 2001：International Classification of Functioning, Disability and Health（ICF）．(https://iris.who.int/bitstream/handle/10665/42407/9241545429.pdf;jsessionid=5650A1C035FC8293AB79F798D7FABB36?sequence=1)
10) Hill W, et al：Upper Limb Prosthetic Outcome Measures（ULPOM）：A Working Group and Their Findings. J Prosthet Orthot, 21：69-82, 2009
11) Lindner HY, et al：Upper limb prosthetic outcome measures: review and content comparison based on International Classification of Functioning, Disability and Health. Prosthet Orthot Int, 34：109-128, 2010
12) Wright FV：Measurement of Functional Outcome With Individuals Who Use Upper Extremity Prosthetic Devices：Current and Future Directions. J Prosthet Orthot, 18：46-56, 2006
13) Wright FV：Prosthetic Outcome Measures for Use With Upper Limb Amputees：A Systematic Review of the Peer-Reviewed Literature, 1970 to 2009. J Prosthet Orthot, 21：3-63, 2009
14) Kyberd PJ：The influence of control format and hand design in single axis myoelectric hands：assessment of functionality of prosthetic hands using the Southampton Hand Assessment Procedure. Prosthet Orthot Int, 35：285-293, 2011
15) Kyberd PJ, et al：Case Studies to Demonstrate the Range of Applications of the Southampton Hand Assessment Procedure. Br J Occup Ther, 72：212-218, 2009
16) SHAP日本語版（https://www.shap.ecs.soton.ac.uk/files/protocol_japan.pdf）
17) Platz T, et al：Reliability and validity of arm function assessment with standardized guidelines for the Fugl-Meyer Test, Action Research Arm Test and Box and Block Test：a multicentre study. Clin Rehabil, 19：404-411, 2005
18) Mathiowetz V, et al：Adult norms for the Box and Block Test of manual dexterity. Am J Occup Ther, 39：386-391, 1985
19) 「筋電義手訓練マニュアル」（陳 隆明／編），pp44-45, 全日本病院出版会，2006
20) Hussaini A, et al：Clinical evaluation of the refined clothespin relocation test：A pilot study. Prosthet Orthot Int, 43：485-491, 2019
21) Hussaini A & Kyberd P：Refined clothespin relocation test and assessment of motion. Prosthet Orthot Int, 41：294-302, 2017

参考図書

・「義肢装具と作業療法 評価から実践まで」（大庭潤平，他／編著），医歯薬出版，2017

第Ⅰ章　義肢・装具学

5 上肢切断の作業療法

学習のポイント
- 多職種連携とオリエンテーションの重要性を理解する
- 上肢切断の作業療法評価を理解する
- 義手装着前練習と義手装着練習を理解する
- 上肢切断者の生活機能の促進に義手が及ぼす影響を理解する

学習概要
- リハビリテーションチームにかかわる他職種の役割を理解し，作業療法士が上肢切断者のリハビリテーションチームの一員として機能するうえで必要な知識と技術を学習する
- オリエンテーションでは，上肢切断者の精神心理面に寄り添いながら，今後のリハビリテーション過程や実際の義手について，時間をかけて丁寧な説明が重要であることを学習する
- 義手が上肢切断者の生活機能促進因子として適切に機能するためには，作業療法士が義手の機能と役割，切断者の可能性を理解したうえでかかわることが大切であることを学習する

準備学習
- 第Ⅰ章2の義手の部品を復習しておきましょう
- 第Ⅰ章3の能動義手と筋電義手の操作・制御を復習しておきましょう
- 上肢切断者に対する理解を深めるために，第Ⅱ章1〜6を事前に読んでおきましょう

1 リハビリテーションチームの関連職種と役割

- 切断に対するリハビリテーションは，医学的・練習的・義肢学的アプローチが相互に関与して実施される．
- リハビリテーションチームは，医師（MD：Medical Doctor），作業療法士（OT：Occupational Therapist），義肢装具士（PO：Prosthetics and Orthotics），エンジニア（Eng：Engineer），理学療法士（PT：Physical Therapist），看護師（Ns：Nurse），医療ソーシャルワーカー（MSW：Medical Social Worker）などの職種で構成される．
- これらの職種が連携して，上肢切断者（以下，切断者）とその家族に正確な知識や技術，正しい情報を提供し，切断者自らがその時々で最適な選択ができるように支援を実施する．
- 職種間のよりよい連携のためには，互いがそれぞれの職種の役割を理解しておくことが重要である（表1）．

表1　リハビリテーションチームの関連職種と役割

職　種	役　割
医　師	リハビリテーションの統括，医学的管理，義手の処方・申請
作業療法士	オリエンテーションからアフターフォローまでのすべて
義肢装具士	義手の作製（構成部品の選定やその工夫），メンテナンス，継続的なアフターフォロー
エンジニア	義手の開発や工夫，故障時の原因究明
理学療法士	義手操作やADLに必要な身体機能の練習，全身調整練習
看護師	断端ケア，病棟でのADL支援
医療ソーシャルワーカー	社会復帰に向けた社会保障制度の活用支援

2　上肢切断のリハビリテーション過程

- 切断者の多くは，思いがけない不慮の事故などで上肢が片側性または両側性に失われる．

- 事故後は病院に救急搬送され患肢温存が検討されるが，血管などの損傷の程度や受傷機転（汚染環境など）により再接着が難しいと判断された場合は，切断術（断端形成術）が施行される．

- 作業療法は，切断術後から比較的早い時期に処方される．

- 能動義手に対するリハビリテーションは，病院や施設によって若干異なるが，多くは早期義肢装着法*で実施される（図1）.
  　*断端部の創閉鎖に伴ってギプスや熱可塑性素材でソケットを作製して義手装着練習を開始する．

- 筋電電動義手（以下，筋電義手）に対するリハビリテーションは，能動義手に対するリハビリテーションと並行または能動義手作製後から開始されることが多く[1]，練習用仮義手による義手装着練習で十分に義手の習熟度を高めたうえで試用練習，本義手作製へとつなげていく（図2）.

3　オリエンテーション

- 作業療法開始時の切断者は，上肢を失ったショック状態にあり，不安や混乱をきたしていることが多い．

- 切断者がイメージしている義手は，従来の手の外観や機能とそん色ないものであることが多く，実際の義手を見て触れた時とのギャップは大きい．

- オリエンテーションの目的は，今後のリハビリテーション過程や実際の義手について，切断者へ時間をかけて丁寧に説明し，作業療法の役割を理解してもらうことである．

- 義手の理解は，実際の義手を見て触れながら説明を聞くことや，義手を活用している切断者の体験談や動画などを活用して実施する．

- オリエンテーションで注意すべきことは，この時点で切断者が「義手で何がしたいか」を知ろうとすることではなく，切断者自身が自身の背景（個人因子）に照らし合わせ，「義手でできることは何か」を考えられるように導くことである．

- オリエンテーションで重要なことは，切断者が今後のリハビリテーションに希望をもって積極的に参加できるよう支援することである．

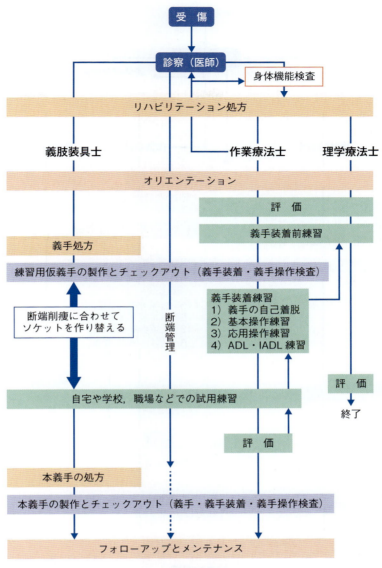

図1　能動義手のリハビリテーション過程

4　作業療法評価

1) 症例情報の収集

- 切断者または家族への面接（問診）やカルテから情報を収集し，基礎情報・一般情報・医学情報として整理する．

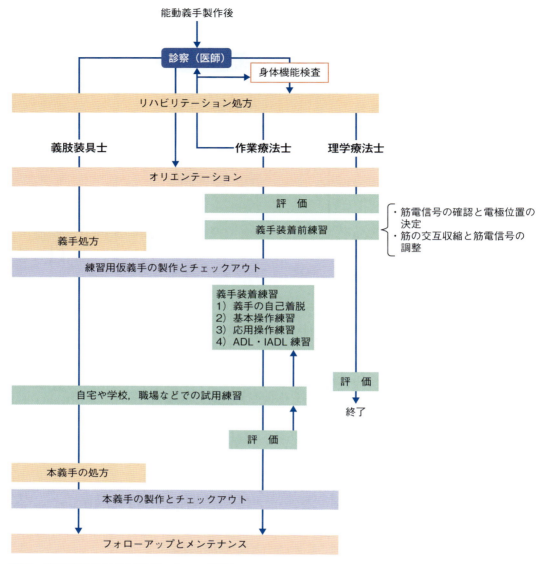

図2 筋電義手のリハビリテーション過程
筋電義手のリハビリテーションは能動義手練習後に実施されるため，断端は成熟しており義手装着練習後に早期の試用練習が可能となる．

1 基礎情報

- 氏名，年齢，性別，利き手．

2 一般情報

- 受傷前の生活様式（社会の中での役割），家族構成とキーパーソン（家族の中での役割），家族の要望や考え，家屋構造や周囲の環境，職業（職務内容や職場環境など），学校（授業形態や学校環境など），公共交通機関の利用，自動車・自転車運転の必要性，趣味や余暇活動，義手の支給体系，経済状況．

❸ 医学情報

- 診断名と障害名，主訴やニーズ・要望，切断原因と現病歴，切断術（断端形成術：皮膚・血管・神経・骨・筋の処理），服薬状況，合併症，既往歴，検査結果や画像所見，リスク，禁忌事項や注意事項．

2）第一印象

- 身体的特徴と精神的特徴から切断者の全体像を把握する．

3）身体機能面

❶ 全身状態

- 身長，体重，健康状態，体幹・下肢の関節可動域と筋力，姿勢，側わん症の有無，バランス，視覚障害や聴覚障害の有無．
  ▶ 側わん症は，肩甲胸郭間切断や肩関節離断で生じる可能性が高い．

❷ 残存肢（非切断肢）

- 上肢長，上腕・前腕周径，関節可動域，筋力（MMTや握力），上肢機能（簡易上肢機能検査：STEF）．
  ▶ 残存肢が非利き手側の場合は，利き手交換の必要性を評価する．

❸ 切断肢

- 断端長，断端周径，関節可動域，筋力，幻肢および幻肢痛．

①断端長（図3）（参照）

- 健側上肢を基準に断端長の割合（％）を算出し，AAOSの基準に沿って上肢の切断レベルを分類する（第1章1の図5参照）．断端長の基準点は，肩峰，上腕骨外側上顆，橈骨茎状突起，母指である．
- 上腕切断の場合は，残存肢（非切断肢）の上腕長（肩峰～上腕骨外側上顆），上腕義手長（肩峰～母指先端）を測定する．上腕断端長は肩峰から断端末端部を測定する．

上腕切断レベル（％）＝上腕断端長／非切断肢上腕長×100

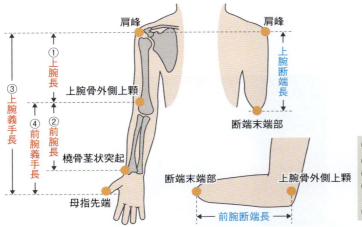

図3 断端長（片側切断）と上腕長・前腕長・義手長（両側切断）の測定

- 前腕切断の場合は，残存肢（非切断肢）の前腕長（上腕骨外側上顆〜橈骨茎状突起），前腕義手長（上腕骨外側上顆〜母指先端）を測定する．前腕断端長は上腕骨外側上顆〜断端末端部を測定する．

  前腕切断レベル（％）＝前腕断端長／非切断肢前腕長×100

- 両側切断の上腕長と前腕長および義手長は，身長（cm）を基準にしたCarlyle Indexで算出する．

  上腕長（cm）＝身長×0.19
  前腕長（cm）＝身長×0.14
  上腕義手長（cm）＝（身長×0.19）＋（身長×0.21）
  前腕義手長（cm）＝（身長×0.21）

②断端周径（図4）

- 上腕切断の場合は，腋窩線，腋窩線より断端末端部まで2.5 cm間隔，断端末端部より2.5 cm近位部を測定する．
- 前腕切断の場合は，肘関節90°屈曲位で肘窩部，上腕骨内側上顆より5.0 cm（必要があれば2.5 cm）間隔，断端端より2.5 cm近位部を測定する．
- リラックスした状態で測定する．
- 断端の成熟度や浮腫の状態を知るうえで重要であり，練習用仮義手のソケットや本義手の作製時期の判断材料となる．

③関節可動域

- 切断により肢長が短くなったり，移動軸が欠損していたりする場合は，身体機能検査を参照して評価を行う．（参照）

参照 第Ⅰ章4

④筋力

- 切断肢の質量が減少することで筋運動に対する抵抗値も減少するため非切断肢に比べて筋力が強く感じられる．しかし，義手の装着によって筋運動に対する抵抗値が大きくなると動作遂行が困難となる場合もある．よって，切断肢の筋力評価は，切断された上肢質量を加味して行う必要がある．
- 能動義手の重さは問題になりにくいが，筋電義手の重さは問題となりやすく継続使用を断念する要因にもなる．そのため，筋電義手の場合は，その使用に耐え得る全身の筋力や耐久性を評価する．

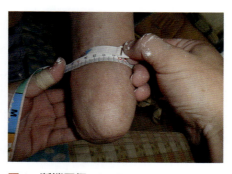

図4 断端周径（左前腕短断端切断）

⑤幻肢および幻肢痛（図5）[2]
- 幻肢は，失われている腕や手をどのように感じるかを聴取したり，図を書かせたりして評価する．
- 幻肢痛は，義手の装着や操作を困難にする要因であり，その質（ビリビリやジンジンなど）や強度，日内および日差変動，生活リズム（睡眠など）への影響を聴取する．
- 幻肢は，それ自体を義手に投射する（義手を身体の一部であるように感じる身体化）ことで義手の装着感や操作性の向上を認めることがある．
- 幻肢痛は義手の装着や操作で悪化することがあり，重度の場合は義手の装着や操作，ADLにも影響する．

4 断端部（図6）

- 図6に記載した項目に沿って，断端部を評価する．

> **Point** 義手と断端の関係
> ・皮下脂肪が多い断端は能動義手と筋電義手ともにソケットの適合に影響する．
> ・筋電義手においては，断端の皮膚が乾燥しやすく，皮下脂肪が多い場合は，電気抵抗が大きくなり通電しにくくなる．また，皮下脂肪が多い場合は電極がずれやすくなる．

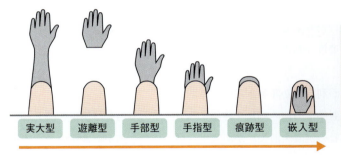

図5　幻肢の分類と特徴（大塚の幻肢投影法）
「切断と義肢 第2版」（澤村誠志/著），医師薬出版，p491，2016より引用．説明は著者加筆．

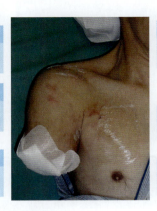

図6　断端部の評価（右上腕短断端切断）

4) 精神心理面

- 障害受容の段階（ショック期→否認期→混乱期→努力期→受容期）[3] を評価する．
- 義手練習に対するモチベーションを評価する．
- 義手の操作や管理に必要な知的レベルを評価する．
- 留意点を以下にあげる．
  - ▶障害受容や義手練習に対するモチベーションは，切断者の言語的・非言語的状況を客観的に評価する．
  - ▶切断者の精神心理面は，各職種や家族などからの情報を統合して評価する．例えば作業療法場面では元気にしていても，病棟では涙ぐむ様子が観察されたとの情報を看護師から得ることがある．

5) ADL

- この時期のADLは，自助具の導入を含めた非切断肢や断端の使用状況を評価する．

❶ 片側上肢切断

- 片側上肢で遂行できる各動作の実用性（正確性・速度・仕上がり・耐久性）を評価する．
- 断端で固定したり，引っかけたりするなどの断端の使用状況を評価する．
- 各動作において自助具の必要性や動作の工夫による遂行可能性を評価する（図7）[4]．

❷ 両側上肢切断

- 断端で固定したり，引っかけたりするなどの断端の使用状況を評価する．
- 各動作において自助具の必要性や動作の工夫による遂行可能性を評価する（図8）．
- 留意点を以下にあげる．
  - ▶片側上肢切断では残存肢が利き手か非利き手かを確認する．
  - ▶断端を使用する前には，断端部の創の有無を確認する（創がある場合は使用を控える）．
  - ▶断端に感覚障害（保護感覚の鈍麻・消失）がある場合は，新たな創ができないように注意する．
  - ▶断端を使用した時の疼痛の有無を確認する．

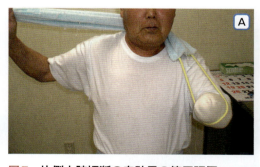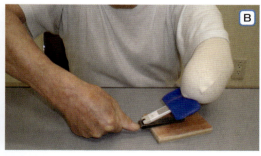

図7　片側上肢切断の自助具の使用評価（左前腕短断端切断）

A）洗体動作（ループ付きタオル）：ループ部を断端に引っかけ背部や非断端側の肩関節周囲の洗体が可能かを確認する．B）爪切り：爪切りのテコ部を断端で押し，安全に爪が切れるかを確認する．
妹尾勝利：上肢切断の評価と治療．「義肢学 第2版」（永冨史子/責任編集），p129，中山書店，2022より許可を得て転載．

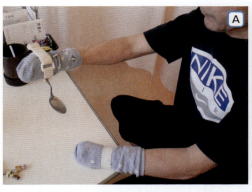
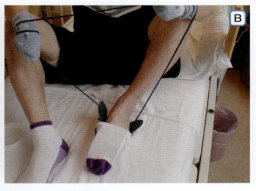

図8 両側上肢切断の自助具の使用評価（右中手骨部切断，左手根部切断，利き手：右）
A）食事動作（カフとスプーン）：万能カフと曲がり柄スプーンで自己摂取が可能かを確認する．B）更衣動作（ソックスエイド）：ソックスエイドの使用が可能かを確認する（両足で挟み両側の手部でソックスを挿入，紐を両手関節部に巻き引っ張ることで可能）．

5 評価結果の整理

- 切断した上肢は再生しないためその外観と機能は元に戻ることはない．よって，切断自体は，国際生活機能分類（ICF：International Classification of Functioning, Disability and Health）の心身機能・身体構造における問題点となり，活動における両手動作が困難となり，社会参加も制限される．
- 適切に作製された義手は，環境因子に位置付けられ，これに切断者の意欲の向上と改善した残存機能が加わることで生活機能の改善が促進され，切断者の健康関連QOLは向上する（図9）．
- 作業療法の評価結果を，今後の義手装着練習および義手を使用した生活を送るうえでの利点（強み）と問題点ならびに心身機能・身体構造，活動，参加，環境因子，個人因子の側面から整理する．そのうえでそれぞれの項目の予後を予測する（表2）．

6 作業療法の方針と目標の設定

- リハビリテーションチームによるカンファレンスで各職種とチームの治療方針を共有する．
- 作業療法の治療計画（プログラム）は，表2の予後予測に基づき設定した短期目標に対して立案する．
- 長期目標は，最終的に適合検査で「適合」と判定された本義手が提供・使用されていることを前提として，切断者の生活機能や背景因子に即した内容で設定する．

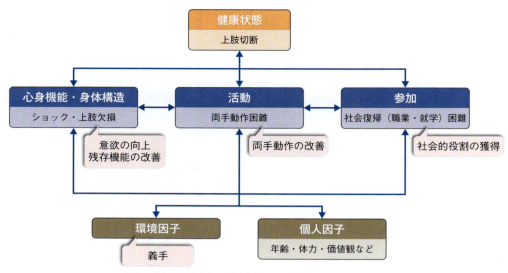

図9 評価結果の整理

表2 評価結果の整理ポイント

	生活機能			背景因子	
	心身機能 身体構造	活動	参加	環境因子	個人因子
利点 (強み)	・全身状態 ・残存肢（非切断肢） ・切断肢 ・断端部 ・精神心理面	・義手の使用に活かせる心身機能と身体構造について	・できる/しているADLについて ・できる/しているIADLについて	・切断者の社会生活上で遂行可能な役割について	・家族のサポートについて ・地域のサポートについて ・職場や学校のサポートについて	・家族や社会の中での役割について
問題点		・義手の使用を困難にしている心身機能と身体構造について	・困難なADLについて ・困難なIADLについて	・切断者の社会生活上で遂行困難な役割について	・不十分な環境，義手がないことに対する生活機能への影響について	・役割が十分に果たせないことによる心理的影響について
予後予測	・利点（強み）のさらなる向上と問題点の改善によってもたらされる義手の使用状況について	・環境整備や動作の工夫，義手の使用によって「できる/している」となるADL・IADLについて	・環境整備や動作の工夫，義手の使用によって促進される社会参加について	・能動義手の適切な使用と管理状況について ・労災法などによる義手の公的給付の継続について	・社会的役割や自己実現を満たした状態について

7 作業療法プログラム

1) 義手装着前練習

- 義手装着前練習は，①断端管理，②断端練習，③利き手交換練習，④幻肢痛のコントロール，⑤残存肢（非切断肢）と切断肢の関節可動域と筋力の練習，⑥全身状態の調整，⑦義手非装着でのADL練習，⑧義手管理方法の学習，⑨義手装着練習の準備，で構成され，今後の義手装着練習をスムーズに展開していくうえで重要である．
- ①〜⑨は能動義手と筋電義手に実施するが，筋電義手はこれらに⑩筋電信号の確認と電極位置の決定，⑪屈筋と伸筋の交互収縮と筋電信号の調整，が加わる．

1 断端管理

- 切断術後の断端は，浮腫や腫脹，疼痛を伴うため断端を圧迫固定することで管理する．
- 断端管理の目的は，断端の圧迫固定によって断端の創治癒と削痩（shrinkage）を促進させ，ソケットに適合する成熟断端を作ることである．
- 断端周径は，断端管理と練習の経過に伴って小さくなるため，4〜5日ごとに測定する．
- 断端管理には，弾性包帯を用いる弾性包帯法（soft dressing）とギプス包帯を用いるギプス包帯法（rigid dressing）があり，ギプス包帯法には，術直後義肢装着法と早期義肢装着法がある．
- 術直後義肢装着法は，切断術直後にギプスソケットを作製して断端管理を行う方法である．
- 早期義肢装着法は，断端創や感染兆候がない断端に対して練習用仮義肢のソケット（図10）をギプスや熱可塑性素材で作製して断端管理を行う方法である．
- 義手の場合は，早期義肢装着法によるギプス包帯法（rigid dressing）と弾性包帯法（soft dressing）を併用した断端管理が行われる．

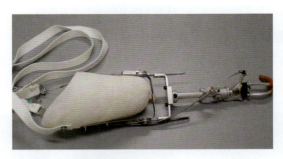

図10　**練習用仮義手**
（ギプス包帯によるソケット）
弾性包帯法と並行して義手装着練習を行い断端部の筋の収縮と弛緩，断端部への荷重によって断端を削痩させる．

> **Point** **ギプス包帯法の利点と欠点（弾性包帯法との比較）**
> 弾性包帯法と比較した術直後義肢装着法（ギプス包帯法）による断端管理の利点は，以下のとおりである．
> ①創の治癒が良好である．
> ②断端の浮腫を予防し早期に安定した成熟断端となりやすい．
> ③断端痛や幻肢痛の訴えが少ない．
>
> 欠点は以下のとおりである．
> ①ギプスソケットを巻くための技術と経験が要求される．
> ②断端の状態を観察できない．
> ③術後の断端変化に対応することが困難である．
> ④ギプスの中の温度と湿度がコントロールできないため感染に適した状態をつくりやすい．

①弾性包帯法（soft dressing）
- 弾性包帯を断端の長軸に沿って2〜3回巻き，断端末端から8の字に巻いていく．
- 断端末端は強く圧迫し，近位にいくほど緩めに巻く（断端部の一部をきつく締めつけないようにする）．
- 弾性包帯は時間経過に伴って緩んでくるため，必要に応じて巻き直す．
- 弾性包帯の幅は，上腕切断で10.0 cm，前腕切断で7.5 cmである[5]が，切断者によって適当な幅を使い分ける．
- 巻き終えた後に，上腕切断では肩関節の動き，前腕切断では肘関節の動きが制限されていないか，また，循環障害や疼痛の有無を確認する．
- 弾性包帯は，作業療法士や看護師が巻くだけでなく，切断者自身も巻くことができるように指導する．

②早期義肢装着法におけるギプス包帯法（rigid dressing）
- 練習用仮義手のソケットをギプスや熱可塑性素材で作製する（図11）．
- 練習用仮義手を外した後は，断端に新たな創ができていないかなどを確認することを習慣づける．
- 夜間などの義手非装着時には弾性包帯法（soft dressing）によって断端を管理する．
- 義手装着練習によって削痩（shrinkage）する断端の周径値に合わせてソケットを作り替える．

2 断端練習
- 断端部にできるだけ適切な運動を負荷し，断端および断端周囲の筋収縮を促す．

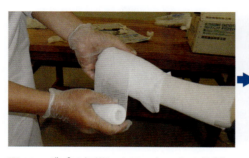
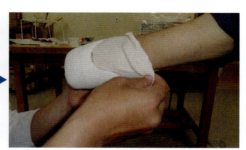

図11　ギプス包帯によるソケットの作製
断端端をきつく巻きすぎるとギプス硬化後に断端の再挿入が困難となることに注意する．

- 断端部の皮膚は脆弱になりやすいため，断端創が閉鎖したのちに断端部の皮膚を能動的に刺激し，断端部の刺激に対する順応性を高める（図12）．

3 利き手交換練習

- 切断肢が利き手側の場合に実施する．
- 両側切断の場合は，断端長が同程度であれば実施しないが，利き手側の断端長が非利き手側に比べて極端に短い場合は実施することもある．

4 幻肢痛のコントロール

- 幻肢痛は幻肢に合併する病的な痛みであり，上肢切断においては義手のソケット適合や義手装着練習を進めていくうえで問題となることが多い．
- 幻肢痛の根治的な治療法は確立されていないが，鏡療法（ミラーセラピー）や認知行動療法，Virtual reality（VR：仮想現実）を用いた治療法[6]などでコントロールする．（動画②）

5 残存肢（非切断肢）と切断肢の関節可動域と筋力の練習

- 残存肢（非切断肢）や切断肢の関節可動域，筋力，筋持久力の改善を図る（図13）が，切断レベルによっては正常値の獲得が期待できない場合があり，各断端の動きを理解しておく必要がある．（参照）
- 切断肢は，切断によって上肢質量が減少することで廃用性の筋力低下をきたしやすいため，断端痛や幻肢痛の有無を確認しながら，早期より筋力増強練習を実施する．
- 断端部を過剰に保護している切断者は，前腕切断では肘関節屈曲位，上腕切断では肩関節屈曲・内転位で拘縮をきたしやすい（図14）[7]．

6 全身状態の調整

- 肩甲胸郭間切断や肩関節離断では，左右の身体質量の不均衡から脊柱の代償的側わんが生じやすい．改善が必要な場合は，鏡などを利用して視覚的な修正と意識付けを行うことで矯正する．
- 切断によるショックなどで精神心理機能が低下している場合は，活動性低下に陥りやすいため，切断者の精神心理面に寄り添いながら，全身の筋力および筋持久力の低下を予防する．

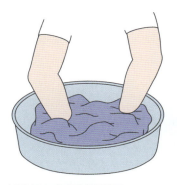

図12　断端部の皮膚刺激練習

断端部を粘土やタオルに押しつけ，刺激に対して順応させる．刺激に対して過敏状態のときは，我慢できる程度の材質（刺激）からはじめる．
「リハビリテーション医学全書10 作業療法各論」（原 武郎，鈴木明子 / 編），p183，医歯薬出版，1978を参考に作成．

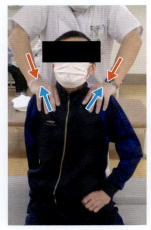

図13　断端部の筋力増強練習
（右肩関節離断）

能動義手操作に必要な肩甲帯の筋力の増強練習．
→：切断者の運動方向，
→：セラピストが加える力．

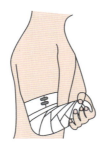
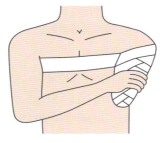

図14 断端部の過剰な保護による不良肢位

金子 翼，他：切断に対する作業療法．「リハビリテーション医学全書10 作業療法各論」（原 武郎，鈴木明子／編），p184，医歯薬出版，1978より引用．

7 義手非装着でのADL練習

- 片側切断においては両手動作に問題が生じる．
- 断端を補助的な固定として利用する．
- 断端による固定以外にも腋窩部でビンを挟んだり，膝関節を屈曲してタオルを絞ったりするなど身体各部を利用して可能となる動作を練習する（図15）[7]．
- 必要があればループ付きタオルなど，自助具の導入や作製を検討する（図7）．

8 義手管理方法の学習

①義手の構成要素と名称

- 実際の義手を用いたり，学習用資料を作成したりして，義手の構成要素や主な部品の名称とその役割を学習する．ハーネスやコントロールケーブルシステムなどの故障しやすい部品を学習することで故障時の対応がスムーズになる．

②義手の手入れ

- 義手使用後のソケット内や手先具の洗浄を指導する．
- 洗浄はせっけん水やお湯で絞ったタオルで行い，リベットなどの金属部分を十分に乾燥させる．
- 装飾グローブは汚れやすく，汚れも落ちにくいため中性洗剤やお湯で絞ったタオルで拭いて十分に乾燥させる．
- 義手を使用しない際は直射日光を避けて保管する．

9 義手装着練習の準備

①断端袋の準備

- 断端袋の目的は，断端部の発汗吸収，刺激の緩衝，保湿である．
- 断端袋は，伸縮性のある布材を縫製して作製する（図16）．
- 断端袋をかぶせた断端をソケット内に挿入するため，義手装着練習にむけて複数枚を準備する．

②下着の準備

- 義手装着に不要な部分を切りとって縫製することで義手（ソケット）の適合性を高めることができる（図17）．

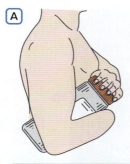
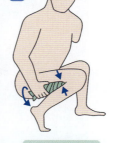

ビンを挟んで蓋を開ける　　タオルを絞る

図15　身体各部を利用したADL
A）腋窩部にビンを挟んで固定し，蓋を開ける．B）膝関節を屈曲してタオルの一側を固定して絞る．
金子 翼，他：切断に対する作業療法．「リハビリテーション医学全書10 作業療法各論」（原 武郎，鈴木明子／編），p189, 医歯薬出版，1978より引用．

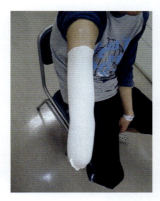

図16　断端袋（右前腕中断端切断）

⑩ 筋電義手の義手装着前練習

①筋電信号の確認と電極位置の決定

- 前腕筋電義手は，手先具を閉じる筋電信号として尺側手根屈筋，手先具を開く筋電信号として長・短橈側手根伸筋を使用する．それぞれ上腕骨内・外側上顆より二横指遠位部を目安に触診し，筋収縮を確認する（図18）（参照）．

参照　第Ⅰ章3

- 電極の感度を調整しながらマイオボーイ（オットーボック社）で筋電信号の大きさを確認し，電極の設置位置を決定する（図19）．
- 上腕筋電義手の筋電信号は，上腕二頭筋と上腕三頭筋などで確認する．

②屈筋と伸筋の交互収縮と筋電信号の調整

- 電極位置の決定後，断端に電極を設置して屈筋と伸筋の交互収縮練習を実施する．（動画③）
- 開始時は，座位で残存肢（非切断肢）の手関節掌・背屈運動に合わせて屈筋と伸筋の交互収縮を行う．

- 徐々に残存肢（非切断肢）の関与を減らし，切断肢のみでの交互収縮を促していく．
- 切断肢のみで交互収縮が可能となった後，筋電ハンドをすばやく開閉することをイメージ

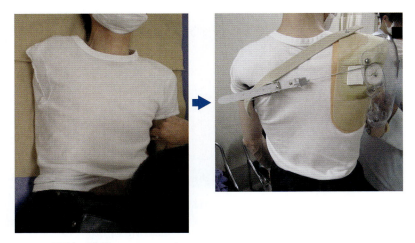

図17 下着の準備（右肩関節離断）
下着の不要な部分を切りとって，ソケットを適合しやすくする．

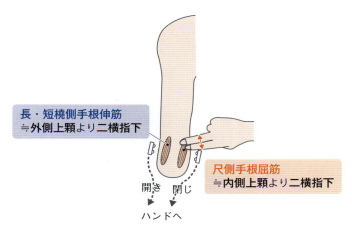

図18 筋電信号の確認（2サイト2ファンクション）
上腕骨内・外側上顆より二横指遠位部を触診し，筋収縮を確認する．

し，強い筋収縮で屈筋と伸筋の交互収縮を行う．強い筋収縮は，疲労をきたしやすく力が抜けにくくなるため，筋収縮後の弛緩（力を抜くこと）を指導する．
- 次に筋電ハンドをゆっくりと開閉することをイメージし，弱い筋収縮で屈筋と伸筋の交互収縮を行う．
- 交互収縮と強弱のコントロールが座位で可能となった後，肢位や上肢の位置を変えて筋収縮のコントロールを獲得する．
- 電極は感度を調整できるため，切断者の反応や筋疲労状況に合わせて調整する．

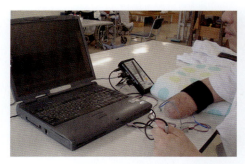

図19 筋電信号の大きさの確認と電極の設置位置の決定（右前腕中断端切断）
マイオボーイ（オットーボック社）で筋電信号の大きさを確認している様子．

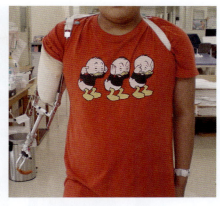

図20 練習用仮義手の装着
（右上腕長断端切断）

2）練習用仮義手の作製

1 能動義手

- 練習用仮義手は，断端部の創閉鎖後から早期に義手装着練習を実施するために作製される（図20）．
- この時期の断端は，切断術後の浮腫が残存しており，義手装着練習の経過に伴って削痩する．
- ソケットは，断端の削痩状態に合わせて作り替える必要があるため，ギプスや熱可塑性素材で作製される．
- 練習用仮義手の組み立てが完成した後，義手装着検査と義手操作適合検査を実施する（練習用仮義手の構成要素や部品によって実施できない検査項目もある）．（参照）
- 練習用仮義手による義手装着練習によって，断端成熟が促進され，同時に義手の習熟度が向上することで，より早期に本義手での社会復帰が可能となる．

参照
第Ⅰ章4

2 筋電義手

- 多くの断端はすでに成熟状態にあり，この段階ではソケットの適合（電極の位置や接触）を確認するためのチェックソケットが作製される（図21）．

> **Point　早期義肢装着法の利点**
> 早期義肢装着法は，断端が未成熟の段階から練習用仮義手を装着し，義手装着練習と並行して断端管理を行うリハビリテーションである．よって，その利点は以下のとおりである．
> ①早期より成熟断端を促し，本義手への移行を円滑にする．
> ②早期に義手の操作を獲得し，ADL・IADL上で義手の使用を体験できる．
> ③早期から生活上に義手があることで，義手の受け入れと継続使用が促進できる．

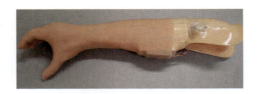

図21　筋電義手の練習用仮義手
チェックソケット：顆上支持式（ノースウエスタン式），手先具：DMCハンド．

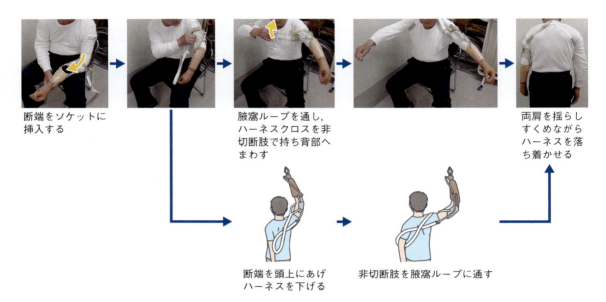

図22　前腕能動義手の装着手順（前腕能動義手）

3）義手装着練習

- 義手装着練習は，①義手の自己着脱，②基本操作練習，③応用操作練習，④ADL・IADL練習で構成される．

1 義手の自己着脱

①能動義手

- 8字ハーネスの場合は，前腕義手も上腕義手も図22のような手順で着脱を行う．しかしながら着脱の手順は一定ではなく，義手の部品の種類や切断者の関節可動域（柔軟性）・筋力によって多様である．
- 切断者の意見を取り入れながらもっとも実用性の高い手順を確立することが重要である．

②筋電義手

- 前腕義手の場合は，顆上支持式ソケット（図21）が使用されるため，電極が大きくずれないように断端をソケットに挿入する．（参照）

参照
第Ⅰ章2

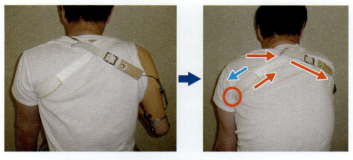

図23 切断側の肩甲骨外転と肩関節屈曲に伴うハーネスとコントロールケーブルの張り

切断側の肩甲骨外転と肩関節屈曲によって，腋窩ループ部（〇）が支点となってハーネスとコントロールケーブルが張る（→）．非切断側の肩甲骨外転の筋力が弱く，支点の位置が切断側に寄ると肘継手の屈曲角度や手先具の開き幅が減少する．その逆に非切断側の肩甲骨外転（→）で肘継手の屈曲角度や手先具の開き幅は増大する．

2 基本操作練習

- 基本操作練習の目的は，義手の操作方法の獲得と義手側のみでの物品操作（把持・移動・放し）ができるようになることである．

①能動義手
[義手の操作方法]

参照
第Ⅰ章3

- 前腕義手では手先具の操作方法，上腕義手では肘継手と手先具の操作方法を誘導介助しながら指導し，これらを切断者自身で操作できるようにする．（参照）
- 能動フックの力源ゴムは，前腕義手では2枚程度，上腕義手では前腕切断より上肢質量が減少しているため1枚程度からはじめる．微調整が必要な時は輪ゴムを使用して調整する．
- 前腕義手の手先具の開閉は，肘関節90°屈曲からはじめ，開閉になれてきたら身体各部での手先具開閉を行う．
- 上腕義手の手先具の開閉は，操作効率の高い肘継手伸展位からはじめ，この位置での開閉になれてきたら力源ゴムの枚数を増やし，肘継手の屈曲角度を増しながら手先具の開閉を行う．

- 手先具の開閉操作の際には，ハーネスとコントロールケーブルの張り，手先具の開き幅の調整，非切断側の肩甲骨を外転させることで肘継手の屈曲角度や手先具の開大幅が大きくなることも指導する（図23）．
- 誘導介助による上腕義手の肘継手のロックとアンロックが可能となれば，アンロック状態から肘継手を屈曲し，任意の角度でロックして固定できるようにする．（動画④）
- 前腕・上腕義手ともに，背面ではコントロールケーブルが緩み手先具の操作を行いにくいこと，能動フックでは制御レバー側が可動することで指こうが開くことを確認し，手継手が面摩擦式であれば，手先具の向きを変え，回内・外での手先具操作を指導する．（参照）

参照
第Ⅰ章2

参照
第Ⅰ章2

- 上腕義手で能動単軸肘ブロック継手を使用している場合は，残存肢（非切断肢）で上腕部が回旋できることを確認する．（参照）

動画⑤

[物品操作]
- 手先具や肘継手の操作が可能となれば，物品操作練習を開始する．
- 手先具が能動フックの場合は，制御レバー側の可動指こうが動くことで手先具が開大することを意識して物品を固定指こう側に接するように置き，つかみ，離すなどの一連の動作を行うよう指導する．（動画⑤）
- 物品操作は，段階付けて実施する．

> **Point** 義手基本操作練習―物品の段階付け―
> 大 き さ：小さなもの→大きなもの（手先具の最大開大幅）
> 形　　状：四角→円形
> 硬　　さ：硬いもの→軟らかいもの（形状が変化するもの）
> 材　　質：滑りにくいもの→滑りやすいもの
> 移動場所：机上面での往復移動（二次元）→高い机から低い机への往復移動（三次元）
> 移動方向：前後左右
> ・能動義手は支点となる腋窩ループより手先具が遠い（ケーブルが張る）→近い（ケーブルが緩む）
> ・筋電義手は身体に近い→遠い（義手の重量感），身体の前面（視野内）→頭上や背面（視野外）

動画⑥

- 上腕義手では手先具に物品を把持した状態での肘継手の操作を獲得する．（動画⑥）
- 基本操作練習後には断端部の創の有無や疼痛，装着感や疲労感を確認する．

②筋電義手
- 電源スイッチの場所と使用方法，バッテリーの取り扱いと使用方法，筋電ハンドの向き（回旋）の調整を獲得する．

参照
第Ⅰ章3

[手先具（筋電ハンド）の操作]（参照）
- 座位で机上に置いた筋電ハンドの開閉操作を獲得する．
- 筋電ハンドを最大開大することや途中で開きや閉じを止めることを随意にコントロールできるようにする．
- 比例制御では随意に筋電ハンドの開閉速度をコントロールできるようにする．
- 切断者の状況から肢位や上肢の位置を変えて（段階付け）筋電ハンドの開閉を獲得する．
- 肘関節伸展位で筋電ハンドの手掌面を下にした場合は，電極が浮くことで筋電ハンドが動かなかったり，随意収縮と筋電ハンドのタイミングがずれたりするなどの誤作動が生じやすいことを指導する．
- 切断者が義手の重量に対して過剰に努力している場合は，マイオボーイにて屈筋と伸筋の分離した筋収縮と筋電信号の調整，電極の感度調整，疲労の影響を確認する．
- 筋電ハンドが動かなかったり，誤作動が頻回に発生したりする際は，電極と断端の接触状況やソケットの適合を確認する．

[物品操作]
- 物品操作練習では，屈筋と伸筋の分離した筋収縮と筋電ハンド開閉のタイミングや開き幅，把持力の調整を確認し，能動義手と同様に物品の形・大きさ・硬さ・材質，物品の移動場所や移動方向を段階付け，これらを組み合わせて実施する（図24）．
- 物品移動は上肢全体の運動であるため，採取筋も連動して筋収縮しやすくなる．これにより誤作動が生じやすい場合は，電極の感度調整を実施する．

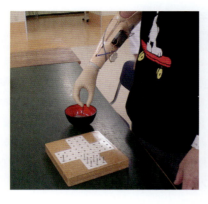

図24 練習用仮義手（筋電義手）によるペグのつまみ放し
（右前腕中断端切断）

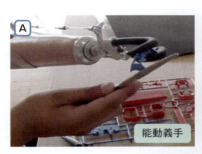
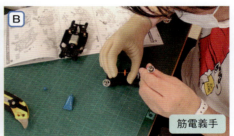

図25 プラモデルによる応用操作練習

- 全身および切断肢の耐久性を向上させながら誤作動が極力少ない状況で筋電ハンドを使用できるようにする．

3 応用操作練習

- 応用操作練習の目的は，残存肢（非切断肢）と義手との協調した両手動作の獲得，作業の中での義手の役割を理解すること，これらの作業の中で視覚による確認を減らしながら義手操作能力を高め，ADLやIADL，仕事や学校に活用できるまで義手操作に習熟することである（動画⑦）．
- ADL上で両手を必要とする作業は多くあり，切断者に必要な要素を含む両手使用を実施し，義手では対応できない作業については自助具の導入や動作の工夫による代償的手段を考える（図25）．

4 ADL・IADL練習（趣味活動含む）（動画⑧⑨⑩）

- 能動義手および筋電義手におけるADL・IADL練習の目的は，切断者に必要なADLまたはIADLを義手の使用を通して体験し，退院後の義手の使用による活動と参加の促進につなげることである．
- 多くの両手動作においては，残存肢（非切断肢）が主操作を行い，義手が補助的操作を担う（表3，図26）．
- しかし，前腕義手では義手側に筆記具を持ち書字も可能である．ADLやIADLにおいては切断者の意見も取り入れ，より実用的な義手の使用方法の獲得を図ることが重要である．

表3 両手動作における義手と残存肢（非切断肢）の動作

課題	義手	残存肢（非切断肢）
ビンのねじ蓋をとる	ビンを持ち固定する	蓋をねじってとる
針に糸を通す	針を持ち固定する	糸を持ち針穴に通す
茶碗のご飯をスプーンで食べる	茶碗を持ち固定する	スプーンでご飯をすくって口へもっていく
歯ブラシに歯磨き粉をつける	歯ブラシを持ち固定する	歯磨き粉を持ち歯ブラシに歯磨き粉をつける
ハンカチにアイロンをかける	ハンカチを押さえて固定する	アイロンをかける
ハンマーで釘を打つ	釘を持ち固定する	ハンマーを持ち釘を打つ
ネクタイを締める	短い方を持って固定する	結び目を作る
フライパンで野菜を炒める	フライパンを持ち固定する	菜箸を持って野菜を炒める

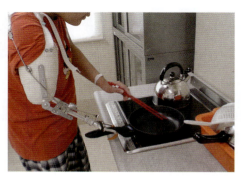

図26　練習用仮義手（能動義手）による調理動作練習（右上腕長断端切断）
義手でフライパンを把持して，菜箸を非切断肢で操作する．

- 両側切断は，自助具や福祉用具の併用が必須であり，これらと義手を使用して獲得できる動作を増やしていく．
- 筋電義手は，強い把持力とその持続を活かして，使用目的や場面に適した動作方法を検討し，切断者の背景因子に即した練習を実施する（図27）．あわせて生活の中での水や汗が故障の原因となることを指導する．（動画⑪⑫）
- 義手の役割は，片側切断では補助手であるが，対象とする作業内容・工程，義手の習熟度の向上に伴って義手が実用手となる場合もある．両側切断者の場合は，義手と義手の両手動作になり，断端が長い側が実用手の役割となることが多い．

4）自宅や学校，職場などでの試用練習

- 切断者の生活環境で能動義手や筋電義手を使用し，生活場面における義手の実用性を確認する．
- 学校や職場での試用が可能であれば，切断者にかかわる方々へ義手とその役割について説明し，その環境下での義手の実用性を確認する．
- 試用練習によって確認された課題は，義手の部品の再検討や義手装着練習およびADL・IADL練習の中でさらなる解決を図る．

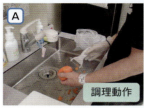 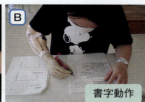 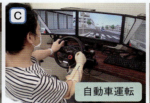 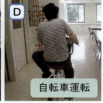

図27 練習用仮義手（筋電義手）によるADL・IAD練習（右前腕中断端切断）

A）ピーラーを義手で把持してニンジンの皮むきをする．その逆でも可能である．
B）一定の把持力で筆記具を把持し，体幹や右側の肩関節と肘関節の動きで書字ができる（小さい文字は困難）．
C）義手はハンドルに添えている程度である．筋電義手でのハンドルの回旋操作は，ハンドルにノブを付け，筋電ハンドでノブを把持した後に電源スイッチを切り，操作中の誤作動によってハンドルを離すなどの危険を避ける必要がある．
D）自電車に乗るときは，転倒などの急な状況に対応するため電源スイッチは入れたままにする．

5）本義手の処方・作製と適合検査

- 本義手は，義手装着練習，ADL・IADL練習，切断者の生活環境での試用練習を経て医師より処方される．
- 処方に応じて義肢装具士によって作製された本義手は，義手適合検査（参照）によって適合と判定された後に実生活で使用される．

参照 第Ⅰ章4

8 フォローアップとメンテナンス

- 退院後の外来受診時に聴き取り調査を実施したり，可能であれば実際に訪問を行うなどして現状を把握し，義手が切断者の環境因子として適切に機能しているか，また新たな課題が生じていないかを確認する．
- 新たに生じた課題があれば，切断者の精神心理面に配慮して継続したフォローアップを実施する．
- 故障時の対応は，必要があれば義肢装具士と連携し問題解決に努める．

文献

1）陳 隆明：義肢装具のEBM 筋電義手処方の判断基準．日本義肢装具学会誌，21：166-170，2005
2）「切断と義肢 第2版」（澤村誠志/著），p491，医歯薬出版，2016
3）「リハビリテーションを考える―障害者の全人間的復権―」（上田 敏/著），青木書店，1983
4）妹尾勝利：上肢切断の評価と治療．「15レクチャーシリーズ 理学療法テキスト 義肢学 第2版」（永冨史子/責任編集，石川 朗/総編集），p129，中山書店，2022
5）「作業療法技術学1義肢装具学」（日本作業療法士協会/監，古川 宏/編），p40，協同医書出版社，2009
6）Yoshimura M, et al：Case Report：Virtual reality training for phantom limb pain after amputation. Front Hum Neurosci, 17：1246865, 2023
7）金子 翼，他：切断に対する作業療法．「リハビリテーション医学全書10作業療法各論」（原 武郎，鈴木明子/編），医歯薬出版，1978

参考図書

・「義肢装具と作業療法 評価から実践まで」（大庭潤平，他/編著），医歯薬出版，2017

第 **I** 章 義肢・装具学

6 能動義手・筋電義手の作業療法
症例から学ぶ，作業療法の流れ

学習のポイント
- 能動義手と筋電義手における作業療法の流れを理解する
- 能動義手と筋電義手のADL・IADLでの使用例を理解する
- 対象者の生活における能動義手および筋電義手の役割を理解する

学習概要
- 労働災害により前腕切断（能動義手）および手関節離断（筋電義手）となった症例を通して，能動義手と筋電義手の作業療法の流れを理解し，各工程における作業療法士の臨床推論を考察できるように学習を進める
- ADLやIADL場面における能動義手と筋電義手の使用例を理解し，能動義手と筋電義手の役割を学習する
- 症例学習を通して能動義手と筋電義手が対象者の環境因子として適切に機能するために必要な要因を学習する

準備学習
- 第Ⅰ章2の能動義手の基本構成を復習しておきましょう
- 第Ⅰ章3の能動義手の操作方法を復習しておきましょう
- 第Ⅰ章5の上肢切断の作業療法を復習しておきましょう

1 能動義手の作業療法（症例）

1）オリエンテーション

- 能動義手や筋電義手ユーザーの画像や動画，実際の義手を用いて各義手の操作方法や利点・欠点，義手操作練習の流れなどの説明を行った．
- 対象者は，ソケットの硬さや義手の重量，手先具の開閉操作などを確かめながら話を聞いていた．
- オリエンテーションを通して，対象者からは「生活で使用でき，農作業ができる義手を付けたい」という要望が聞かれた．

2）作業療法評価

❶ 症例情報

①基礎情報
- 70歳台，男性．
- 利き手：右．

②一般情報
- 受傷前の生活様式：金属加工を職務として鉄工所に勤務し，数年前に定年退職した．退職前は金属加工技術を指導する立場にあった．また，鉄工所勤務のかたわら，住居前の畑でさまざまな農作物や観賞用の花を栽培していた．
- 家族構成：妻と長男夫婦，孫と同居していた．キーパーソンは妻であり，妻は専業主婦で農作業を一緒に行っていた．
- 自動車運転は行っていたが，家族は退院後の対象者による自動車運転に反対していた（移動時には妻や地域住民が運転をサポート）．
- 趣味：カメラ撮影であり，孫の成長や栽培している農作物を撮影していた．
- 経済状況：定年退職後の収入は，農作物の収益と年金であったが，経済的な問題はなかった．
- 義手支給体系：労働災害補償制度．

③医学情報
- 疾患・障害名：左前腕切断（44％短断端切断）（図1）．
- ニーズや要望：義手を付けて身のまわりのことができるようになりたい．義手を付けて農作業ができるようになりたい．
- 現病歴：勤務していた会社から金属加工技術指導の依頼があり，指導日までに機械へ触れておこうと思い会社で練習をしていた．練習中に左上肢の作業着が機械に巻き込まれ，左前腕部を損傷した．同日に救急搬送され，再接着術が試みられたが，血管の損傷が激しく，断端形成術（筋膜縫合術，動脈は二重結紮，神経は末梢へ引き出し切離，皮膚弁は魚口状切開）が施行された．作業療法は断端形成術後3日目から開始となった．
- 既往歴：20歳台前半に右示指切断（中節骨レベル）．指義手は作製していなかった．
- 合併症：特記事項なし．

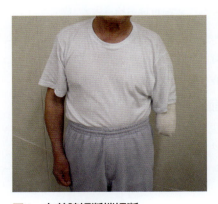

図1　左前腕短断端切断

2 第一印象

- 前腕切断以外の身体的問題はなかった.
- 性格は温厚であり真面目であった.
- 切断のショックはあるものの，切断をしたことに対しては受容していた.
- 切断側は非利き手であったが，義手がないと農作業ができないことを医師のオリエンテーションからイメージしていた.
- 積極的に作業療法に取り組もうとする姿勢がうかがえた.

3 身体機能面

①全身状態*

- 体格は中肉中背.
- 体幹や下肢機能に問題なし.
- 姿勢は左右対称性で，バランスに問題なし.
- 視力や聴力の問題なし.

*今後の活動性低下に伴う筋力および耐久性の低下には注意が必要であった.

②残存肢（非切断肢）

- 前腕長：24.0 cm.
- 前腕周径：28.0 cm（上腕骨外側上顆から遠位5.0 cm）.
- 関節可動域と筋力：問題なし.
- 上肢機能：問題なし.

③切断肢

- 前腕断端長：10.5 cm［44 %短断端切断＝（10.5 cm／24.0 cm）×100］.
- 断端周径：27.5 cm（上腕骨外側上顆から遠位5.0 cm）.
- 関節可動域：肘関節は屈曲120°，伸展0°，前腕は回外位で回内不可. 肩関節の関節可動域制限は問題なし.
- 筋力：問題なし.
- 幻肢と幻肢痛：幻肢は実大型，幻肢痛はなし.

④断端部

- 筋の状態：軽度の低緊張状態.
- 皮膚の状態：術創以外の創はなし.
- 断端の形状：断端端に軽度の浮腫を認め円柱状.
- 表在感覚：触覚，痛覚，温度覚は問題なし.
- 疼痛：夜間に断端先端部の疼痛あり.

4 精神心理面

- 作業療法では切断に対して受容的発言を認めていたが，看護師より病棟では苦悶の表情やイライラする様子があるとの情報があった.
- オリエンテーション時より農作業に対する不安や意欲が強く，義手の作製を強く希望していた.

- 義手操作や管理に必要な知的レベルに問題はなかった.

5 ADL

- 基本動作：起居動作は自立，立位・歩行時にふらつきはなく自立であった.
- セルフケア：食事は自立，整容は爪切り以外が自立，更衣はTシャツ・ジャージであれば自立，ファスナーやボタン操作は困難であった.トイレは自立，入浴は背部の洗体以外は自立であった.爪切りや洗体は，自助具の使用で可能であった.

3) 問題点の整理

- ICFを用いて利点・問題点・予後予測をまとめた（表1）.

4) 作業療法の基本方針と目標の設定

1 作業療法の基本方針

- 対象者，作業療法士，リハビリテーション科医師で協議し，日常生活で使用でき，農作業が遂行可能な能動義手操作練習を経験したうえで，作製する義手の種類を決定する方針となった.

2 目標の設定

①長期目標（6カ月）
- 能動義手を用いた農作業の再獲得.

表1 問題点の整理

	生活機能			背景因子	
	心身機能 身体構造	活動	参加	環境因子	個人因子
利点 (強み)	・切断以外は健康 ・利き手が非切断側 ・非切断肢と両下肢，体幹機能の問題なし ・幻肢痛なし ・身体機能は能動義手の作製が可能な状態 ・能動義手練習の意欲あり	・セルフケアのほとんどが非切断肢で可能 ・農作業復帰に意欲あり	・農作業を任されている ・地域の方々と交流がある	・家族のサポートあり ・地域住民のサポートあり	・家族の中で役割がある
問題点	・断端端に軽度の浮腫あり ・切断側の肩甲骨と肩関節の筋力の向上が必要 ・全身耐久性の維持および向上が必要	・両手動作困難 ⇒爪切り・洗体困難 ⇒農作業の遂行困難 ⇒自動車運転困難	・1日の生活で疲労が蓄積される可能性がある	・能動義手を使用した生活が未経験	・不安やイライラがある
予後予測	・断端成熟を促し，能動義手の装着が可能となる ・体内力源により能動義手の操作が可能となる ・全身耐久性が改善し，能動義手を使用した生活を送る	・自助具により義手なしでのセルフケアが可能となる ・能動義手により両手動作が可能となる ・自動車による外出は家族や地域住民がサポートする	・能動義手による農作業遂行と地域住民との交流がある生活を送ることができる	・能動義手の適切な使用と管理ができる ・労働災害補償制度による能動義手の公的給付の継続	・能動義手による役割の再獲得で自己実現を満たした状態

②短期目標（2カ月）
- 断端管理能力の獲得．
- 断端成熟の促通．
- 能動義手の基本・応用操作の獲得．
- 能動義手を使用してADL・IADL修正自立．

5）作業療法プログラム（図2）

■ 能動義手プログラム初期（義手装着前練習～練習用仮義手の作製）

①断端管理
- 弾性包帯の巻き方練習を行った．
- 断端のチェック（鏡に断端を写し断端創部の離開や浸出液がないか，断端端を指圧して浮腫の増大がないか）を行った．

②断端練習
- 断端マッサージや切断肢の肩甲帯・肩関節・肘関節を中心とした関節可動域練習を実施した．
- 筋力増強練習は，能動義手操作を想定して，切断肢の肩甲骨外転・肩関節屈曲運動を中心に徒手による抵抗運動を積極的に実施した．

③義手非装着でのADL練習
- 洗体時のループ付きタオル，爪切り用の自助具の作製と使用練習を行った．

④義手装着練習の準備
- 断端袋を2～3枚準備した．

⑤練習用仮義手の作製（図3）
- ハーネスはスリング用平ベルトを用いて8字ハーネス，カフは皮革を用いて，肘継手はたわみ肘継手とした．
- ソケットは熱可塑性プラスチックキャストを用いて差し込み式とした．

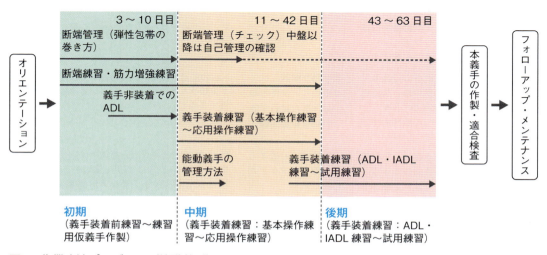

図2　作業療法プログラム（能動義手）

- 支持部や手継手，手先具にはモジュラー型訓練用仮義手システム（啓愛義肢材料販売所）を用いた．
- 力源ゴムは把持力4.0 kgfで調整した．
- コントロールケーブルシステムは単式コントロールケーブルシステムとした．

❷ 能動義手プログラム中期（義手装着練習：基本操作練習～応用操作練習）

①基本操作練習

- 基本操作練習開始時には，能動義手の基本構成や主要な部品の名称と役割を説明した．
- 能動義手の着脱は，反復して練習することで早期に修得できた．
- 手先具の開閉操作を誘導介助した後に，対象者自身で肘関節屈曲90°，口の前，会陰部の前での開閉操作を行った（図4）．
- 手先具の開閉操作が可能であることを確認した後，さまざまな形状の物品のつまみ・はなしを反復して練習した．
- 物品のつまみ・はなしは，ペグや積み木の移動から開始し，次にスポンジのような形状が変化する物品で把持力の調整を練習した．（動画①②）
- 物品の移動は，机上での移動から開始し，低い位置から高い位置への移動などさまざまな位置で手先具操作が円滑に行えるように練習した．
- 手先具操作の理解は良好であったが，物品を動かす高さや距離の違いで体幹側屈などの代償を用いており，正確性に欠けていた．
- 代償動作に対しては，その都度指摘を行いながら楽に手先具の操作が行えるよう指導を行った．

②応用操作練習

- 両手操作として玩具のチェーンのつけ外しや紐結び練習を実施した．（動画③④）
- 義手の役割は，チェーンや紐の保持であり，非切断肢でこれらの操作をしやすくするための手先具の向きなどを確認した．また，両手操作時に切断側もしくは非切断側が過緊張とならないよう，協調した動きとなることを意識して練習した．

動画①

動画②

動画③

動画④

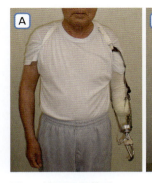

図3 練習用仮義手
A）前面．B）矢状面．

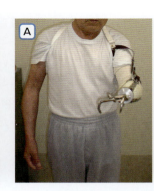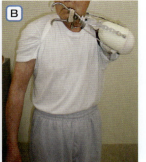

図4 義手装着練習（基本操作練習）
A）肘関節屈曲90°での手先具の開閉．B）口の前での手先具の開閉．

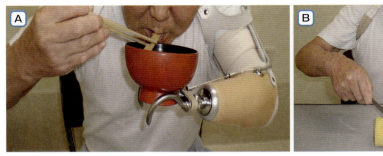
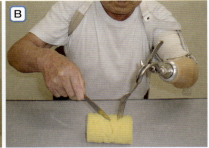

図5 食事動作練習
A）義手でお椀を保持しての食事動作．B）義手でナイフを把持してのフォークの使用．

❸ 能動義手プログラム後期（ADL・IADL 練習〜試用練習）

①ADL・IADL 練習
- 食事動作では，義手でお椀を把持して食べる練習，フォークとナイフを用いる場合は，義手でフォークを把持し，非切断肢に把持したナイフで切る練習を行った（図5）．
- 義手で歯ブラシを把持して歯磨き粉をつける，靴下を履く，靴紐の結びを練習した．可能となった動作は，看護師と連携し，病棟でも練習した．

②試用練習
- 農作業の獲得を目的に，軍手や足袋の着脱，トラクターや一輪車の操作，収穫時の茎や葉の剪定などに能動義手を使用した．
- 両手動作における能動義手のおもな役割は，物品を把持して固定することを理解しながら農作業が遂行できることを確認した（図6A〜D）．

6）本義手の作製

- 本義手は，能動義手で目的としていた農作業が可能であることを確認したうえで作製した．
- 本義手作製後には適合検査を実施し，適合と判定された義手を使用することで自宅退院となった．

7）フォローアップ・メンテナンス

- 外来診察時には，起床時から能動義手を装着し，日常生活や農作業で能動義手を使用していることを確認した．
- また，作業療法では十分に練習していなかった趣味活動にも能動義手を使用し，これ以外にもできることが拡大されていることを確認できた（図7）．
- ハーネスやコントロールケーブルの破損，力源ゴムが切れるなど義手の修理が必要な時は，義肢装具士に連絡し，対応できていた．

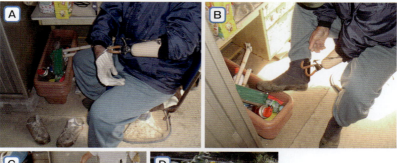
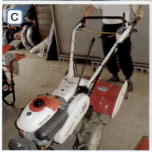
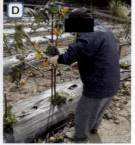

図6　農作業の獲得を目的とした試用練習
A）軍手の着脱．B）足袋の着脱．C）トラクターの操作．D）茎の剪定．

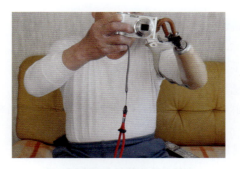

図7　趣味活動での能動義手の使用
ケースからカメラを取り出し，被写体を撮影し，カメラをケースに収納する．

2 筋電義手の作業療法（症例）

1）オリエンテーション

- 能動義手や筋電義手ユーザーの画像や動画，実際の義手を用いて各義手の操作方法，利点・欠点，義手操作練習の流れなどの説明を行った．
- 対象者は，実際の義手に触れながら，義手の重量，手先具の形状や手先具の開閉操作などを確認した．
- オリエンテーション中には，仕事への復帰の可能性やリハビリテーション期間について質

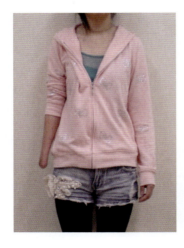

図8 症例（右手関節離断）
吉村 学，他：訓練用筋電義手を用いたプログラムを経て復職までに至った一症例．作業療法，35：621-629，2016より許可を得て転載．

問があった．
- オリエンテーションを通して対象者からは，「見た目のよい義手を使いたい」「義手を付けて身のまわりのことができるようになりたい」「仕事に復帰したい」との要望が聞かれた．

2）作業療法評価

❶ 症例情報

①基礎情報
- 20歳台，女性．
- 利き手：右．

②一般情報
- 受傷前の生活様式：会社の寮で独居（自炊）生活を送っていた．会社へは徒歩で通勤していた．
- 家族構成：5人家族で，家族は県外に住んでいる．キーパーソンは母親であった．
- 職業：フェルトの裁断工場に勤務していた．職務は主にベルトコンベア上のフェルトを紐でまとめて運搬する作業であった．
- 公共交通機関の利用：自動車免許は保有しておらず，移動はバスを利用していた．
- 自転車の運転：近隣のスーパーへの買い物などの移動手段として利用していた．
- 趣味：音楽鑑賞．
- 経済状況：自己収入のみで生活していた．
- 義手支給体系：労働災害補償制度．

③医学情報
- 疾患・障害名：右手関節離断（図8）．
- ニーズや要望：義手を付けて身のまわりのことができるようになりたい．義手を付けて仕事に復帰したい．
- 現病歴：裁断工場にてベルトコンベアで流れてくるフェルトの運搬作業を行っていた．ベルトコンベア上のフェルトを取ろうとした際に右上肢を機械に挟まれ，裁断機で受傷した．

同日に救急搬送され，再接着術が試みられたが，手部の損傷が激しく断端形成術（橈骨と尺骨の茎状突起部を一部切除，腱を骨端に縫合，動脈は二重結紮，神経は末梢へ引き出し切離，皮膚弁は魚口状切開）が施行された．作業療法は断端形成術後4日目より開始となった．

- 既往歴：特記事項なし．
- 合併症：特記事項なし．

2 第一印象

- 表情は暗く，会話にも返答が少ない状態であった．
- 断端部を抱えて隠す様子がみられ，断端に触れられることに対する恐怖心がうかがえた．

3 身体機能面

①全身状態

- 体格はやせ型．
- 体幹や下肢の機能に問題なし．

②残存肢（非切断肢）

- 前腕長：22.5 cm．
- 前腕周径：20.0 cm（上腕骨外側上顆から遠位5.0 cm）．
- 関節可動域と筋力：問題なし．
- 上肢機能：SETF 90点（巧緻性と速性の低下）．

③切断肢*

- 前腕断端長：22.0 cm．
- 断端周径：22.5 cm（上腕骨外側上顆から遠位5.0 cm）．
- 関節可動域：問題なし．
- 筋力：問題なし．
- 幻肢と幻肢痛：幻肢は実大型．幻肢痛なし．

  ＊今後の活動性低下に伴う筋力および耐久性の低下には注意が必要であった．

④断端部（図9）

- 筋の状態：正常．
- 皮膚の状態：術創以外の創はなし．
- 断端の形状：浮腫なし，断端末端部の膨隆なし．
- 表在感覚：触覚，痛覚，温度覚の問題なし．
- 疼痛：安静時痛なし，断端を軽く叩くと軽度のしびれ感あり．

4 精神心理面

- 表情は暗く，自発的な会話は少なかった．
- 夜間に中途覚醒を認めていた．
- 能動義手の外観が受け入れられない様子がうかがえた．
- 義手操作や管理に必要な知的レベルに問題はなかった．

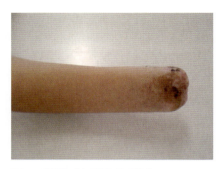

図9　断端（右手関節離断）

5 ADL
- 基本動作：起居動作は自立，立位・歩行時にふらつきはなく自立であった．
- セルフケア：食事は左手でスプーンを使用して可能．整容（洗顔・歯磨き）は非切断肢で可能，結髪動作は困難であった．更衣はTシャツ・ジャージであれば自立，紐結びやファスナーやボタン操作は困難であった．トイレは自立．入浴は背部の洗体以外は自立であった．爪切りや洗体は，自助具の使用で可能であった．

3）問題点の整理
- ICFを用いて利点・問題点・予後予測をまとめた（表2）．

4）作業療法の基本方針と目標の設定

1 作業療法の基本方針
- 対象者，作業療法士，リハビリテーション科医師で協議し，対象者が筋電義手の作製を強く望んでいること，筋電義手の装着が好ましい条件（参照）を満たしていることから，能動義手の作製後に筋電義手を作製し，職場復帰を目指す方針となった．

参照
第Ⅰ章3

2 目標の設定
①長期目標（5カ月）
- 練習用筋電義手を使用しての復職．

②短期目標（2～4カ月）
- 断端管理能力の獲得．
- 能動義手による基本・応用操作の獲得．
- 筋電義手による基本・応用操作の獲得．
- 能動義手によるADL・IADLの獲得．
- 筋電義手によるADL・IADLの獲得．

5）作業療法プログラム（図10）
- 練習用仮能動義手の作製前より利き手交換練習と断端管理，断端練習，関節可動域練習，筋力増強練習を実施した．

表2 問題点の整理

	生活機能			背景因子	
	心身機能 身体構造	活動	参加	環境因子	個人因子
利点 （強み）	・切断以外は健康 ・非切断肢の関節可動域と筋力は問題なし ・切断肢の関節可動域と筋力は問題なし ・断端状態は良好 ・知的機能，認知機能は問題なし ・身体機能は能動義手・筋電義手の作製が可能な状態	・食事は左手でスプーンを使用して可能 ・整容，更衣，トイレは非切断肢を使用して可能 ・起居動作は自立	・筋電義手（能動義手）を用いて復職が可能	・職場の寮で独居生活 ・会社の受け入れあり	・会社の中で役割がある
問題点	・切断肢が利き手側 ・断端痛あり ・断端を触れられることに対して恐怖心あり ・精神機能の低下 ・夜間の中途覚醒 ・切断側の肩甲骨と肩関節の筋力の向上が必要 ・全身耐久性の維持および向上が必要	・両手動作困難 ⇒結髪動作困難 ⇒洗体動作困難 ⇒紐結び困難 ⇒自転車運転困難	・筋電義手の操作耐久性の向上・作業速度の向上が必要	・筋電義手（能動義手）を使用した生活が未経験 ・収入源は自己収入のみ	・恐怖心や不安がある ・能動義手への受け入れがない
予後予測	・断端状態が良好なため早期から義手装着練習が可能となる ・断端痛は服薬や断端練習でコントロール可能となる ・精神機能や睡眠状況に配慮しながら義手装着練習を進めることで能動義手と筋電義手の使用が可能となる	・セルフケアのほとんどは非切断肢で可能となる ・筋電義手（能動義手）と非切断肢での両手動作が可能となる ・IADL は筋電義手（能動義手）を用いて修正自立となる	・筋電義手を用いて復職し，受傷前の生活様式で生活を送ることができる	・筋電義手の適切な使用と管理ができる ・労働災害補償制度による筋電義手の公的給付の継続	・筋電義手による役割の再獲得で自己実現を満たした状態

①利き手交換練習

● 左手での書字や箸操作，更衣（ボタン・ファスナー），整容（歯磨き）を実施した.

● 結髪動作，前開き服のファスナーを閉める，靴紐の結びは非切断肢のみでは困難な動作であった.

②断端管理，断端練習，関節可動域練習，筋力増強練習

● 弾性包帯の巻き方練習を行ったが，周径値の変動はなく，練習用仮能動義手の装着練習後からは断端袋による管理とした.

● 断端部のしびれ感軽減を目的に，箱の中に敷き詰めたビーズの中に断端を挿入し，かき混ぜる練習を実施した. 非切断肢も挿入して同じ動きで断端をビーズの表面に押し当てることから開始し，徐々に断端のみを挿入して動かすことが可能となった.

● 関節可動域練習は，切断側と非切断側の肩甲骨と肩関節を中心に実施した. また，非切断肢の使用頻度の増加により，僧帽筋や大・小菱形筋の筋緊張亢進を認めたため，筋緊張軽減を目的にリラクゼーションを実施した.

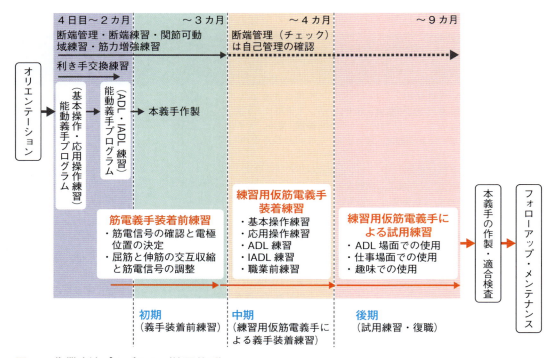

図10 作業療法プログラム（筋電義手）

- 筋力増強練習は，筋電義手の重量を想定し，断端に1.5 kgの重錘を負荷して肩関節周囲の筋力強化を図った．

③能動義手の作製

第I章5

- 練習用仮能動義手（図11A）を作製し，義手装着練習のプログラム（参照）に沿って練習を進め，6週目にはADL動作が修正自立レベルとなった．
- 能動ハンドと能動フックを交換できる本義手（図11B）を作製したが，外観の悪さやハーネスによる背部拘束感，結髪ができないことから，ADLでの使用は消極的であった．

> **Point** 筋電義手作製の前に能動義手を作製する理由[1]
> ・早期から義手を装着することで生活場面での義手の必要性を認識できる．
> ・能動義手操作練習で断端をソケットに挿入して操作するため，断端成熟が促せる．
> ・能動義手を用いた両手動作の中で義手の補助手としての役割・使用方法が理解できる．
> ・筋電義手が故障した際の代用として，能動義手の操作が可能になっておく必要がある．

1 筋電義手プログラム初期（義手装着前練習）

- 筋電義手プログラムは，能動義手装着練習のADL・IADL練習時から並行して開始した．

第I章5

①筋電信号の確認と電極位置の決定（参照）

- 触診にて手関節背屈筋群（おもに長・短橈側手根伸筋）と手関節掌屈筋群（おもに尺側手根屈筋）の筋収縮を確認し，マイオボーイ（オットーボック社）の電極を設置して筋電信号の強さを確認した．確認時には手関節の背屈筋群と掌屈筋群の分離した筋収縮が困難で，筋電信号も弱かった．

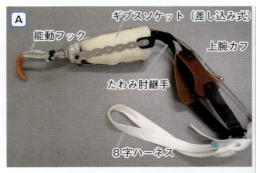
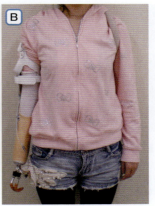

図11　能動義手の作製
A）練習用仮能動義手．B）能動義手の本義手．

②屈筋と伸筋の交互収縮と筋電信号の調整
- マイオボーイ（オットーボック社）の課題（PAULAソフト：手関節の背屈筋群と掌屈筋群の筋電信号に応じて車が上下に動き，壁にぶつからないようにする）を用いて屈筋と伸筋の交互収縮を練習した（参照）．
- 筋電ハンドを速くまたはゆっくりと開閉することをイメージし，強弱をつけて屈筋と伸筋の交互収縮を練習した．
- 座位での前腕部机上支持から開始し，机上前腕部支持なし，立位へと肢位を変化させて実施した．
- 開始から1カ月後には，どの肢位でも筋電義手操作に必要な屈筋と伸筋の交互収縮と筋電信号の強さをコントロールできるようになった．

2 筋電義手プログラム中期（練習用仮筋電義手による義手装着練習）

①練習用仮筋電義手の作製（図12）
- ソケットは義肢装具士が採型し，顆上支持式ソケット（ノースウエスタン式）とした．
- 2つの電極をソケット内に設置した（2サイト2ファンクション）（参照）．
- 筋電ハンドは比例制御であるDynamic Mode Control（DMC, 71/4サイズ；オットーボック社）とした．
- 練習用仮筋電義手の作製後に「下垂力に対する安定性」の適合検査（参照）を実施し，基準・標準を満たしていることを確認した．
- ソケットから電極を取り外した状態で義手を装着し，電極の位置が適切であることを確認した．
- 電極の位置を確認した後に電極を装着し，筋電ハンドの開閉が可能であることを確認した．
- 筋電ハンドを頭上や腰部背面，肩関節外転位の位置で保持した状態で，開閉が可能であることを確認した．

②基本操作練習（義手着脱練習と筋電ハンドの開閉操作練習）
- 練習用仮筋電義手の着脱練習は，電極が大きくずれないことを意識して実施した．
- 筋電ハンドの開閉操作練習は，断端痛の有無を確認しながら実施した．
- 筋電ハンドの開閉操作肢位は，座位で机上支持あり→座位で机上支持なし→立位で下垂位

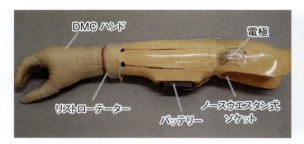
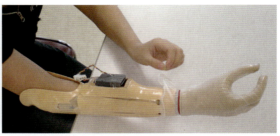

図12　練習用仮筋電義手

吉村 学, 他：訓練用筋電義手を用いたプログラムを経て復職までに至った一症例. 作業療法, 35：621-629, 2016より許可を得て転載.

図13　机上支持ありの筋電ハンドの開閉練習

→立位で肩関節屈曲・外転位→立位で頭上・腰部背面の順で行った．また，各肢位で筋電ハンドの開閉速度を速い開閉→ゆっくりとした開閉の順で練習を行った（図13）．
- 開始時は，屈筋と伸筋の交互収縮回数が増えると力がうまく抜けなかったり，疲労がみられたりして誤作動が生じることが多かった．
- 約2週間で練習用仮筋電義手の着脱と筋電ハンドの開閉操作を獲得した．

> **Point　筋電義手の誤作動**
> 筋電義手使用者は意図に反して筋電ハンドが開閉する「誤作動」を経験する．現状の筋電義手は誤作動の発生を完全に制御することはできないため，使用者は誤作動が生じやすい肢位を把握したうえでうまく適応しながら使用している．剪断力・圧力センサを用いて筋電義手の誤作動を検証した研究[2]では，肘関節屈曲時に手関節屈筋側の電極位置の圧力が低値になることが報告されている．つまり，肘関節屈曲時には屈筋側の電極と断端が接触しにくい状況となり，意図に反した筋電ハンド制御が生じやすいことが予測される．そのため，屈筋側の電極感度を高めに設定することやソケット作製時に伸筋側よりも屈筋側の電極を押し当てて設置する工夫が行われている．

③基本操作練習（物品操作練習）
- 物品操作は，視覚的に筋電ハンドの開閉を確認できる位置（図14A）→頭上や腰部背面など視覚的に筋電ハンドの開閉を確認できない位置（図14B）の順で行った．
- 開始時は，頭上や腰部背面で筋電ハンド開閉のタイミングが合わず，積み木を落としていた．
- 物品の大きさは，積み木やブロックなどの大きい物→ペグやおはじきなどの小さい物へと段階付けた．また，スポンジや紙コップなど形状が変化する物で，把持力の調整を練習した．
- 物品操作は，肩甲帯や肩関節周囲筋の局所的な疲労により，連続10分程度で休憩を要した．

④応用操作練習（両手操作練習）
- チェーンの付け外し，ビーズ通し，ネット手芸や折り紙手芸での作品作りを行った．
- ネット手芸ではティッシュケースを作製した．ネットを把持した状態で筋電ハンドの電源を切る（把持状態の維持）ことや，作業工程に合わせて手継手を手動で回旋させて筋電ハンドを使用することが可能となった（図15A）．
- 対象者の興味のある作業（折り紙手芸）を用いて，楽しみながら筋電義手を使用することで連続40分以上の使用が可能となった（図15B）．
- 応用操作練習を通して，非切断肢と切断肢が過緊張とならずに円滑な両手動作が行えるこ

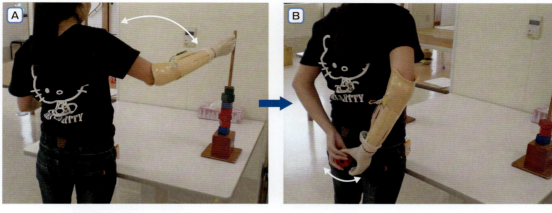

図14 物品操作練習（積み木の移動）
A）視覚的に確認できる位置．B）視覚的に確認できない位置（腰部背面）．
吉村 学，他：訓練用筋電義手を用いたプログラムを経て復職までに至った一症例．作業療法，35：621-629，2016より許可を得て転載．

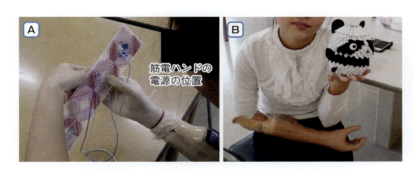

図15 応用操作練習
A）ネット手芸．筋電ハンドの電源を切ることでネットの把持状態を維持．B）折り紙手芸．

と，義手を補助手として使用することが可能となった．

⑤ ADL練習

- 非切断肢のみでは困難な靴紐結びや結髪動作を中心に実施した（結髪動作は対象者が特に希望する生活行為）．
- 靴紐結び（図16）と結髪動作は，反復練習によって義手の役割を理解することで可能となった．（動画⑤）
- 作業療法場面でセルフケアが可能となり，練習用仮筋電義手の管理を含めた病棟での使用を行った．

⑥ IADL練習

- 洗濯や調理，皿洗いなどの家事動作を中心に実施した．
- 洗濯では，服をハンガーにかけることや洗濯バサミで靴下を留めることが可能となった．（動画⑥）
- 調理では，筋電ハンドで食材を押さえながら非切断肢での包丁操作が可能となった．

119

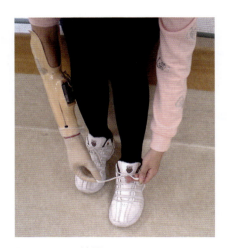

図16　ADL練習
靴紐結び.

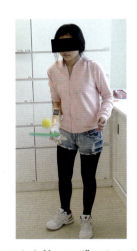

図17　ラケットを使ってボールのリフティング
吉村 学，他：訓練用筋電義手を用いたプログラムを経て復職までに至った一症例．作業療法，35：621-629，2016 より許可を得て転載．

- 皿洗いでは，バッテリーやモーター部分を濡らさないようにスポンジで洗うことなどが可能となった．（動画⑦）
- 自転車運転は，グリップの太さより少し大きめに筋電ハンドを開き，電源を切った状態で把持することで可能となった．

⑦余暇活動

- 楽しみながら筋電義手を使用する経験として，ラケットを使ったボールのリフティングや卓球，バドミントン，なわとびを行った（図17）．

> **Point　作業活動（activity）を用いた義手装着練習**
> 作業活動（activity）を用いた義手装着練習の利点は，さまざまなバリエーションの筋電義手の使用方法が学習できること，練習時間以外にも取り入れやすく自主練習として導入しやすいこと，楽しみながら義手操作を練習できることがあげられる．対象者の興味や関心事に耳を傾け導入可能な作業活動（activity）を提供することで義手操作の耐久性の向上につなげていく．

⑧職業前練習

- ベルトコンベアから流れてくるフェルトを重ねていく工程（タオルを用いて，素早く重ね，紐でまとめる）を想定した練習を実施した（図18）．
- 職業前練習では，耐久性や作業速度を課題とした．
- 開始時は紐でタオルを結ぶ工程に時間を要していたが，作業速度は反復していく中で向上した．

⑨退院時評価

- 筋電義手操作習熟度評価表[3]を用いて実施した結果，筋電義手習熟度は70％以上となった[1]．（参照）

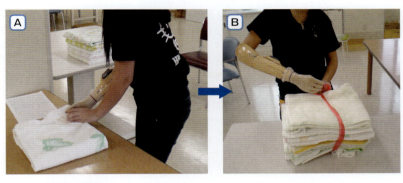

図18 職業前練習
A）タオルを素早く重ねる．B）ビニール紐で結ぶ．
Bは吉村 学，他：訓練用筋電義手を用いたプログラムを経て復職までに至った一症例．作業療法，35：621-629，2016 より許可を得て転載．

3 筋電義手プログラム後期（試用練習〜復職）

- 退院時から本義手作製までの期間に練習用仮筋電義手の貸与を行った．
- 退院後から練習用仮筋電義手を用いて寮での独居生活を再開した．
- 調理動作や洗濯，掃除，自転車運転などで練習用仮筋電義手を使用した．
- 1日の生活を通して，断端管理と練習用仮筋電義手の管理が行えた．
- 筋電義手の構成やソケット，使用状況に問題がないことを確認した．

> **Point　筋電義手試用期間の利点**
> ・ADL・IADL 場面や職場で筋電義手を使用することで筋電義手を本義手として作製するかを判断できる．
> ・対象者自身が筋電義手の必要性の有無を判断できる．
> ・試用練習後の評価より，より適した筋電義手の提供が可能となる．
> ・試用期間を通して作製された筋電義手は，対象者の環境因子として適切に機能し，対象者の健康関連QOL向上の促進因子となる．

4 復職

- 受傷から9カ月目に練習用仮筋電義手と同様の構成で本義手を作製した．
- 本義手完成後に職場への訪問調査を実施し筋電義手の使用状況を確認した．
- ベルトコンベア上のフェルトを重ねて紐でまとめる工程は，筋電義手を使用して可能であった．（動画⑧）
- 非切断肢と筋電義手を使用して15.0 kgのフェルトの束を台に運搬することも可能であった．
- 筋電義手を使用しての職務は，午前と午後で各3時間以上遂行可能であった．

筋電義手ソケットの装飾
筋電義手ソケットは義肢装具士によって作製される．ソケットの色は，使用者の肌の色に近い色で作製することが多いが，海外の使用者や本邦の使用者の中には，花柄や迷彩柄など使用者の好きな色や柄でソケットを作製しているケースがある．また，小児義手では子どもの好きなキャラクターや乗り物などをソケットにデザインしていることもある．このようなソケットへの装飾が「手に似せる義手」「服で隠す義手」から「ファッション性のある義手」「見せる義手」へと義手の捉え方の変容につながっている．

文献

1）陳 隆明：義肢装具のEBM 筋電義手処方の判断基準．日本義肢装具学会誌，21：166-170，2005
2）吉村 学，他：剪断力・圧力センサを用いた筋電義手の誤作動の検証．日本義肢装具学会誌，36：130-137，2020
3）陳 隆明：筋電義手用ADL評価表．「筋電義手訓練マニュアル」（陳 隆明／編），pp44-45，全日本病院出版会，2006

第**I**章　義肢・装具学

7 下肢切断の作業療法

学習のポイント

- 義足の分類を理解する
- 各義足の定義と構成を理解する
- 義足の部品と機能を理解する
- 下肢切断の作業療法の流れを理解する

学習概要

- 下肢の切断部位に応じた断端の運動学や義足の基本構造と特徴を理解する．特に下腿切断や大腿切断における，臨床場面で必要な知識の理解を進めていく
- 義足の構成と部品を理解し，特に膝継手が必要となる高位での切断ではその種類や機能を学習する
- 残存機能や歩行機能の予後は切断レベルによって異なることを理解する．そして，下肢切断のリハビリテーションでは医師や理学療法士と連携し，活動・参加の改善につなげていくことを学習する

準備学習

- 第I章1の義足の基本構造を復習しておきましょう
- 第I章1の切断と離断の違いを復習しておきましょう
- 骨盤帯および下肢の筋の起始・停止・作用を復習しておきましょう

1 下肢切断レベルにおける断端の運動（特徴）

- 切断部位による名称や義足は国際標準規格（ISO）により決められているが（図1）[1]，下肢切断では断端の長さや形状がその後の義足歩行に大きく影響する．

1）片側骨盤切断

- 片側骨盤切断では，片側骨盤切断用義足が適応となる．
- 片側骨盤切断は腸骨・恥骨・坐骨の一部もしくは全部を切除されたもので，断端は腹部臓器を軟部組織で覆っただけとなる．

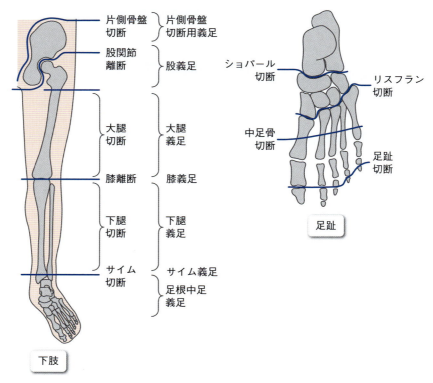

図1 切断の部位と義肢の名称
下肢の切断の部位とそれに応じた義足を示している.
「15レクチャーシリーズ 理学療法テキスト 義肢学」(石川 朗,永冨史子/編),中山書店,2011をもとに作成.

2) 股関節離断

- 股関節離断では,股義足が適応となる.
- 股関節から大腿骨を切離されたものであるが,坐骨が残存しているため,体重支持は坐骨結節とその周辺の殿筋で行う.

3) 大腿切断

- 大腿切断では,大腿義足が適応となる.
- 膝関節裂隙から坐骨結節の高さまでの大腿骨の切断であり,一般的には断端の長さが長い(長断端)ほど,義足歩行の獲得に有利である.
- 切断後は股関節周囲筋の筋張力のアンバランスにより,股関節の屈曲・外転・外旋位となりやすく,断端が短い(短断端)場合は,その傾向はさらに強くなる[2].

4) 膝離断

- 膝離断とは,膝関節から下腿を切り離した状態であり,膝義足が適応となる.
- 膝離断での膝義足は,早期義足装着が可能であり,断端が長いことにより前後左右への高い安定性が得られる.断端末端部(大腿骨顆部)での体重負荷が可能という利点がある[2].

5) 下腿切断

- 脛骨・腓骨レベルの切断で下肢切断の中で一番多い切断で下腿義足が適応となる.
- 下腿切断の最大の特徴は，膝関節が残存することである．下腿義足は残存した膝伸展筋を発揮できるので，ほぼすべての動作で切断肢を有効活用できる.
- 切断後に残存している肢の長さが近位1/3での切断を短断端，中位1/3を中断端，遠位1/3を長断端と分類する[1].
- 大腿切断と比較すると，身体面では膝関節が残存するので義足の操作が簡便になり，起居動作で有効に機能する．また，車椅子併用でも，義足を装着した方が効果を発揮できる.
- 切断後は筋張力のアンバランスにより，膝関節が屈曲位拘縮となりやすく，断端が短い（短断端）場合は，その傾向はさらに強くなる.
- 膝関節屈曲位拘縮を避けるため，術後早期から良肢位の患者指導（図2）[3]と拘縮予防の関節可動域練習が重要となる.

6) サイム切断

- サイム切断は，足根骨を切除して踵の皮膚弁を断端部に付着させる手術であり（図3），サイム義足が適応となる（図4）.
- 断端末端部での体重負荷が可能であることが最大の特徴である[3].
- しかし，断端末に果部（内果，外果）が存在するので，断端の形状は先端が膨隆しやすく，脚長差や装飾上の問題が生じやすい.

7) 足部の切断

- 足部切断は足根骨・中足骨・足趾のいずれかの部分で切断された状態で，足部義足が適応となる．多くは断端末支持が可能である．また，サイム切断のような脚長差の問題も少ない.
- 糖尿病壊死を原因とする場合が多く，足趾など多趾切断となりやすい．原疾患の治療とともに，足を清潔に保ち小さな傷も軽視しないといったフットケアが最重要である.

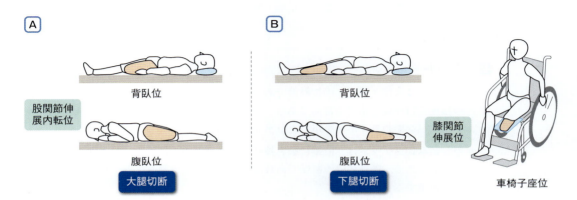

図2　下肢切断後の良肢位
「義肢装具学テキスト 改訂第3版」（細田多穂/監，磯崎弘司，他/編），南江堂，2018より引用.

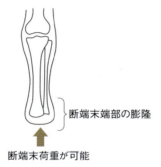

図3　サイム切断
サイム切断とその特徴を示している.
「イラストでわかる義肢療法」（上杉雅之／監，長倉裕二，岩瀬弘明／編），医歯薬出版，2021より引用.

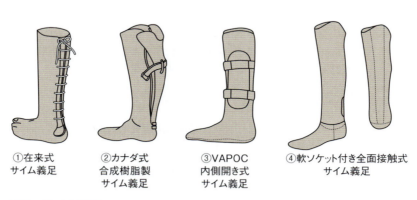

①在来式サイム義足　②カナダ式合成樹脂製サイム義足　③VAPOC内側開き式サイム義足　④軟ソケット付き全面接触式サイム義足

図4　サイム義足
サイム義足の種類を示している.
「イラストでわかる義肢療法」（上杉雅之／監，長倉裕二，岩瀬弘明／編），医歯薬出版，2021をもとに作成.

2　義足の構成と部品

- 義足は殻構造と骨格構造の大きく2種類に分けられる（図5）. 現在, 市販されている義足のほとんどは骨格構造義足（モジュラー義肢）が主流である.
- 大腿義足の構成は, 人体と義足の接合部分であるソケット, 失われた膝関節機能を補う膝継手, 足の機能を補う足継手・足部で構成されている（図6）.

1）大腿義足

■ ソケット

- ソケットは人体と義足との接触面であり, 体重の支持, 義足の懸垂, 義足への効率的な力の伝達を担う最も重要な部品である. 種類として差し込み式ソケット, 吸着式ソケット, シリコーン製のライナーを用いたソケットがある.
- 差し込み式ソケットは, 断端に袋を被せ, ソケットの中に差し込むようにして装着するソケットである. 懸垂には短断端であれば肩吊り帯または腰バンド, 長断端であれば腰バンドを使用する（図7）.
  ▶ 差し込み式ソケットはソケット内側上縁の圧迫による会陰部痛や大腿内側の軟部組織のロールなどの問題が生じやすいため現在ではあまり処方されない[2].

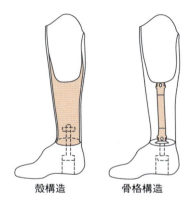

図5 義足の種類
義足は主に殻構造と骨格構造の2種類がある．
「義肢装具のチェックポイント 第9版」（日本整形外科学会，日本リハビリテーション医学会/監，赤居正美，他/編），医学書院，2021より引用．

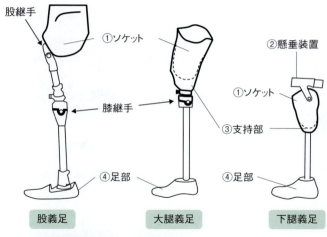

図6 義足の構成要素（骨格構造）
「義肢装具のチェックポイント 第9版」（日本整形外科学会，日本リハビリテーション医学会/監，赤居正美，他/編），医学書院，2021より引用．

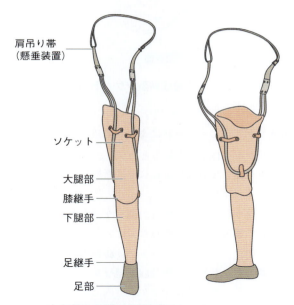

図7 大腿義足の差し込み式ソケット

- 吸着式ソケットは断端の周径より若干小さく作製されており，ソケット末端にバルブを取り付け，布を用いて断端をソケット内に引き込むように挿入し装着する．これにより，断端とソケット間に陰圧が生じ，遊脚相での大腿義足の懸垂が行われる．
- 吸着式ソケットの利点は多く，差し込み式ソケットに比べ軽く感じる，義足を人体の一部として感じる，大腿内側の軟部組織にロールを作らない，断端の力が義足に伝わりやすい，腰バンドが不要になるため肥満者や妊婦にも適応しやすい，良好な懸垂性が得られやすい，義足の回旋が起こりにくいなどがあげられる．

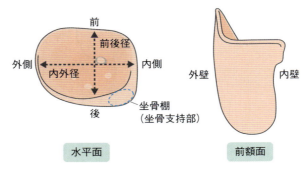

図8　四辺形ソケット（左側）

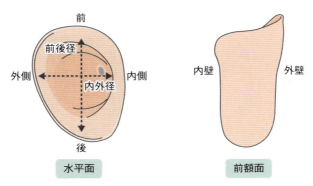

図9　坐骨収納型ソケット（左側）

- 吸着式ソケットはその形状により，四辺形ソケットと坐骨収納型ソケットに大別される．
- 四辺形ソケットは上から見ると，ソケットの前後径に対して内外径を長くしたソケットで，ソケット後壁の坐骨支持部により，断端だけでなく坐骨結節でも体重を支持するしくみになっている（図8）．
- 四辺形ソケットは，現在でも大腿ソケットの標準的なデザインとして多く使用されているが，骨盤の側方安定性が得られにくいという問題がある．
- これらの問題に対し，ソケットの前後径を広くし，内外径を狭くして坐骨結節をソケット内に収納したソケットが坐骨収納型ソケットである（図9）．前額面から見ると，外壁が高く設計されていて坐骨枝がソケット内で骨性ロックされ，義足側立脚相でのソケットの外側への移動が抑えられるために，大腿骨を内転位に保持できる作りになっている．坐骨収納型ソケットの特徴である高い外壁とソケット内での坐骨枝の骨性ロックが，体幹側屈などの異常歩行の改善に有効である．
- 断端にシリコーンでできたライナーを装着して，ソケットに差し込んで装着するソケットもある．懸垂方法は，ピンロックアタッチメントによる懸垂と，陰圧方式による懸垂（シールインライナー）に分けられる．

2 膝継手

- 膝継手は生体の膝関節に相当する重要な部分である．歩行中に求められる機能として，立脚相では，衝撃吸収，膝折れ防止，遊脚相では滑らかで十分な膝屈曲，歩行速度に応じた振り出しのコントロールがあげられる．

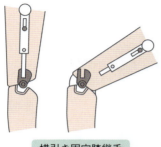

図10　単軸膝継手

単軸膝継手：立脚制御をもたない膝継手で，歩行時はロックし（左図），座位時は解除して膝が屈曲できるようになっている（右図）．
単軸膝継手であるインテリジェント膝継手（ナブテスコ株式会社）の構造．
「義肢装具学テキスト　改訂第3版」（細田多穂/監，磯崎弘司，他/編），南江堂，2018より引用．

横引き固定膝継手

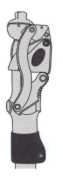

図11　多軸膝継手

回転軸が2本以上（複数）あることで膝屈伸に合わせて中心軸が変化する機構になっている．歩行時の振り出しを容易にすることができる．
多軸膝継手である四節リンク機構膝（ナブテスコ株式会社）の外観イラスト．
「義肢装具学テキスト　改訂第3版」（細田多穂/監，磯崎弘司，他/編），南江堂，2018より引用．

表1　機能による膝継手の分類

立脚相制御機構	遊脚相制御機構
固定膝	バネ制御装置
荷重ブレーキ膝	機械的摩擦装置
	流体制御装置
	電子制御膝継手

- 膝継手は構造により単軸膝，多軸膝，機能により立脚相と遊脚相の制御機構に分類される．作業療法士が理学療法士などとともに義足歩行練習やADL動作練習を効率的に進めていくためには，それらの構造と機能を理解しておくことが大切である．

①構造による分類

- **単軸膝継手**（図10）：1つの運動軸を中心に下腿部が回転するしくみになっている．構造がシンプルで耐久性が高いが，長断端の場合は膝継手の位置が足部側に設定されるために，端座位で非切断側の膝より膝継手の位置が前に突出するといった外観上の問題がある．
- **多軸膝継手**（図11）：複数の運動軸で構成されており，リンク膝とも呼ばれる．単軸膝継手に比べ，立脚相の安定性に優れており，膝折れの心配が少ない．

②機能による分類（表1）

- 膝継手には，安全な立脚相・遊脚相のための制御機構が備わっている．
- **立脚相制御機構**：立脚相を制御するために，膝継手を手動操作で固定するものと立脚相の荷重時に膝を制御するものが代表的である．

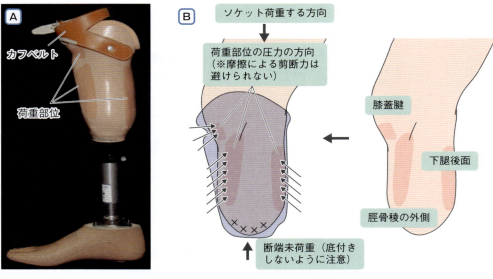

図12　PTB式ソケットの下腿義足とその荷重時の特性図
A）PTB式ソケットの下腿義足の構成（内側から見た図）．B）荷重部位（膝蓋腱，下腿後面，脛骨稜）と除圧部位（断端）．
Aの写真は「PT・OTビジュアルテキスト 義肢・装具学 第2版」（豊田 輝，石垣栄司／編），羊土社，2023より許可を得て転載．説明語は著者が追加．Bは「イラストでわかる義肢療法」（上杉雅之／監，長倉裕二，岩瀬弘明／編），医歯薬出版，2021をもとに作成．

- **遊脚相制御機構**：遊脚相の義足の振り出しに対して，機械的抵抗による制御と流体抵抗による制御方法がある．また，近年では電子的に制御する膝継手もある．

2）下腿義足

1 ソケット

- **PTB式**（patellar tendon bearing）：PTB式ソケットは内層の軟ソケットと外層の硬ソケットから構成されており，カフベルトにより義足の懸垂を行う．
- 荷重部位と除圧部位が存在する．痛みが生じやすい脛骨や腓骨頭などの骨突出部，ハムストリングス腱部では除圧を行い，膝蓋腱やその他の軟部組織で荷重する（図12）．
- 踵接地時の衝撃緩衝作用がある．立脚相での体重支持面が広い．遊脚相への加速が容易，内外側への安定性が得られるなどの利点がある．
- **PTS式**（prothese tibiale a emboitage supracondylien）：断端の荷重部位はPTB式ソケットと同じであるが，懸垂にカフベルトは必要とせず，両側大腿骨顆上部および膝蓋骨上部までソケットで覆い義足を懸垂する（図13）．
- ソケット自体が自己懸垂性を有し，前壁および内外壁のソケットラインが高めに設定されるので側方安定性に優れている[2]．
- 膝屈曲位で断端がソケットから抜けやすい傾向にあるため，膝屈曲位での作業が多いケースでは不向きといえる．
- **KBM式**（kondylen betting munster）：PTS式ソケット同様に自己懸垂性を有するソケットで，膝蓋骨を覆わないデザインである．軽装や着衣時の外観に優れているが，PTS式ソ

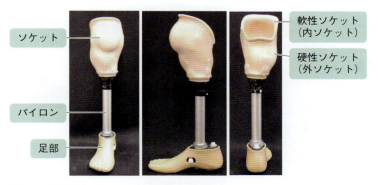

図13 PTS式ソケットの下腿義足の構成
『PT・OTビジュアルテキスト 義肢・装具学 第2版』（豊田 輝，石垣栄司/編），
羊土社，2023より許可を得て転載．

ケットと同様に膝屈曲位でソケットが抜けやすくなるなどの欠点もある[4]．
- **全面接触式（TSB）**（total surface bearing trans-tibial）：断端全面で荷重をするデザインのソケットである．荷重圧の分散と断端皮膚への剪断力を吸収するために，断端にシリコーンやコポリマー，ウレタンなどの素材でできたライナーを装着し，ソケットとの適合を図る方法である[3]．

2 足部
- **単軸足**：単軸継手により底背屈を行う足部である．軸の前後にあるゴム製バンパーにより底背屈をコントロールする構造になっている（図14A）．
- **サッチ足**（SACH：solid ankle cushion heel）：足継手軸はなく，木製または金属製のキール*が中心となる．ゴムの圧迫により底背屈の動きを再現する構造になっている（図14B）．
  *キール：踵の両側に柔らかいゴムかクッション素材が入ったもの．
- **多軸足**：足部に複数の軸が存在し，底背屈だけではなく回内外および回旋の動きにも対応可能な構造になっている．これにより，凹凸のある不整地歩行でのショック吸収が容易となる[5]（図14C）．
- **エネルギー蓄積型足**：足部の内部にカーボンなどの弾性体が内蔵されており，歩行立脚相の荷重により変形した弾性体が元に戻る反発力を蹴り出しに利用し，前方への推進力を発揮する構造になっている．数多くの種類が発売されており，現在では足部を選択するうえで主流となってきている[5]（図14D）．

3）作業療法時のチェックポイント

- 義足のアライメントは，組み立てた義足に靴を履かせて調整するベンチアライメント，平行棒内で実際に義足を装着し，静的立位姿勢を観察して調整するスタティックアライメント，実際の義足歩行を観察して調整するダイナミックアライメントがある[5]．
- 調整は主に義肢装具士や理学療法士が行うベンチアライメントからはじめ，スタティックアライメント，ダイナミックアライメントの順に実施する[5]．
- スタティックアライメントやダイナミックアライメントで起こる問題は必ずしも義足側のアライメントが原因とは限らない．ソケットの装着が不適切，また，歩き方に問題がある場合もある．アライメントを調整する前に，義足の装着状態が適切であるか，起こってい

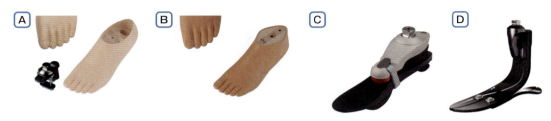

図14 義足の足部
A）単軸足部．B）サッチ足部．C）多軸足部．D）エネルギー蓄積型足部．
画像提供：オットーボック・ジャパン株式会社（A，B，C），Össur Japan 合同会社（D）．

　　　　る現象が切断者側の問題か，義足側の問題かを十分に検討して調整する必要がある[5]．
- 適合判定ではまずソケットの装着状態の確認をする．
  - 断端がソケットに正しく収納されているか確認する．
  - 大腿切断の吸着式四辺形ソケットの場合，坐骨枝や恥骨下枝の圧迫による痛みを生じることなく，坐骨がソケットの坐骨支持部で支持できているか，軟部組織がソケット内に十分に挿入されているか，断端末とソケット底部の間に隙間がないか確認する[5]．
- PTB式ソケットの場合，膝蓋腱部，ハムストリングス腱部に圧迫による痛みが生じないか確認する．
- 数分間の装着後に断端の圧迫痕を確認すると適合状態を理解しやすい．また，断端の成熟に伴う断端周径の減少や断端浮腫による周径の日内変動がある場合はソケットとの適合に問題が生じやすく，適合状態を確認し必要なソケット修正を行う．
  - ライナー使用例では，断端袋を使用して適合状態を調整することも大切である[5]．
- 義足長の確認：義足長は両足を10 cm程度開いた静的立位で両側の上前腸骨棘または腸骨稜の高さを比較して確認する．
  - 大腿切断の場合，遊脚相での義足のつま先と床とのクリアランスを確保する目的で，義足側を1 cm程度短くすることが多い[5]．

Advance：障害者スポーツで使われる義足

1）障害者のスポーツを可能にする義足

- 近年は，切断後，義足作製後にハイレベルな活動を希望する切断者も少なくない．
- 障害者スポーツは以下の3つに大別される[3]．
  - ①パラリンピック，国内・国際大会レベルを目標とする競技スポーツ．
  - ②健康維持，趣味，生活の質の向上を目的とするレクリエーション・レジャースポーツ．
  - ③機能の維持，改善を目的としたリハビリテーションスポーツ

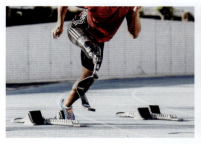 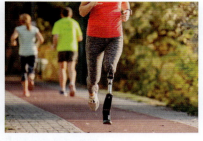

図15　障害者スポーツに適したエネルギー蓄積型足部
画像提供：オットーボック・ジャパン株式会社.

2）競技として

- 競技としては陸上競技（フィールド競技，トラック競技），アルペンスキー（滑降，大回転，回転など），ノルディックスキー（クロスカントリー，バイアスロン），アイススレッジホッケー，などがある[3]．

3）運動に適した義足とは

- 対象者の体重や活動度，ライフスタイルなどに応じて足部，パイロン，膝継手，股継手を組合わせる．また，各部品の組合せも重要となる．
- 競技用，レジャー用のどちらであってもそれぞれのスポーツ種目，競技特性，個々の障害や身体状態に適合かつ安全に利用できる義足でなければならない[3]．
- 麻痺の程度，障害の程度も対象者によって異なってくるため，その障害の程度に合わせた義足でなければならない．
- 健常者のスポーツ靴と同様に，一般的には軽量で強度の高いものが好まれることが多い．
- ソケットは懸垂機能としてはバルブによる吸着式とキャッチピン方式が用いられることが多い．大腿切断では坐骨収納（IRC）ソケットが，下腿切断では全面支持式下腿ソケット（TSB式下腿ソケット）が望ましい．
- 膝継手は油圧制御が多く使われているが，パフォーマンス能力，運動の要素によって多軸，油圧・空圧・電子制御かを選択する．
- 荷重ブレーキ膝は，一定の体重を加えると任意の角度で確実に膝継手がロックし，膝折れを防止できる．水上スキーやウェイクボードなど，一定の角度で膝関節をロックするスポーツで使われる．
- 足部はエネルギー蓄積型足部が望ましい（図15）．競技人口の多いトラック競技では，衝撃を吸収し，吸収したエネルギーをダイレクトに返してくれるものが望ましく[3]，使用されることが多い．

3 作業療法プログラムと理学療法の連携

- 下肢切断者の切断術後のリハビリテーションにおける共通の目標は，以下である．
  - ①術創の治癒
  - ②疼痛の最小化
  - ③外傷から切断肢や断端を守ること
  - ④全身の関節可動域や筋力の維持・増強
  - ⑤腫脹や浮腫を削痩させ切断肢をより早期に整えること（断端管理）
  - ⑥適切な移動補助具の使用方法を学ぶこと
  - ⑦適切に荷重できるようにすること
  - ⑧機能的な活動ができるようにすること
  - ⑨下肢を失ったことに対する心理的な適応を促すこと
- これらの目標のために，作業療法士は医師，理学療法士，看護師，義肢装具士などと協力して下肢切断者のリハビリテーションを進めていく．作業療法士は断端の管理や関節可動域や筋力の維持・改善の運動を行いながら，義足の装着練習，立位，荷重，歩行練習，応用練習を実施する．
- 理学療法士と情報を共有しながら，リハビリテーションを進めていくが，作業療法士は特に対象者の退院後の生活・活動を想定し，退院後の生活の場での更衣，トイレ，入浴動作などの動作が安全に行えるように作業療法を実施していく．

1）作業療法実施上のポイント

❶ 大腿切断

- まず良肢位の保持と関節可動域運動が最重要である．大腿切断では術後に股関節の屈曲・外転・外旋位での拘縮が起こりやすい．不良肢位（図16）を取らせない早期からの患者指

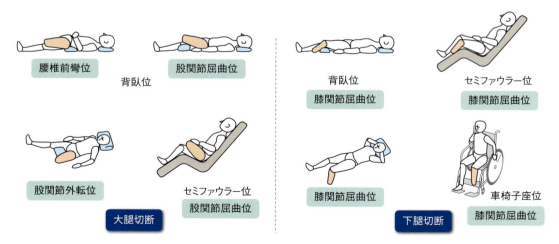

図16 不良肢位
「義肢装具学テキスト 改訂第3版」（細田多穂／監，磯崎弘司，他／編），南江堂，2018より引用．

導とともに，関節可動域制限を起こさせない伸張運動の実施とセルフトレーニング（自主トレ）の指導が重要となる．
- 切断創が閉鎖してからすぐに筋力増強運動を実施する．
  - ▶最初は疼痛に注意しながら自動介助運動からはじめ，徐々に徒手的抵抗運動，重錘やゴムバンドを用いた抵抗運動，断端に対して自重を用いたブリッジ運動など，状態や能力に合わせた筋力増強運動を選択して実施する[5]．
- 大腿切断では股関節伸展筋が義足側立脚初期での膝継手のコントロールに，股関節外転筋が体幹，骨盤の側方安定性に影響するのでそれらの筋肉の筋力増強が重要である．
- バランス練習も重要であり，切断後，義足歩行練習開始までに座位でのバランス練習や，非切断側下肢での片脚立位バランス練習などを積極的に行っていく[5]．
  - ▶上肢や手の作業を取り入れた座位や立位でのバランス練習を継続的に行うことで早期のバランス能力向上につながることが多い．
- 筋力や体力の低下を最小限にするために全身持久力運動が重要となる[5]．
  - ▶理学療法士や病棟看護師と協力して早期の離床を促し，まずは車椅子でのADL自立に向けた作業療法を支援していく．
- 義足歩行練習ではまず平行棒内で立位，バランス練習から開始し，段階的に進める．大腿切断は膝継手のコントロールが必要なため，下腿切断に比べ動作遂行の難易度は高くなる[5]．
- 義足側立脚相での義足への十分な体重移動とそれに伴うバランス制御を練習し，安定した義足側立脚相が獲得できれば，立位動作や歩行動作に有利となる．基本的な歩行練習を平行棒内でくり返し練習してから平行棒外歩行練習へと進める．
- 階段昇降動作は昇りは非切断側下肢から昇り義足側を揃え，降りは義足側から降りて非切断側を揃える2足1段が基本となる（図17）．
- 勾配が急なスロープは，非切断側をスロープの上側にした横向きで昇降すると膝継手の膝折れを防ぐことができ安全に昇降できる．
- 溝や障害物のまたぎ動作は非切断側下肢からまたぎ，義足側を揃える[5]．

2 下腿切断

- 基本的には大腿切断と共通するところが多いが，下腿切断では切断術後に膝関節の屈曲位拘縮が起こりやすいため，良肢位保持（図2）や頻回な膝関節伸展の関節可動域練習や筋力増強運動が重要となる．

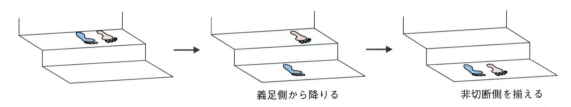

図17　階段降り動作（2足1段）

● 下腿切断でも股関節周囲の筋力が義足側立脚相でのバランスに，膝関節伸展筋も股関節周囲筋とともに立脚相での体重の支持機能として重要であるため[5] それらの筋力増強は必要である．

● 大腿切断の流れに準じて，バランス練習や全身持久力運動，義足歩行練習，応用歩行練習を進めていく．

● 近年では糖尿病や末梢循環障害による高齢者の下腿切断が多数である．断端管理や衛生面について対象者やその家族に理解してもらうことも重要なる．

● 断端はソケットを介して義足に力を伝達し，義足をコントロールする重要な役割を担っている．同時に，物理的なストレスがくり返される部位でもあり，ソケットとの適合不良や装着方法が不適切な場合，骨突出部や体重支持部に水泡や傷を発生しやすい．また，ソケット内は密閉されており不衛生になりやすく，カビや菌が増殖しやすい．

● 断端に傷がある場合は感染が重症化する恐れもあるため，特に近年多い糖尿病を合併している高齢の下腿切断者は注意が必要である．

● 断端の皮膚トラブルなどの問題が仕事や家事動作に悪影響を及ぼし，義足歩行や義足を装着してのADLやIADLが困難となることもある[5]．

● 退院後の在宅生活で義足を長く快適に使用するためにも，断端のトラブルは未然に防ぎたい問題である．起こり得る断端のトラブルやケアの方法について対象者や家族に十分説明し理解を促すことが大切である．

● フットケアの自己管理状況についても医師や理学療法士・看護師と共有しておきたいところである．

2）評価（トイレ・更衣などのADLに関与するものを中心に）

① 全体像の評価

● 切断肢以外のことも含めて，切断者の全体像の把握は必要である．

● 問診やこれまでの診療記録から他職種と連携して以下の情報を把握したい．

　▶ 年齢，性別，疾患・外傷の種類や程度，切断原因，断端長，関節可動域，筋力，姿勢，感覚，幻肢，幻肢痛の有無，ADL，心理状況など．

　▶ 家族構成，仕事内容，経済状態など．

　▶ 主訴・困っていること，今後どんな生活をしたいのか，義足に対してのイメージやニーズなど．

　▶ 義足の作製に関して使う公的支給制度の種類など．

② 切断肢（断端）に関連した評価

● 義足装着や義足での生活自立に向けて切断肢（断端）に関して詳細な評価と他職種との評価結果の共有が必要になる．切断肢の評価の前に，切断術の方法を医師や手術記録などから確認する．

● 断端の形状，循環状態，縫合部，瘢痕や癒着，皮膚炎，創部について，前面，後面，側面，底面からの丁寧な観察が必要である．異変や気になることがあればその点を写真で撮影するか図を記載しておくとよい．また，疼痛や感覚障害，神経腫がある場合は，その部位と程度を丁寧に追記しておく．

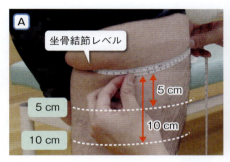 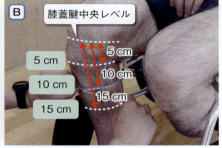

図18　非切断側の周径計測
A）大腿部（坐骨結節レベルから等間隔）．B）下腿部（膝蓋腱中央レベルから等間隔）．
「PT・OTビジュアルテキスト 義肢・装具学 第2版」（豊田 輝，石垣栄司/編），羊土社，2023より許可を得て転載．

- 断端長：大腿切断では坐骨結節から断端末端までの長さを立位で測定する．下腿切断では膝関節裂隙から断端末端までの長さを立位，もしくは端座位で測定する．下肢切断ではその後の義足のコントロールを考えると断端長が長いほどモーメントアーム*が長く，残存筋も多いことから筋力発揮に有利である．

    *モーメントアーム：梃子（てこ）における，支点から力の作用点に下ろした垂線の距離．支点に同じ力を加えても，モーメントアームが長いほうが作用点で生じる力は大きくなる．

- 断端長が長いものから，長断端，中断端，短断端と呼ぶ．非切断側については，坐骨結節から膝関節裂隙，膝関節裂隙から足底面，坐骨結節から足底面までの長さを立位で測定する．転倒しないように，平行棒内で測定する方がよい[2]．

- 周径：大腿切断では，坐骨結節から2.5 cm間隔で断端末端まで測定する．非切断側については，坐骨結節から5 cm間隔で膝関節裂隙まで測定する．下腿切断では，膝関節裂隙から2.5 cm間隔で断端末端まで測定し，非切断側については膝関節裂隙から5 cm間隔で下腿周径を測定する[2]（図18）．

- 切断肢の周径は，少なくとも義足の処方までは週1～2回以上，午前と午後の同じ時間に測定するのがよいとされる[2]．理学療法士も頻回に測定するのでその評価結果や記録を共有すると効率的である．

- 関節可動域：大腿切断では股関節の屈曲・外転・外旋位での拘縮が，下腿切断では膝関節の屈曲位での拘縮が生じやすいので，その方向に抗する可動域練習や筋肉のストレッチが重要である．

- 関節可動域制限は歩行やADLに影響することが多い．また，拘縮がある場合，義足のアライメントを調整しないといけない場合も多い．股関節屈曲拘縮の把握は特に重要であるので，早期から頻回な評価が必要となる．

- 徒手筋力検査：大腿切断では股関節伸筋，屈筋，外転，内転の筋力が，下腿切断では膝関節の屈筋，伸筋の筋力検査が重要である．切断部の抵抗をかける部位は，骨端付近で疼痛のない部位とする．切断側の筋力は非切断側よりも低下していることが多いが，通常の抵抗をかける部位よりもモーメントアームが短くなるため過大評価してしまわないように注意が必要である[2]．

- 大腿切断や股関節離断では，座位バランスが低下しているので，座位で測定する項目では座位が安定するような背もたれや肘置きのある車椅子で測定するとよい．

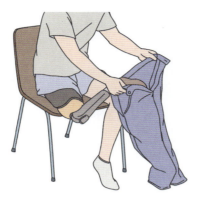

図19 ズボンの着脱の評価
ズボンの着脱を行ってもらい，いくつかの方法で実施できるか，義足の取り扱いも含めて評価する．

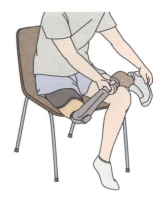

図20 靴の着脱の評価
靴の着脱を行ってもらう．実際に使用する靴で評価できるとよい．

- 体力・持久力：1日の生活の中で義足を使い続ける体力や持久力の評価も必要となる．義足歩行では，非切断者よりもエネルギーが必要となる．そのため，義足を作製してから義足歩行が可能かどうかの体力を評価する．
- 感覚検査：表在感覚を評価する．知覚過敏や異常感覚の有無について評価し記録する．
- 疼痛：安静時と運動時に分けて疼痛の有無，部位と程度を詳細に評価する．
- 幻肢：幻肢の有無について評価する．幻肢があればその部位や長さ，幻肢の型について評価する（参照）．適度な幻肢は義足歩行練習に有利に働くがその程度が強く幻肢痛になると義足での立位も難しくなる．

参照
第Ⅰ章5

- ADLの評価：更衣動作（特にズボンの着脱）（図19）や靴下，靴（図20）や起居動作（床からの立ち座り），移動動作（階段昇降や溝またぎ，坂道），トイレ動作などは使用する義足の部品も影響するため，取り扱い方も含めて評価する．すべてのADLは義足非装着でも評価する．
- トイレ動作（図21）は，できれば介助なく自立したいと思うADL動作の一つである．非切断側下肢の支持性が低下するとバランスを崩しトイレ内で転倒することも少なくない．軸足となる非切断側の下肢の支持性を改善させるとともに義足の装着により安定して車椅子と便座の間の移乗動作ができるか評価し練習する．
- Functional Independence Measure（FIM）やBarthel Index（BI）などの評価表がよく使用される[2]．

3）作業療法プログラム（ADL，立ち上がり時の膝ロック機構など）

- 断端や衛生面の管理ができるように対象者指導をしていく．
- 義足を装着しての立位練習，立位バランス練習，歩行練習を平行棒内からはじめ，起立作業台や平行棒外での練習へと移行する．
- 対象者の退院後の生活や仕事，余暇活動，社会参加などの状況に応じて，義足の有無にかかわらない各ADL動作の練習を実施していく．

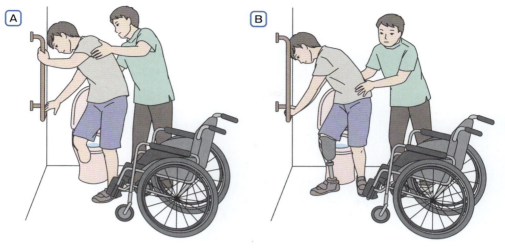

figure 21 トイレ動作の評価

A) 義足を外した状態での移乗. B) 義足を装着した移乗.
車椅子と便座の間の移乗が安定して行えるかどうかの評価が重要である．移乗するために車椅子を適切な位置に設置できるか，まず義足のない状態で非切断側下肢を軸にして立ち上がり殿部を便器側に回転できるかが評価のポイントとなる．できれば手すりがある環境が望ましい．義足を装着しても非切断側を軸足に殿部の位置を便器側に変えられるかが評価のポイント．立ち上がり殿部の位置を便器に近づけていく際に膝折れしやすいので，膝折れには細心の注意が必要な場面でもある．

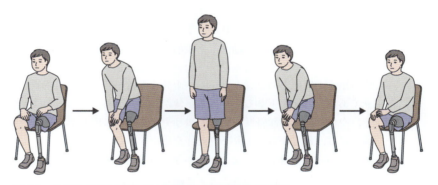

図22 片脚切断者の椅子からの立ち座り動作の手順

義足側の膝折れによる転倒を回避するため，非義足側下肢を手前に引き非義足側の膝に両手を添えて非義足側の荷重量が多くなるように立ち上がる．座る時も非義足側を手前に非義足側に体重の多くを荷重してゆっくり殿部を座面に下ろしていく．

- 義足装着下での各動作に共通する最大のリスクは義足側の膝折れと膝折れによる転倒である．義足側の膝折れを起こさせない動作手順を取れるようになることが重要である．①義足装着下での椅子からの立ち座り動作，②床上での座り動作，立ち上がり動作，③階段昇降動作，④斜面上り下り動作，⑤エスカレータ乗降動作の動作手順について記す．

①椅子からの立ち座り動作：動作手順を図22に解説する．

②床上での座り動作，立ち上がり動作：床上での座り動作の手順を図23Aに，立ち上がり動作の手順を図23Bに解説する．

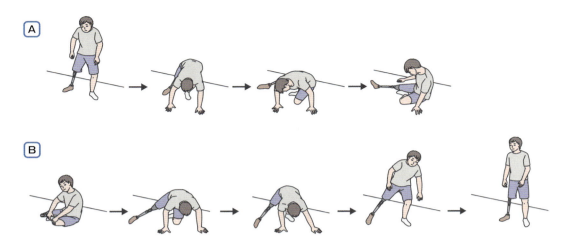

図23　片脚切断者の床上での座り動作（A）と立ち上がり動作（B）
A）肩幅より広めに両下肢を広げ，非切断側下肢で体重のほとんどを支えながら体幹を屈曲させ，非切断側の膝と前方に置いた両上肢で身体を支え，非切断側の殿部から着床していく．大腿義足の場合には，殿部が着床してから膝継手のロックを解除し膝屈曲にてあぐら姿勢など楽な座位姿勢へとなる．B）立ち上がる時は義足側膝を伸展して膝継手のロックをかける．非切断側膝と両上肢にて重心を上にもっていき非切断側の膝を伸展する．切断側足部を非切断側の足部に揃え安定した立位姿勢にする．膝継手には手動操作で固定することができる固定膝が一番扱いやすい．

③階段昇降動作：階段昇降動作では昇り降りとも2足1段と1足1段がある．義足側での膝折れの心配もあるため，基本的には2足1段からはじめる（図17）．特に降りる際には昇る時よりも高い安定性が求められる．手すりがあるとより安全である[4]．

④斜面（坂道）の上り下り動作：一般的な正面からの斜面上り動作は，まず，非切断側を通常の歩幅よりも大きく踏み出し，次いで，義足を揃えるか非切断側よりも少しだけ前方へ踏み出す．膝継手のコントロールが十分できる場合には，切断側から斜面を上ることも可能である．斜面を下りる場合は義足側から踏み出し，そこへ非義足側下肢を下ろして揃える．なお，斜面の傾斜度，路面の滑りやすさなどに応じて，正面からの上り下りが困難な場合には，側方からの上り下り動作を選択することもある．

⑤エスカレータ乗降動作：エスカレータ乗り込み動作は非切断側をエレベーター内に入れ，その後すぐに切断側を同ステップへ揃える．また，エスカレータ降り動作でも，非切断側から降りる方がよい[2]．

4）理学療法との連携

- 下肢切断後の義足の適応については理学療法でも評価や治療が進められる．特に術後の断端管理や義足の選定や作製，関節可動域，筋力，立位，歩行と基本的な動作能力についての治療・練習は理学療法士が中心となって進められることが多い．
- 理学療法の経過や情報も確認しながら，作業療法では断端や動作の状態に合わせた基本的動作の獲得とその後の応用動作やADLの評価・練習を中心的に行っていく．
- 特に切断術の前後を担当する急性期の病院においては，退院後の新しい社会生活おいて，改めて切断者本人や家族が求める義足生活動作におけるニーズやデマンドを確認し，理学療法士など多職種間で情報共有してリハビリテーションを進めていく．

Point 弾性包帯による断端管理

下肢切断でも切断後の断端管理はとても重要である．下肢切断では，術後早期からソケットや義足を装着して立位・歩行の訓練を実施するためにも，早期に成熟した断端を作りたいところである．弾性包帯を用い末梢部から中枢部にかけて圧が加わるように巻き付けて断端を理想的な形に導く．1日に数回，巻き直す作業も必要であるが，そのたびに創部の観察もできるのでとても重要な作業である．

Point 下肢切断者の体重測定とBMIの予測値

特に末梢循環障害や糖尿病による切断であれば体重の把握やBMI（body mass index）の評価は重要である．下肢切断者でも立位が可能であれば，体重計を用いて立位で計測する．実測した体重には欠損肢の重量が含まれていないためBMIの算出には欠損肢の予測重量を用いる．片側下肢の予測重量は18.5％（大腿11.6％，下腿5.3％，足部1.8％）と言われている[6]．

■ 文献

1）「15レクチャーシリーズ 理学療法テキスト 義肢学」（石川 朗，永冨史子/編），pp3-131，中山書店，2011

2）「イラストでわかる義肢療法」（上杉雅之/監，長倉裕二，岩瀬弘明/編），pp38-225，医歯薬出版，2021

3）「義肢装具学テキスト 改訂第3版」（細田多穂/監，磯崎弘司，他/編），pp272-273，南江堂，2018

4）「PT・OTビジュアルテキスト 義肢・装具学 第2版」（豊田 輝，石垣栄司/編），pp34-131，羊土社，2023

5）「義肢装具と作業療法」（大庭潤平，他/編），pp104-113，医歯薬出版，2017

6）「A.S.P.E.N. Nutrition Support Practice Manual」（American Society for Parenteral and Enteral Nutrition），Kendall Hunt，1998

第 I 章　義肢・装具学

8 装具/スプリント概論

学習のポイント
- 装具/スプリントにおける作業療法士の役割を理解する
- 装具/スプリントの基本構成と部品を理解する
- 装具/スプリントの目的とそれに応じた機能を理解する
- 装具/スプリントの分類と名称を理解する

学習概要
- 装具/スプリントは「装着部位」，「制度」，「材料」，「使用目的」，「機能」といったさまざまな側面から分類されている．それぞれの分類における装具の名称とその特徴について学習する
- 古代から現代に至るまでの装具/スプリントの歴史を学習し，装具/スプリントの進歩と役割について理解する．また，装具/スプリントの材料が進歩することによって，装具/スプリントの作製にどのような影響をもたらしたかを学習する
- ICFと作業療法の視点について理解し，装具/スプリントの位置づけと装具/スプリントの使用が障害者の生活機能に及ぼす影響について学習する．そのうえで，装具/スプリント作製における作業療法士の役割と多職種連携について学習する
- 上肢装具/スプリントと下肢装具の基本構造は共通するものが多く，支持部や支柱，継手で構成される．一方で，各装具/スプリント特有の部品もある．上肢装具/スプリント，下肢装具，体幹装具の基本構成を理解し，各装具/スプリントで使用される部品の名称および特徴について学習する

準備学習
- 作業療法における評価・治療の視点について復習しておきましょう
- 医師や看護師など各専門職の専門性について復習しておきましょう
- ICFの概念について復習しておきましょう

1 装具とは

- 装具は，JIS規格用語で「四肢・体幹の機能障害の軽減を目的として体表に装着して，機能を補助する器具」と定義されており，医学的治療やADL動作の改善に使用される．リハビリテーションにおいても，その効果を高めADL動作を獲得するうえで重要な役割を果たす．
- 欧米では装具をあらわす言葉として，「brace」，「splint」，「orthosis（複数形はorthoses）」

などがある．関節運動を制限するための固定装具は「brace」が使用され，副木は「splint」が使用されてきた．

- 本邦では，特に作業療法士が作製する治療用仮装具をスプリント（splint）と呼んでいるが，ASHT（American Society of Hand Therapists，米国ハンドセラピィ学会）はsplintを使用せず，orthosisを使用することを提案している．

- 本項では，装具の中でも作業療法士が作製する装具をスプリントと表記する．

2 装具の分類と名称

1）装着部位による分類

- 上肢装具，下肢装具，体幹装具に分類される．

- 各装具は，制御する関節によってさらに分類される．

1 上肢装具（表1）[1]

- 上肢に装着する装具を指す．

2 下肢装具（表2）[1]

- 下肢に装着する装具を指す．

- 臨床では，長下肢装具をLLB（long leg brace），短下肢装具をSLB（short leg brace）と呼ぶことがあるが，Orthosisを用いたAAOS（American Academy of Orthopaedic Surgeons，米国整形外科学会）による分類が普及している．

- 膝関節（knee）と足関節（ankle）に作用する長下肢装具をKAFO（knee ankle foot orthosis），足関節に作用する短下肢装具をAFO（ankle foot orthosis）という．

表1　上肢装具の分類

分類名	英文名	特徴
指装具	FO：finger orthoses	IP関節の運動を制御する
手部装具	HO：hand orthoses	MP関節の運動を制御する
手関節装具	WO：wrist orthoses	手関節の運動を制御する
手関節指装具	WHO：wrist hand orthoses	手関節と指の運動を制御する
肘装具	EO：elbow orthoses	肘関節の運動を制御する
肘手関節装具	EWO：elbow wrist orthoses	肘関節と手関節の動きを制御する
肩装具	SO：shoulder orthoses	肩関節の動きを制御する
肩肘装具	SEO：shoulder elbow orthoses	肩関節と肘関節の動きを制御する
肩肘手関節装具	SEWO：shoulder elbow wrist orthoses	肩関節，肘関節および手関節の動きを制御する
肩肘手関節指装具	SEWHO：shoulder elbow wrist hand orthoses	肩関節，肘関節，手関節および指関節の動きを制御する

テクノエイド協会：福祉用具の選び方使い方情報（https://www.techno-aids.or.jp/howto/060000.shtml）を参考に作成．

表2　下肢装具の分類

分類名	英文名	特徴
足底装具・足装具	FO：foot orthoses	足底と履き物の間に挿入して歩行を円滑に行わせる
短下肢装具	AFO：ankle foot orthoses	足関節の動きを制御する
膝装具	KO：knee orthoses	膝関節の動きを制御する
長下肢装具	KAFO：knee ankle foot orthoses	膝関節と足関節の動きを制御する
股装具	HO：hip orthoses	股関節の動きを制御する
骨盤帯付き長下肢装具	HKAFO：hip knee ancle foot orthoses	股関節，膝関節，足関節の動きを制御する

テクノエイド協会：福祉用具の選び方使い方情報（https://www.techno-aids.or.jp/howto/060000.shtml）を参考に作成.

表3　体幹装具の分類

分類名	英文名	特徴
仙腸装具	SIO：sacro iliac orthoses	仙腸関節の動きを制御する
腰仙椎装具	LSO：lumbo sacral orthoses	腰椎と仙腸関節の動きを制御する
胸腰仙椎装具	TLSO：thoraco lumbo sacral orthoses	胸椎，腰椎，仙腸関節の動きを制御する
頚椎装具	CO：cervical orthoses	頚椎の運動を制御するとともに，頭の重量が頚椎にかかる負担を軽減させる
頚胸椎装具	CTO：cervico thoracic orthoses	頚椎，胸椎の動きを制御する
頚胸腰仙椎装具	CTLSO：cervico thoraco lumbo sacral orthoses	頚椎から腰仙椎の運動を制御する

テクノエイド協会：福祉用具の選び方使い方情報（https://www.techno-aids.or.jp/howto/060000.shtml）を参考に作成.

3 体幹装具（表3）[1]

- 頚部や体幹に装着する装具を指す.

2) 制度による分類 （参照）

1 治療用装具

- ある疾患の治療に用いられる装具で，治療が終われば使用しない.
- オーダーメイドの装具か既製品の装具に限られる.
- 治療用装具は，医療機関で医師の指示で作製される.

2 更生用装具

- 残存する障害に対して，軽減もしくは代償してADL動作を行いやすくするために使用される. 身体機能を補完するもので，長期間にわたって継続的に使用される.
- 更生用装具を作製するためには，障害認定を受けておく必要があり，身体障害者手帳の取得が必要である.
- 治療用装具として作製された装具が更生用装具として再度作製されることがある. 例えば，脳卒中片麻痺患者に治療目的で短下肢装具を作製し，退院後に生活で使用するため再度同じ仕様のものを作製するなどである.

3) 材料による分類

❶ 硬性装具

- プラスチックやアルミニウム，チタンといった金属などの硬性材料を主材料として作製された装具である．
- 強度が高く，素材によっては成形加工が容易で軽量である．

❷ 軟性装具

- 綿やナイロンなどの布地，ネオプレンやシリコーンといったゴム素材などの軟性材料を主材料として作製された装具である．
- 柔軟性があり，装着感が良いといった特徴がある．

❸ 半硬性装具

- 硬性材料と軟性材料を使用して作製された装具である．
- 硬性装具と軟性装具の中間的な特徴をもつ．

4) 使用目的による分類

❶ 固定用装具

- 特定の関節に運動が生じないよう固定して，関節を保護する．

❷ 矯正用装具

- 関節アライメントの崩れを装具の外力によって矯正する．

❸ 免荷装具

- 骨折などの部位に荷重しないようほかの部位で体重を支持して免荷する．

❹ 夜間用装具

- 就寝時に装着し，患部を保護する．

5) 機能による分類

❶ 静的装具

- 継手がなく関節の可動性をもたない．
- 安静および固定，良肢位の保持など不安定な関節の支持や保護を目的に用いられる．
- 静的装具は使用目的によって，非機能的装具と機能的装具に分類される．
- 非機能的装具は，主に外傷や骨折などに対して関節の固定や安定化による安静位保持を目的に使用される（図1A）．
- 機能的装具は運動麻痺などに対して特定の関節を固定，安定化することで，運動機能の改善や運動の促進を図る目的に使用される（図1B）．

❷ 動的装具（図2）

- ピアノ線やコイルスプリング，ゴム材による牽引などを用いて継手に可動性をもたせる．
- 瘢痕や癒着の予防，術後の筋や腱の再教育，麻痺筋の代償を目的に用いられる．

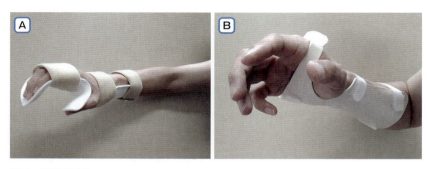

図1 静的装具

A）非機能的装具．スプリントの装着により手関節と手指関節が固定される．B）機能的装具．スプリントの装着により手関節が固定されるが，手指関節は運動が可能である．

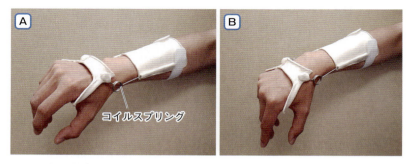

図2 動的装具

A）手関節背屈位．コイルスプリングにより手関節の背屈を補助する．B）手関節掌屈位．掌屈が可能である．

3 作業療法と装具学

1）装具/スプリントの歴史[2, 3]

1 古代

- 装具に関する最も古い記述として，「Edwin Smith Papyrus」に副木を使った骨折の治療が行われていたことが示されている．副木は紀元前2800年頃，医学をはじめさまざまな分野の専門家であったイムホテプ（Imhotep）が作製したと考えられている．
- 古代エジプトでは，装具は主に骨折の治療に用いられており，葉，葦，竹などに麻布を詰めた副木が見つかっている[4]．
- 古代の装具では固定を目的とした装具が主であったが，古代ギリシアでは，「医学の父」と呼ばれるヒポクラテス（Hippocrates）が脛骨骨折の牽引を目的とした装具など種々の装具を作製した（図3）[5]．

2 中世

- 石膏のようなものとして小麦粉と卵白を混ぜ合わせたものや，粘土やイチジク，ケシの葉を混ぜ合わせたものが作製された．

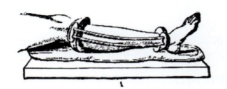
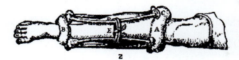

図3 Hippocratesが製作した装具
「Source Book of Orthopaedics」(Bick EM)，1948より引用．

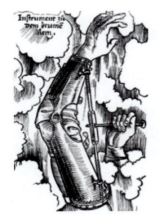

図4 Gersdorffが製作した金属製矯正装具
「Feldtbuch der Wundartzney. 1st ed.」(Gersdorff, Hans von)，Strassburg：Getruckt durch Joanne Schott, 1517より引用．

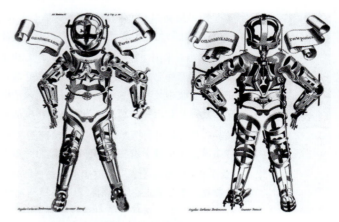

図5 Fabriciusが製作した装具
「Orthopaedic Appliances Atlas, vol. 1」(American Academy of Orthopaedic Surgeons)，J. W. Edwards, 1952より引用．

3 近代

- 戦争に火薬が導入されたことで，鎧を作製する職人が金属加工や関節アライメントなど専門的な知識から装具の作製にかかわるようになった．1517年ドイツの医師ゲルスドルフ（Gersdorff）は，関節拘縮の改善を目的としたターンバックルのついたネジ式の金属製矯正装具を発表した（図4）[6]．

- 側わん症の治療は，紀元前5世紀にHippocratesが最初に提唱し，2世紀に古代ギリシアの医師ガレノス（Galēnos）によって見直されたが，その後16世紀までほとんど変更されなかった．その後，「近代外科の父」と呼ばれるフランスの医師パレ（Paré）が，脊柱変形の治療に使用するはじめての矯正装具を開発した．

- 1592年にファブリキウス（Fabricius）が身体のあらゆる部位の拘縮を治療するための装具を発表した（図5）[7]．

- 米国やヨーロッパでは，手と上肢の外傷を治療するための専門の施設が設立された．米国陸軍の特別民間顧問に任命されたバネル（Bunnell）は，「Surgery of the Hand」の中で装具療法について解説するとともに，さまざまな手の装具/スプリントを開発し手の外科分

野の発展に貢献した.

- 20世紀には装具の素材も変化し，木材などの天然素材から金属や石膏を経て，最終的には航空技術の発展とともにアルミニウムやプラスチックが使われるようになった.
- アルミニウムは，戦争中に撃墜された飛行機から回収することができ，滅菌も簡単に行えるため，戦争の環境下では重要な装具の材料であった.
- 1945年にバースキー（Barsky）は母指を固定するプラスチック製の装具を考案した.
- プラスチックは航空宇宙の分野で発展し，その後，商業用として開発され，装具の材料として使用されるようになった. このような素材の変化は，装具の装着性や作製時間の短縮につながるなど，装具療法の進歩に大きく貢献した.
- 20世紀の最初の40年間は創傷の感染が大きな問題となっており，カナベル（Kanavel）は感染症によって生じた瘢痕に対して手の機能的肢位での装具を使用した.
- 1930年から米国で蔓延したポリオの生存率の改善とともにリハビリテーションの需要が高まった. 麻痺した上肢の機能を回復させるために腱移行術の理論や技術が進歩した. その中で，上肢の装具は，ポリオの後遺症の治療において重要な役割を果たした. 特に，可能な限り自立した生活が送れるよう日常生活動作を支援する目的で使用された.
- 装具の作製は外科医と義肢装具士がそれぞれで作製していたが，ポリオの大流行によって，作業療法士や理学療法士が作製に協力するようになった.
- 1960年代になると，作業療法士が装具に熟練したことに加え，熱可塑性素材が使用しやすくなり，また屈筋腱修復術における早期運動療法の重要性が認識されるようになったため，作業療法士が装具作製にかかわる動きが広がっていった.

2) 装具/スプリントとICF

- ICF（International Classification of Functioning, disability and Health）は医学モデルと社会モデルを統合した生活機能モデルで，対象者の生活を以下の3つのレベルから整理することができる.
  - ▶ 健康状態
  - ▶ 心身機能・身体構造や，活動・参加といった生活機能
  - ▶ 環境・個人因子といった背景因子
- さまざまな視点から対象者の生活を捉え支援につなげていくうえで，ICFはリハビリテーション領域で広く浸透している.
- 四肢や体幹の機能障害のある部位に対して回復や低下の抑制，補助を目的として使用する装具/スプリントは，環境因子として位置づけることができる. 環境因子と生活機能は相互作用の関係であり，装具/スプリントは「心身機能・身体構造」と「活動」，「参加」に影響を及ぼす（図6）.
- それぞれ促進因子として作用することもあれば阻害因子として作用することもある. 例えば，母指の対立が困難な対象者が対立装具/スプリントの使用によって対立が可能になると，活動を促進する. しかし，装具/スプリントが適合しておらず使用中に痛みが生じると，活動を阻害する.
- 「心身機能・身体構造」では，装具/スプリントの使用によって運動を補助したり，関節を矯正して機能を改善させる.

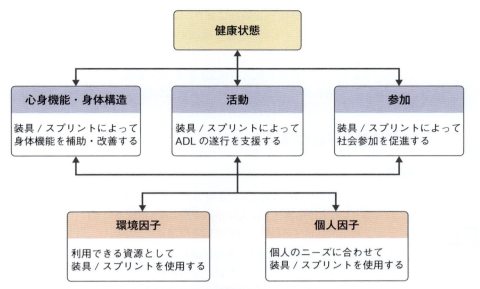

図6 ICFにおける装具/スプリントの位置づけ

- 「活動」では，装具/スプリントの使用によって食事や歩行といったADLの遂行を支援する．
- 「参加」では，装具/スプリントの使用によって学校生活や仕事などの社会活動への参加を促進する．
- 「環境因子」では，利用できる資源として装具/スプリントを使用する．
- 「個人因子」では，装具/スプリントは個人のニーズに合わせて使用される．
- 対象者の健康関連QOLを高めることはリハビリテーションの重要な目標であり，「参加」は健康関連QOLと高い関係性がある．
- 装具/スプリントを使用する場合は，対象者にどのような影響をもたらすのか，健康関連QOLも含めて「心身機能・身体構造」，「活動」，「参加」といったICFの視点から評価する．

3）装具/スプリントと作業療法士の役割

- 作業療法士は，装具/スプリントによって患者の健康関連QOLを高めるために，対象者の評価，装具/スプリントの設計・選定，作製，装具/スプリント装着指導・練習，フォローアップを行う．
- 評価では，面接や心身機能の検査・測定から，対象者の全体像を把握し，対象者のニーズを踏まえた課題を作業療法士の視点から整理する．
- 設計・選定では，評価で得た情報を多職種で共有して対象者に合わせた装具/スプリントのデザインの検討や，最適な装具/スプリントを選定する．
- 装具は主に義肢装具士が作製するが，急性期で即時的に装具/スプリントが必要な場合や短期間使用するための簡易的な装具は，作業療法士が作製することもある．
- 指導・練習では，装具/スプリントの使用方法を対象者やその家族に指導し，装具/スプリントを使用したADLの練習を行う．誤った使用方法によって本来の効果が得られないだけでなく，装具/スプリントの破損や皮膚障害など二次障害を生じる可能性がある．また，装具/スプリントを使用して関節可動域の改善を図るなど身体機能の改善を目標に練習を行う．

- フォローアップでは，定期的に装具/スプリントの効果や使用上の問題点がないかを確認し，装具/スプリントの適合性を確認する．必要に応じて，装具/スプリントの調整や指導を行う．
- フォローアップ後も対象者の状態に合わせて装具/スプリントの種類や装着方法を変更する．対象者に適合していない場合，上記で述べた問題や装具/スプリントの不使用につながる．

4）処方箋と多職種連携

1 処方

参照
第Ⅰ章14

- 疾患の治療や管理を目的とした治療用装具と障害の代償によって活動や参加を促進することを目的とした更生用装具では支給体系が異なる．治療用装具は，医師の判断によって処方されるが，更生用装具は必要性について医師が意見書を作成し，更生相談所が決定する．（**参照**）
- 処方箋には，装具/スプリントの種類や部品について記載する．処方する医師は，装具/スプリントを処方する目的を明確にし，各専門職とともに疾患や病態，予後などを十分評価したうえで作製する装具/スプリントを決定する（図7，表4）．
- 意見書には，疾患名や障害の状況，装具/スプリントの名称や必要性に関する医療情報を記載する．
- 処方にあたって，装具/スプリントの作製目的や使用方法，効果について対象者に説明し，理解を得ておく必要がある．
- 上肢に使用する装具/スプリントは作業療法士が作製することもあるため，処方内容について理解できるようになっておくことはもちろんであるが，材料やデザインについて情報提供できるよう知識を深めておくことが求められる．
- 急性期は，心身機能に急激な変化が起こり不安定な時期である．良肢位のための関節の保持や組織の保護を目的に作製することが多いが，早期からの運動療法の補助を目的として作製することもある．
- 回復期は，医学的管理が少なくなり障害の改善が期待できる時期である．疾患の予後が明確になってくるため，運動療法の補助を目的に使用者により適した装具/スプリントを作製する．また，退院後の生活も見据えて，機能の代償を目的として装具を作製する．

参照
第Ⅰ章14

- 生活期は障害の予防も見据えながら活動能力の維持・向上を図る時期である．進行性の疾患に対する変形予防や機能の代償を目的に作製する．また，これまでに作製した装具/スプリントに不具合や破損が生じた場合は再処方が必要となる．装具の耐用年数（**参照**）を考慮しながら，定期的に装具/スプリントや生活状況について評価を行い，より適した装具/スプリントを作製する．

2 多職種連携

- 各専門職はそれぞれの専門的視点から得た情報を，対象者・家族や他職種と情報共有することで，装具/スプリント作製を円滑に進めることが大切である（表5）．
- 医師は装具/スプリント作製にかかわる責任者であり，各専門職種からの情報を統合して処方，採型，適合判定を行う．
- 作業療法士は，使用者の心身機能や活動の評価，練習から得られた情報を共有し，装具/スプリントの有効性の検討や適合判定，完成後の管理を行う．上肢に使用する装具/スプリントでは作製に携わることがあるため，医師から装具/スプリントの具体的な使用につ

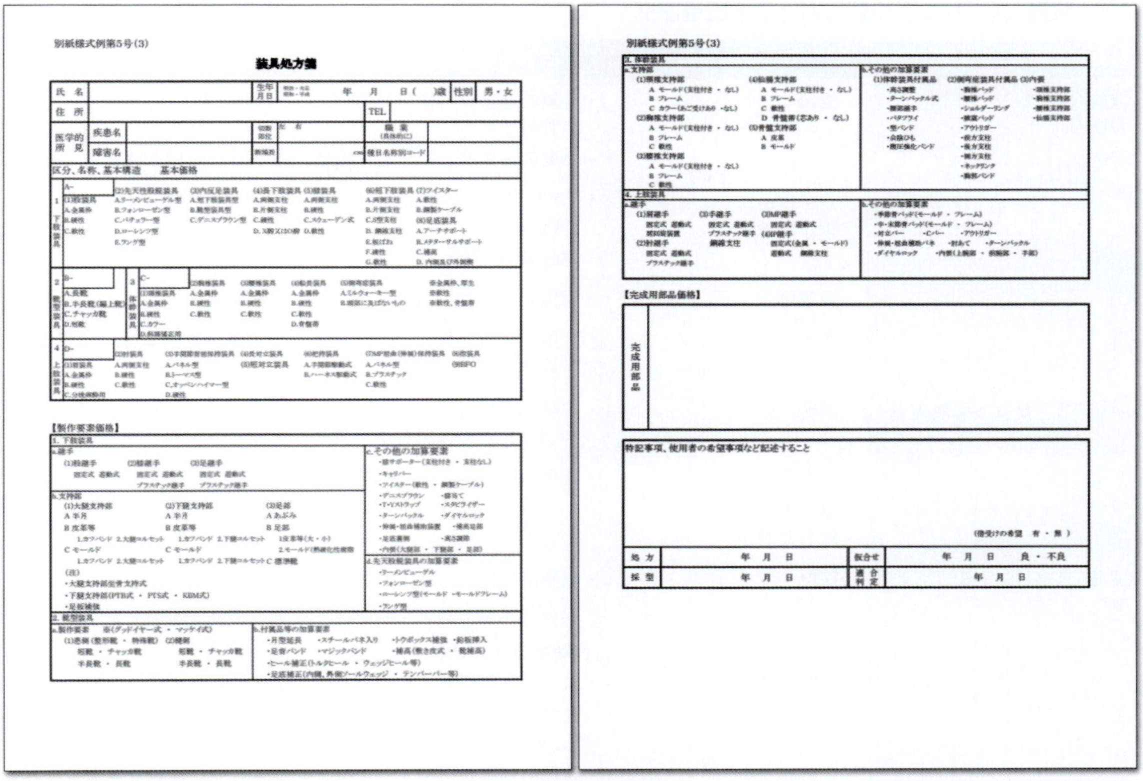

図7 処方箋例

厚生労働省社会・援護局：「補装具費支給事務取扱指針について」の制定について，2018より引用.
https://www.mhlw.go.jp/file/06-Seisakujouhou-12200000-Shakaiengokyokushougaihoken
fukushibu/0000083374.pdf

表4 装具処方の目的

関節の保持
変形の矯正・予防
運動療法の補助
組織の保護
機能の代償

いて情報を得ておく必要がある.

● 義肢装具士は，医師の処方をもとに装具の採型，作製を行う．また，自ら適合判定を行う
だけでなく，他職種から使用上の問題がないかを聴取して，必要に応じて装具の修理や再
作製を行う.

● 看護師は，生活場面から装具スプリントの使用状況について評価し，情報を共有する．ま
た装具／スプリント療法が円滑に導入できるよう，装具／スプリント装着の身体的サポート
や装着の声かけといった心理的サポートを行う.

● 医療ソーシャルワーカーやケアマネージャーは，利用できる制度について対象者や各専門
職に情報提供を行う．またケアマネージャーは対象者の生活状況について確認し，装具／

表5　装具/スプリント作製における多職種連携

装具/スプリント作製の過程	かかわる職種	装具/スプリント作製における役割
装具/スプリント作製の検討	・医師	・各専門職種から情報を集約して，装具/スプリント作製について判断する ・作製の決定後，対象者・家族に説明し，同意を得る
	・作業療法士 ・理学療法士	・ICFに基づいて評価を行い，装具/スプリントの有効性について確認する ・施設備品があれば，使用して効果の確認をする
	・看護師	・対象者の日常生活の状況について確認する
	・医療ソーシャルワーカー ・ケアマネージャー	・利用できる制度について対象者・家族・専門職種に情報提供する
装具/スプリントの処方	・医師	・装具/スプリントの作製者（義肢装具士，作業療法士）に装具/スプリントの作製を指示する
	・作業療法士 ・理学療法士 ・義肢装具士	・装具/スプリントの仕様を確認する
装具/スプリントの採型・作製	・医師	・採型時の留意事項について，作製者に情報提供する ・仮合わせで不具合があれば作製者に調整を指示する
	・作業療法士 ・理学療法士	[作業療法士が作製する場合] ・スプリント作製に必要な身体部位の形状や寸法を測定する ・仮合わせで不具合があれば調整する [義肢装具士が作製する場合] ・装具の効果が得やすいよう，義肢装具士に情報提供を行う ・仮合わせで不具合があれば義肢装具士に情報提供を行う
	・義肢装具士	・装具作製に必要な身体部位の形状や寸法を測定する ・装具を作製する ・仮合わせで不具合があれば調整する
適合判定，効果判定	・医師 ・理学療法士 ・作業療法士 ・義肢装具士	・作製された装具/スプリントの適合，効果を確認する
フォローアップ	・医師	・不具合や破損があれば修理，再作製を指示する
	・作業療法士 ・理学療法士	・装具/スプリントの効果や使用状況，合併症や不具合について確認する 〔作業療法士が作製した場合〕 ・不具合があれば修正，再作製する ・スプリントの仕様・管理方法について，対象者・家族・各専門職種に説明する
	・義肢装具士	・装具の仕様・管理方法について，対象者・家族・各専門職種に説明する ・装具の効果や使用状況，合併症や不具合について確認する ・不具合があれば修正，再作製する
	・看護師	・日常生活での使用状況，合併症や不具合について確認する ・日常生活での装具/スプリント装着の身体的・心理的サポートを行う
	・医療ソーシャルワーカー ・ケアマネージャー	・装具/スプリント作製にかかわる全般について把握し，必要に応じて対応する

スプリントの使用に関して問題があれば，各専門職に対応を依頼する．

5）装具/スプリントの適合判定，効果判定

- 作製された装具/スプリントは，処方内容と一致しているか，対象者に合わせて適切に作製されているか適合判定を行い，必要に応じて修正される（表6）．
- 確認項目は一般的なものと各装具/スプリントに特有のものがあり，作製する装具/スプリントにあわせて確認する（参照）．

参照
第Ⅰ章9，12

- 接触面が狭すぎると疼痛や潰瘍を生じる．広すぎると発汗による汚染や不快感が生じる．
- 固定が弱い場合，ズレによる皮膚トラブルが生じる．
- 装着時だけでなく，動作時の装具/スプリントの効果や異常の有無を確認する．
- コミュニケーションや感覚に問題がある場合は，対象者から痛みや不快感を確認することが難しくなるため，観察が重要になる．

4　装具/スプリントの基本構成

1）基本構成

- 上肢装具/スプリント，下肢装具の基本構成は類似しており，使用される部品や名称も共通しているものが多い．
- 一方で，それぞれの装具特有の部品もある．

❶ 上肢装具/スプリント，下肢装具に共通する構成（図8，9）

- 各部位の支持部とそれらをつなぎ合わせる支柱と継手で構成される．
- 支持部
  - ▶ 身体の特定の部位を支え，安定させるための部分である．半月とカフバンドで構成され，上肢装具では上腕部と前腕部，下肢装具では大腿部と下腿部を支持する．
  - ▶ 半月は，上腕部，前腕部，大腿部，下腿部を半分覆う半円筒上の金属性部品で，装具/スプリントを上肢，下肢に固定する．支柱の位置決めの機能をもち，支柱と連結して装具/スプリントの強度を高める．
  - ▶ カフバンドは，皮革やフェルト材などで半月とともに上腕部，前腕部，大腿部，下腿部を覆って装具を固定する部品である．
- 支柱
  - ▶ 支持部と継手などの各部品を連結する部品である．装具の内側と外側を2本でつなぎ合わせる両側支柱や1本でつなぎ合わせる片側支柱がある．
- 継手
  - ▶ 関節の動きをコントロールする部品である．固定式や遊動式などさまざまな種類がある．

❷ 上肢装具/スプリント（図10）

- アウトリガー
  - ▶ ゴムやピアノ線を動力源として，変形の矯正や機能の代償を目的とする．

153

表6 装具/スプリントの一般的な確認項目と確認内容

確認項目	確認内容（例）
機能性	・関節の固定性は十分か，矯正力に過不足がないか ・継手の位置が関節の回転軸と一致しているか，可動性はスムーズで異常音が生じないか ・支柱の位置が肢節の軸に沿っているか，身体に触れていないか
快適性	・装具/スプリントのサイズが大きすぎないか，小さすぎないか ・局所的な圧迫によって発赤や圧痕などの皮膚の異常や疼痛が生じていないか ・容易に脱着できるか
安全性	・外れやすい部品や不安定な部品はないか ・トリミングラインは滑らかか ・素材や構造は安全性を確保しているか
耐久性	・素材や部品は劣化していないか ・接合部は強固に固定されているか ・使用によって変形が生じていないか

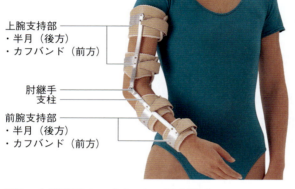

図8　上肢装具/スプリントの基本構成

一般社団法人日本義肢協会　義肢・装具カタログより抜粋．

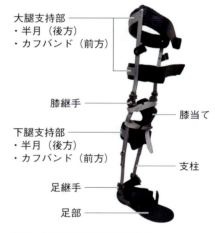

図9　下肢装具の基本構成

- 対立バー
  ▶ 母指が対立位をとるよう母指中手骨を支持する．
- Cバー
  ▶ 手掌および母指と示指の指間を確保するために手掌面から支持する．
- 虫様筋バー
  ▶ 示指から小指までの基節骨を背側から支持して，MP関節の屈曲を補助する．

3 下肢装具

- 膝当て
  ▶ 皮革やフェルト材などで膝蓋骨の前で支柱に固定される部品である．
  ▶ 長下肢装具で使用され，膝関節を後面に押す力として作用する．
- ストラップ（図11A）

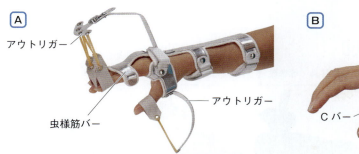
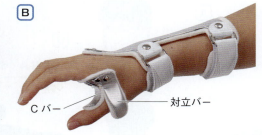

図10 上肢装具/スプリントのその他の構成要素
A) 長対立装具．B) 短対立装具．
一般社団法人日本義肢協会 義肢・装具カタログより抜粋．

▶ 足関節の変形を矯正する目的で，下腿を支柱に向かって牽引するために使用する．

▶ Tストラップは内反，Yストラップは外反矯正に使用される．

● 足部（図11B）

▶ 靴型装具や標準靴，足部覆い，靴インサートなどがある．

4 体幹装具（図12）

● 骨盤帯

▶ 骨盤全体を覆って支柱を支持する．

▶ 支柱とともに脊柱の支持や運動制限の役割を担う．

● 支柱

▶ 骨盤帯の後方中央に脊柱に沿うように取り付ける．

▶ 側面や前面に取り付けられることもある．

● 胸椎バンド

▶ 肩甲骨下角から3cm下方の，もしくは第9～10胸椎の高さに位置し，支柱に取り付けて後方から体幹を支持する役割がある．

● 肩甲骨バンド

▶ 肩甲骨下角から3cm上方，もしくは肩甲骨の下1/3の高さに位置し，支柱に取り付けて後方から体幹を支持する役割がある．

● 腹部前当て

▶ 支柱に取り付けて，前方から体幹を支持する．

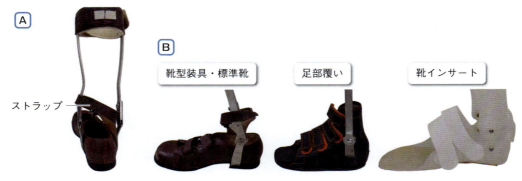

図11　下肢装具のその他の構成要素
A）短下肢装具のストラップ．B）下肢装具の足部．

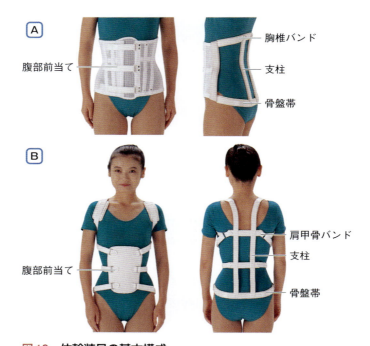

図12　体幹装具の基本構成
A）腰仙椎装具．B）胸腰仙椎装具．
一般社団法人日本義肢協会　義肢・装具カタログより抜粋．

5 装具/スプリントの目的と機能

1）目的

- 装具/スプリントは，関節変形の防止・矯正，失われた機能の代償，関節可動域の維持，関節の安定化，運動の制限，早期運動の開始，骨の整復補助，痛みの軽減，創傷治癒の補助，関節の保護，筋緊張の調整などさまざまな目的で使用される．

2) 機能

①関節の固定

- 肢体を任意の肢位に固定することで，関節拘縮や変形の予防，良肢位で損傷した組織の治癒を促進する．
  - ▶例：橈骨遠位端骨折では，骨を整復した後に装具／スプリントを使用して手関節や前腕が動かないよう固定する．

②関節運動の制限

- 関節の動きを任意の範囲内に制限することで，損傷した組織を保護する．
  - ▶例：手指屈筋腱損傷において腱を縫合した場合，手関節の背屈運動を制限する装具／スプリントを使用して再断裂を予防する．

③関節運動の補助

- 運動機能が低下している場合，装具／スプリントによる力源によって運動を補助する．
  - ▶例：脳卒中によって手指に運動麻痺が生じた場合，手指の伸展を補助する装具／スプリントを使用して手指機能を高める．

④アライメントの修正

- 装具／スプリントによって肢体を支持することで姿勢や関節アライメントを整える．
  - ▶例：側わん症で脊柱に変形が生じる，もしくは生じる可能性がある場合，体幹装具を使用して変形を矯正・予防する．

⑤体重の支持

- 装具／スプリントによる支持機能によって，局所を免荷する．
  - ▶例：下腿骨折によって患部に荷重ができない場合，装具によって膝蓋骨周りで体重を支持して免荷する．

⑥不随意運動のコントロール

- 装具／スプリントによって不随意運動を抑制する．
  - ▶例：小脳障害によって上肢に運動失調が生じている場合，重り負荷のある装具／スプリントを上肢に使用して失調を抑制する．

6 良い装具／スプリントの条件

- 上腕骨近位部骨折において，安静を目的とした装具／スプリントの装着期間は，対象者のうち36.9％が指示された期間よりも早く外し，装着時間は推奨時間の約60％であったことが報告されている[8]．また下肢装具では，20〜94％の患者が装具を使用していないことが報告されている[9]．
- 装具／スプリントは適切に使用することで対象者の運動機能や活動を支援することができるが，個々のニーズに合わなければ使用されなくなってしまう．装具／スプリントは，使用することではじめてその効果を発揮するものであるため，ADLや作業療法場面で使用しやすい装具／スプリントの作製を心がける必要がある．

1) 装具/スプリントの使用を阻害する要因

● 装具/スプリントに対する対象者の知識や理解不足といった対象者本人に関する要因と装具/スプリントに関する要因がある.

①医学的な要因

● 創傷があることや皮膚が脆弱.

● 日常生活への支障.

● 不快感.

● 圧迫感.

②機能に関する要因

● 環境因子に適していない.

● 装具/スプリントの実用性が低い.

③装具/スプリントに関する要因

● 素材の硬さや不快感など装着感が悪い.

● 装具/スプリントが使いにくい.

● 着脱が難しい.

④外観に関する要因

● 外観が好みではない.

● 他者から注目されているのではないかといった自己認識.

⑤対象者本人に関する要因

● 装具/スプリントの必要性や使用方法を十分理解していない.

2) 使用されるための装具/スプリントの条件

● 快適性,安全性,有効性,使いやすさ,価格があげられる.

● 装具/スプリントを作製する場合は医師や作業療法士といった専門職だけで決定するのではなく,使用する対象者としっかりコミュニケーションをとり,対象者の求める装具を作製する必要がある.

①快適性

● 肌に直接触れる部分が柔らかく,通気性のある素材が良い.肌との接触部分では内側がクッション素材で,外側は通気性のあるメッシュ素材が使用されていると,長時間装着しても快適である.

● 個人の体型に合わせて作製することで,装着感が増す.

②安全性

● 使用頻度に耐えうる強度があること.破損によって身体の損傷を招く可能性がある.

● 体型や解剖学的形状に合わせて作製することで,皮膚トラブルや疼痛が生じるのを防ぐ.

③有効性

● 装具/スプリントが目的に合った効果を発揮できるようデザインされていること.

④使いやすさ

- 簡単に装着・取り外しができること.

- 装具/スプリントが軽量であれば,使用による疲労が生じにくくなる.持ち運びもしやすい.

- 外観が良く,対象者が装着することに抵抗感を感じないこと.更生用装具では他の関節の動きを妨げないこと.

⑤価格

- 装具の購入や維持にかかるコストが対象者の負担にならないこと.

■ 文献

1）テクノエイド協会：福祉用具の選び方使い方情報（義肢・装具）
https://www.techno-aids.or.jp/howto/060000.shtml

2）Fess EE：A history of splinting：to understand the present, view the past. J Hand Ther, 15：97-132, 2002

3）de Klerk HH, et al：The management of elbow trauma from a historical perspective. JSES Int, 7：2553-2559, 2023

4）Smith GE：THE MOST ANCIENT SPLINTS. Br Med J, 1：732-736, 1908

5）「Source Book of Orthopaedics」(Bick EM)，Williams & Wilkins, 1948

6）「Feldtbuch der Wundartzney. 1st ed.」(Gersdorff, Hans von)，Strassburg：Getruckt durch Joanne Schott, 1517

7）「Orthopaedic Appliances Atlas, vol. 1」(American Academy of Orthopaedic Surgeons)，J. W. Edwards, 1952

8）Fleischhacker E, et al：The Influence of Adherence to Orthosis and Physiotherapy Protocol on Functional Outcome after Proximal Humeral Fracture in the Elderly. J Clin Med, 12：1762, 2023

9）Bashir AZ, et al：Patient Compliance With Wearing Lower Limb Assistive Devices：A Scoping Review. J Manipulative Physiol Ther, 45：114-126, 2022

■ 参考図書

・樫本 修：知っていてほしい義肢装具とその実際 治療用装具と補装具の違い. Journal of Clinical Rehabilitation, 32：1176-1180, 2023

・「義肢装具のチェックポイント 第9版」（日本整形外科学会，日本リハビリテーション医学会/監，赤居正美，他/編），医学書院，2021

・「イラストでわかる装具療法」（上杉雅之/監，長倉裕二，岩瀬弘明/編），医歯薬出版，2021

・「装具 第3版」（武智秀夫，明石 謙/著），医学書院，1996

・「装具学 第4版」（日本義肢装具学会/監，飛松好子，高嶋孝倫/編著），医歯薬出版，2013

・「補装具費支給事務ガイドブック 平成30年度 告示改正対応版」，テクノエイド協会，2018（https://www.mhlw.go.jp/content/12200000/000307895.pdf）

第 I 章　義肢・装具学

9 上肢装具 / スプリント

学習のポイント
- 上肢装具 / スプリントの目的について理解する
- 上肢装具 / スプリントの適応，特徴，チェックポイントについて理解する
- 上肢装具 / スプリントの作業療法のポイントについて理解する

学習概要
- 上肢装具 / スプリントは，関節の保護，変形の予防・矯正，運動補助などの目的で使用される．上肢装具 / スプリントは作用する関節によって大きく分類され，その中でも目的に応じてさまざまな上肢装具 / スプリントが使用される．各上肢装具 / スプリントの名称と目的について学習する
- 肩装具，肩肘装具，肩肘手関節装具，肘装具 / スプリント，手関節装具 / スプリント，手指装具 / スプリントについて解説する．各装具 / スプリントの適応，特徴，チェックポイントについて学習する
- 上肢装具 / スプリントについて理解を深めたうえで，作業療法のポイントを学習する

準備学習
- 上肢装具 / スプリントの分類と名称について復習しておきましょう
- 上肢装具 / スプリントの基本構成について復習しておきましょう
- 上肢装具 / スプリントの適応となる疾患について復習しておきましょう

1　上肢装具 / スプリントの目的

- 上肢装具 / スプリントは，関節の保護，変形の予防・矯正，運動補助などの目的で使用される．
- 上肢装具 / スプリントは疾患の治療に使用するのみでなく，ADL能力の向上を目的に生活場面で使用することも多い．
- 上肢装具 / スプリントは，重量や外観が重視される．ADLで長時間の使用に耐えうるように軽量であること，露出部に付けることが多いためシンプルで目立たないデザインが好まれやすい．

160　作業療法 義肢・装具学

2 種類

1) 肩装具

■ クラビクルバンド（図1）

①適応
- 鎖骨骨折.

②特徴
- 整復位の保持目的に使用される.
- 胸部を伸展して肩甲骨を内転させることで鎖骨を牽引する．また，パッド上部で鎖骨部を圧迫して整復する.
- 鎖骨バンドとも呼ばれる.

③チェックポイント
- 背部のバンドは左右対称になっているか.
- 骨折部の整復は適切か.
- 装具装着による発赤などの皮膚トラブルはないか.

2) 肩肘装具

■ アームスリング

①適応
- 肩甲上腕関節の亜脱臼（脳血管障害ブルンストローム・ステージⅠ，Ⅱ），上肢の骨折など.

②特徴
- 肩関節亜脱臼の整復や予防，安静保持を目的に使用される.
- 肘関節屈曲タイプと肘関節伸展タイプに大別される.

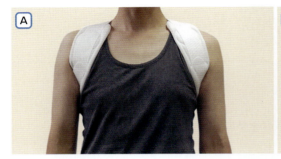 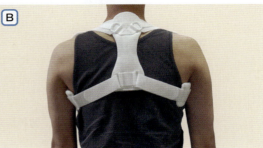

図1　クラビクルバンド
A) 前面.　B) 背面.

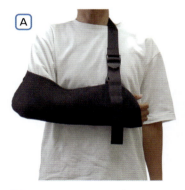 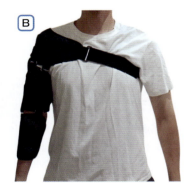

図2 アームスリング
A）肘関節屈曲タイプ．B）肘関節伸展タイプ．

- 肘関節屈曲タイプ（図2A）
  - ▶前腕全体を支持するため，整復位を保持しやすい．
  - ▶三角巾は，臨床で用いられることが多い（動画①②）．
  - ▶肩関節内旋，肘関節屈曲で固定するため，拘縮に注意する必要がある．
- 肘関節伸展タイプ（図2B）
  - ▶上腕をカフで懸垂するため肘関節屈曲タイプより整復力は低い．
  - ▶肩関節や肘関節の運動制約が少ないため，ADLで上肢を使用しやすい．

③チェックポイント
- 屈曲タイプ
  - ▶頚部に疼痛が生じていないか．
  - ▶肩関節内転・内旋拘縮は生じていないか．
- 伸展タイプ
  - ▶適切に肩関節を懸垂できているか．
  - ▶装具装着による発赤などの皮膚トラブルはないか．

> **Point** 肘関節屈曲タイプと肘関節伸展タイプの使用基準
> 亜脱臼が重度で肩甲上腕関節を保護する必要がある場合には，肘関節屈曲タイプを使用する．亜脱臼が軽度で肩甲上腕関節の保護が必要ない場合には，肘関節伸展タイプを使用する．

3）肩肘手関節装具

■ 肩外転装具

①適応
- 腱板断裂，三角筋麻痺，腕神経叢麻痺など．

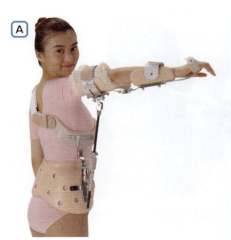
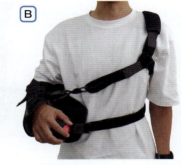

図3 肩外転装具

A) エアプレーン型装具．B) エアバック型肩外転装具．Aは一般社団法人日本義肢協会 義肢・装具カタログより抜粋．

② 特徴
- 肩関節の安静保持を目的に使用される．
- エアプレーン型装具（図3A）
  - 金属枠の装具である．
  - 各関節に継手が備えられており，肩関節の外転角度や肘関節の屈曲角度を調節することができる．
- エアバック型肩外転装具（図3B）
  - メッシュやウレタン素材で作製される．
  - 腋下に位置する外転枕の空気量を調整して身体の適合を調整する．
  - 金属枠の装具と比べて，軽量で通気性が高い．

③ チェックポイント
- 肩関節の肢位は適切か．
- 継手の位置は適切か．
- 装具装着による発赤などの皮膚トラブルはないか．

2 PSB（Portable Spring Balancer），BFO（Balanced Forearm Orthosis）

① 適応
- 筋萎縮性側索硬化症や筋ジストロフィー，頸髄損傷など．

② 特徴
- 上肢の運動補助による机上でのADL動作向上を目的に使用される．
- 前腕を保持して上肢の重量を軽減し，垂直・水平面の上肢の運動を補助する．
- PSBは上方から前腕を吊って支持し（図4），BFOは下方から前腕を支持する．

③ チェックポイント
- スプリングの強さは適切か．
- 取り付ける位置（机，車椅子など）は適切か．
- PSBでは，上腕カフと前腕カフのつり合いがとれているか．

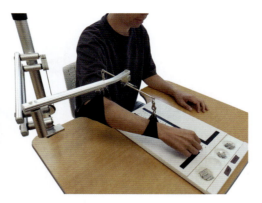

図4 PSB（Portable Spring Balancer）

4) 肘装具

1 肘固定装具

①適応
- 肘関節周囲の骨折，側副靭帯損傷，関節リウマチなど．

②特徴
- 肘関節の安静保持，肘関節屈曲（伸展）方向への矯正を目的に使用される．
- 関節の不安定性が強い場合は肘継手のない静的装具を使用する．
- 関節拘縮を改善したい場合は肘継手付きの動的装具を使用する．肘関節の固定する角度を屈曲方向や伸展方向に変えることで，肘関節に屈曲方向や伸展方向への矯正力が生じる．
- 肘継手の種類には，ダイヤルロック式，ターンバックル式，タウメル式がある．
- ダイヤルロック式は，固定ネジの位置を変えることで肘関節を固定する角度を調節することができる．ネジ位置が決まっており角度の微調整ができない（図5A）．
- ターンバックル式は，中央部を回転させることで両側のネジの長さが変化し，肘関節の角度調節が行える．角度の微調整は可能だが，関節角度によって矯正トルクが変動する（図5B）．
- タウメル式は，ハンドルを回すことで無段階での角度調節ができ，関節角度の微調整が可能である（図5C）．

③チェックポイント
- 肘継手の位置は正しいか．
- 肘関節屈曲・伸展時に装具と上肢が接触しないか．
- 装具の内側が体幹に当たっていないか．
- 装具装着による発赤などの皮膚トラブルはないか．

2 肘屈曲（伸展）補助装具（図6）

①適応
- 肘関節の屈曲拘縮や筋力低下など．

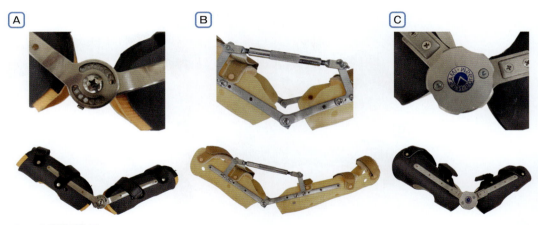

図5　肘矯正装具
A) ダイヤルロック式. B) ターンバックル式. C) タウメル式.

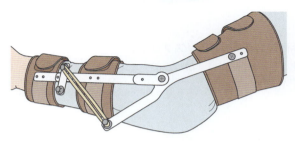

図6　肘伸展補助装具

②特徴
- 肘関節の屈曲（伸展）方向への矯正・補助を目的に使用される.
- 肘継手付きの動的装具にゴムやコイルスプリングを使用して関節の矯正や運動補助を行うことができる.

③チェックポイント
- 肘継手の位置は正しいか.
- 肘関節屈曲・伸展時に装具と上肢が接触しないか.
- 装具の内側が体幹に当たっていないか.
- 装具装着による発赤などの皮膚トラブルはないか.

5）手関節装具

❶ 手関節背屈保持装具/スプリント

①適応
- 橈骨神経麻痺，橈骨遠位端骨折，手根管症候群など.

②特徴
- 手関節の背屈位保持や安静保持を目的に使用される.
- 静的装具であるカックアップスプリントや動的装具であるトーマス型懸垂装具，オッペン

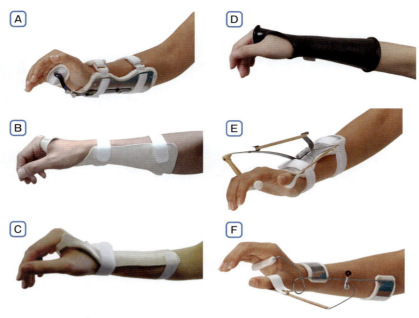

図7　手関節背屈保持装具／スプリント
A）バネル型手関節背屈装具．B）カックアップスプリント（掌側型）．C）カックアップスプリント（背側型）．D）カックアップスプリント（全周型）．E）トーマス型懸垂装具．F）オッペンハイマー型装具．A，E，Fは一般社団法人日本義肢協会　義肢・装具カタログより抜粋．

ハイマー型装具がある．

- 楕円形の手掌パッドと板状のバネを用いて手関節を背屈位に保持するバネル型手関節背屈装具（図7A）をカックアップスプリントという．しかし，臨床では熱可塑性素材を使用して作製される背屈保持装具を指すことが多い．
- カックアップスプリントは，掌側を覆って前腕を支持する掌側型，背側を覆う背側型，全周を覆う全周型がある．背側型は手掌面を覆う面積が少ないため，掌側型よりも物品の把持が行いやすい．全周型は覆う面積が多いため，手関節の固定性が高い（図7B〜D）．
- トーマス型懸垂装具は，前腕の背側の金属板に付けられたピアノ線やゴムの弾力を利用して，手関節の背屈やMP関節伸展を補助する．アウトリガーがかさばるため，ADLで使用しにくい（図7E）．
- オッペンハイマー型装具は，ピアノ線に連結した基節骨掌側にある末梢部をもち上げることで手関節の背屈とMP関節の伸展を補助する（図7F）．

③チェックポイント
- 手関節の背屈角度は適切か．
- 前腕支持部の長さは適切か．
- 手指MP関節の屈曲を妨げないか．
- 母指CM関節の運動を妨げないか．
- 手掌アーチが形成されているか．
- 装具／スプリント装着による発赤などの皮膚トラブルはないか．

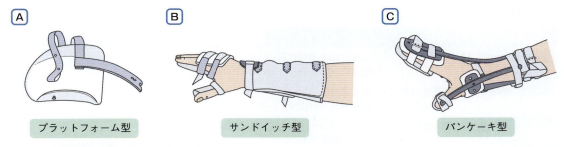

A	B	C
プラットフォーム型	サンドイッチ型	パンケーキ型

図8　手関節指固定装具/スプリント

2 手関節指固定装具/スプリント

①適応
- 脳血管障害や脳性麻痺の痙縮による拘縮，熱傷，フォルクマン拘縮など．

②特徴
- 手関節や手指の拘縮予防・矯正，外傷に対する安静保持を目的に使用される．
- 構造の違いによって，手掌のみ支持するプラットフォーム型（図8A），掌側と背側から支持するサンドイッチ型（図8B），手関節と手指を伸展位で固定するパンケーキ型（図8C）に分類される．

③チェックポイント
- 拘縮予防・矯正肢位は適切か．
- 装具/スプリント装着による発赤などの皮膚トラブルはないか．

3 把持装具

①適応
- 頸髄損傷など．

②特徴
- 把持機能の獲得を目的に使用される．
- 母指を対立位に保持し，示指と中指が同時に動いて3点つまみができるよう構成されている．
- 手指の運動の力源には，指駆動式，手関節駆動式，つめ車駆動式，肩駆動式，体外力源駆動式がある（表1）．
- 代表的なものにRIC型，エンゲン型がある．
- RIC型は熱可塑性素材で作製される．短対立装具に前腕部品と指部品が追加された装具で，指部品と前腕部品に紐が接続されている．手関節を背屈することで指部品が屈曲して把持動作が可能となる（図9A）（動画③）．

- エンゲン型はプラスチックと金属を主な材料として作製される．橈側に金属製の棒であるテレスコピック・ロッドが取り付けられており，手関節を背屈することでロッドが前方に押し出されて指部品が屈曲する（図9B）（動画④）．

③チェックポイント
- 手関節の運動を阻害していないか．
- 掌屈時に指先が離れ，背屈時に各指が触れているか．

表1　把持装具の形式

形式	駆動力源	特徴	残存神経節レベル（頚髄損傷）
指駆動式	バネ	力源に指の運動を用い，さらに屈曲または伸展補助用のバネを取り付けたもの	$C_{7,8}$
手関節駆動式	動的腱固定効果	手関節背屈により示指，中指のMP関節を他動的に屈曲させ，対立位にある母指との間で把持を行う	C_6
つめ車駆動式	つめ車（ラチェット）	つめ車（ラチェット）を付け，指を任意位置に他動的に固定する	C_5
肩駆動式	健側の肩甲帯の運動	肩甲帯の運動を用いてハーネスとコントロールケーブルにより駆動させる	C_5
体外力源駆動式	空圧，電動	空圧または電気など外部力源により駆動させる	C_5

「装具学 第4版」（日本義肢装具学会／監，飛松好子，高嶋孝倫／編著），医歯薬出版，2013を参考に作成．

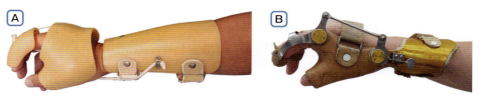

図9　把持装具
A）RIC型．B）エンゲン型．

- 示指と中指の指先が揃えられているか．
- 装具装着による発赤などの皮膚トラブルはないか．

4 長対立装具/スプリント

①適応
- 正中神経麻痺（高位型）など．

②特徴
- 手関節の安定性と母指の対立位保持を目的に使用される．
- 手関節の背屈固定により，示・中指の屈曲（動的腱固定効果）を補助する．
- 代表的なものにランチョ型，ベネット型，エンゲン型がある．
- ランチョ型は，前腕から手背，小指側を経て手掌を下から支えるアーチと，対立バー，Cバーで構成される（図10A）．
- ベネット型は，前腕部が中手骨まで伸びる背側バーと，対立バー，Cバーおよび手背部より小指球へ突出したバーで構成される（図10B）．
- エンゲン型は，金属製の前腕部と小指球外側まで延長したプラスチック製の手掌部で構成される（図10C）．

③チェックポイント
- 前腕支持部の長さは適切か．
- 手指MP関節の屈曲を妨げないか．
- 母指IP関節の運動を妨げないか．

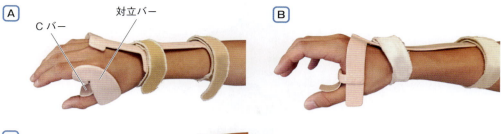

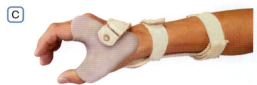

図10 長対立装具／スプリント
A）ランチョ型．B）ベネット型．C）エンゲン型．

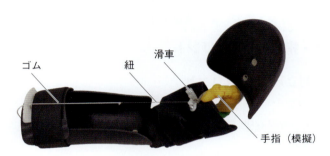

図11 クライナート（Kleinert）変法用スプリント

- 手関節を背屈位で保持できているか．
- 手関節の尺屈が防止できているか．
- 母指と示指の空間が十分に確保されているか．
- 手掌アーチが形成されているか．
- 尺骨茎状突起が圧迫されていないか．
- 装具／スプリント装着による発赤などの皮膚トラブルはないか．

5 クライナート（Kleinert）変法用スプリント（図11）

①適応
- 手指屈筋腱損傷術後の早期運動療法．

②特徴
- 手関節・手指MP関節の屈曲位保持，手指の伸展方向への制限，屈曲方向への補助を目的に使用される．
- 前腕部から手指まで伸びる背側支持部で構成される．
- 爪甲に固定したフックを前腕部に紐とゴムで接続することで，手指の屈曲運動を補助する．
- 手掌面に滑車部品を追加することで，効率的に屈曲運動を行うことができる．

③チェックポイント
- 手関節，手指MP関節の屈曲角度は適切か．

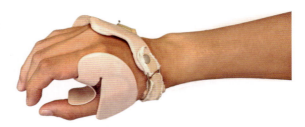

図12　短対立装具/スプリント（ランチョ型）

- 手指PIP・DIP関節の伸展角度は適切か．
- 他動運動で手指MP・PIP・DIP関節は屈曲できているか．
- 自動運動でPIP関節が伸展できているか．
- スプリント装着による発赤などの皮膚トラブルはないか．

6) 手・指装具/スプリント

1 短対立装具/スプリント

①適応
- 正中神経麻痺（低位型），頸髄損傷など．

②特徴
- 母指の対立位保持を目的に使用される．
- 長対立装具から前腕支持部を除いた部品で構成される．
- 代表的なものにランチョ型（図12），ベネット型，エンゲン型がある．

③チェックポイント
- 手指MP関節の屈曲を妨げないか．
- 母指IP関節の運動を妨げないか．
- 手関節の運動を妨げていないか．
- 母指と示指の空間が十分に確保されているか．
- 手掌アーチが形成されているか．
- 手背部で中手骨頭部を圧迫していないか．
- 装具/スプリント装着による発赤などの皮膚トラブルはないか．

> **Point**　長対立装具/スプリントと短対立装具/スプリントの使用基準
> 運動麻痺により手関節のコントロールが困難な場合は長対立装具/スプリントを使用する．手関節のコントロールが可能な場合は，短対立装具/スプリントを使用する．

2 虫様筋カフ（図13）

①適応
- 尺骨神経麻痺．

②特徴
- 手指MP関節の屈曲位保持を目的に使用される．

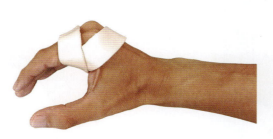

図13　虫様筋カフ

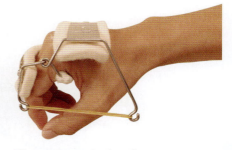

図14　ナックルベンダー

- 基節骨の背側を支持することで手指MP関節の過伸展を制限し，屈曲位を保持させる．

③チェックポイント
- 手指背側支持部はPIP関節より近位でかつ可能な限り基節骨の遠位に位置しているか．
- MP関節屈曲を妨げていないか．
- 装具/スプリント装着による発赤などの皮膚トラブルはないか．

❸ ナックルベンダー（図14）（動画⑤）

①適応
- 尺骨神経麻痺，手指MP関節の伸展拘縮など．

②特徴
- 手指MP関節の屈曲方向への矯正・補助を目的に使用される．
- 力源にはゴムの弾性が利用される．
- 手指PIP関節の屈曲方向への矯正・補助には，指用ナックルベンダーが適応となる（図15）（動画⑥）．

③チェックポイント
- 牽引力は適切か．
- 牽引方向は適切か．

❹ 逆ナックルベンダー（図16）（動画⑦）

①適応
- 後骨間神経麻痺，手指MP関節の屈曲拘縮など．

②特徴
- 手指MP関節の伸展方向への矯正・補助を目的に使用される．
- 力源にはゴムの弾性が利用される．
- 手指PIP関節の伸展方向への矯正・補助には，指用逆ナックルベンダーが適応となる（図17）（動画⑧）．

③チェックポイント
- 牽引力は適切か．
- 牽引方向は適切か．

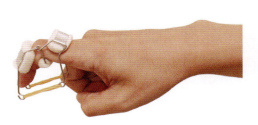
図15 指用ナックルベンダー

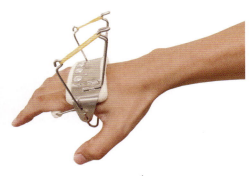
図16 逆ナックルベンダー

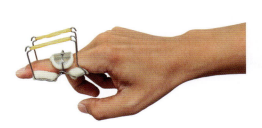
図17 指用逆ナックルベンダー

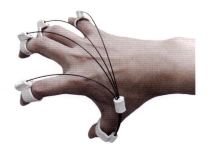
図18 スパイダースプリント

5 スパイダースプリント（図18）

①適応
- 脳血管障害（手指屈曲可能，伸展困難），後骨間神経麻痺など．

②特徴
- 母指の橈側外転・手指の伸展方向への矯正・補助を目的に使用される．
- 力源には形状記憶合金やピアノ線の弾性が利用される．

③チェックポイント
- 牽引力は適切か．
- 手指屈曲を阻害していないか．
- 牽引方向が適正か．

6 尺側偏位防止スプリント（図19）

①適応
- 関節リウマチ．

②特徴
- 手指MP関節の尺側偏位と掌側への亜脱臼防止・矯正を目的に使用される．

③チェックポイント
- MP関節の尺側偏位を防止できているか．
- MP関節の掌側への亜脱臼を防止できているか．

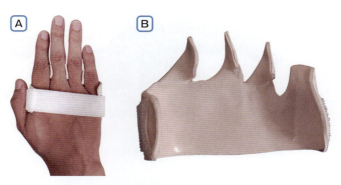

図19　尺側偏位防止スプリント
A）装着時．B）非装着時．

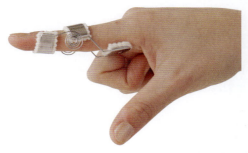

図20　カプナー（Capener）型スプリント
一般社団法人日本義肢協会　義肢・装具カタログより抜粋．

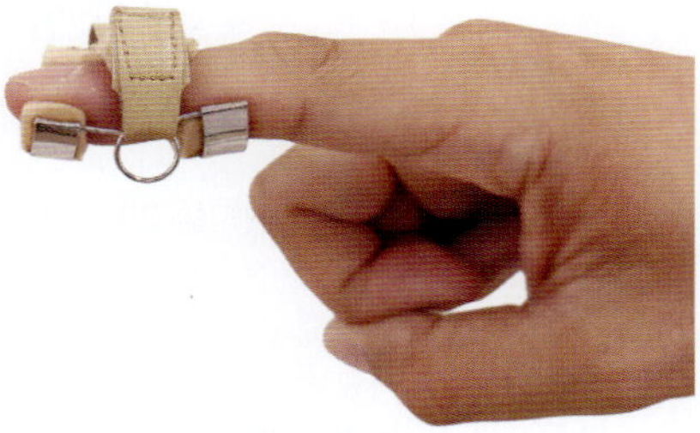

図21　マレットスプリント

- 装具／スプリント装着による発赤などの皮膚トラブルはないか．

7 カプナー（Capener）型スプリント（図20）

①適応
- ボタン穴変形，手指PIP関節の屈曲拘縮など．

②特徴
- 手指PIP関節の伸展方向への矯正を目的に使用される．

③チェックポイント
- 適度な矯正力はあるか．
- スプリント装着による発赤などの皮膚トラブルはないか．

8 マレットスプリント（図21）

①適応
- 槌指（mallet finger）など．

②特徴
- 手指DIP関節の伸展方向への矯正を目的に使用される．

③チェックポイント
- 矯正力は適切か．

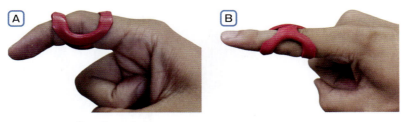

図22　リングスプリント
A）屈曲方向への矯正．B）伸展方向への矯正．

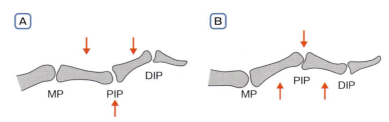

図23　リングスプリントによる3点支持
A）スワンネック変形．B）ボタン穴変形．

- PIP関節の動きを制限していないか．
- 緩みのために装具が抜けやすくなっていないか．
- スプリント装着による発赤などの皮膚トラブルはないか．

9 リングスプリント（図22）

①適応
- スワンネック変形，ボタン穴変形など．

②特徴
- 手指PIP関節の屈曲，もしくは伸展方向への矯正を目的に使用される．
- 基節骨と中節骨，PIP関節の3点を支持する．屈曲方向に矯正する場合は，基節骨と中節骨を背側から支持し，PIP関節を掌側から支持する．伸展方向に矯正する場合は，それぞれ支持側を逆にする（図23）．

③チェックポイント
- 矯正力は適切か．
- スプリント装着による発赤などの皮膚トラブルはないか．

10 バディストラップ（図24）

①適応
- 側副靱帯損傷や指骨骨折など．

②特徴
- 手指の運動補助を目的に使用される．
- 患指を隣接する健指とストラップで固定して動かすことで，患指の運動を補助する．

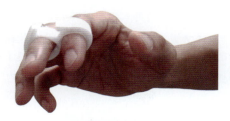

図24 バディストラップ

③チェックポイント
- 隣接する健指との固定力は適切か．
- スプリント装着による発赤などの皮膚トラブルはないか．

3 作業療法のポイント

1 身体的側面
- 関節保護を目的とする上肢装具／スプリントは，関節拘縮や筋力低下を最小限にするために固定部以外の関節を動かすことが重要である．
- 上肢装具／スプリントが固定部以外の関節の運動を阻害していないかを確認し，対象者に運動の必要性を指導しておく．
- 固定部の関節運動が医師から許可されている場合は，上肢装具／スプリントを外し，医師から許可された範囲で固定部の関節運動を行う．
- 矯正を目的とする上肢装具／スプリントは，矯正力が強過ぎると関節の損傷や疼痛が生じる可能性がある．装着時間が短くなり十分な効果が得られないため，定期的に矯正力を確認し，調整する．

2 心理的側面
- 上肢装具／スプリントに対する不安感や抵抗感は装具／スプリント療法に影響するため，オリエンテーションなどで対象者に十分説明しておく．
- 上肢装具／スプリントの装着による効果を対象者にフィードバックし，装具／スプリント療法のモチベーションを高める．

3 ADL，IADL
- 対象者自身が着脱できるよう指導する．
- 対象者が上肢装具／スプリントを装着してADLやIADLを行う場合は，活動内容に適した材料を選択する．対象者が使用する場面を考慮して装具／スプリント療法を導入する．
- 上肢装具／スプリントの装着時のADL・IADL動作を評価し，必要があれば適切な使用方法や動作方法などを指導する．

4 その他
- 対象者自身が上肢装具／スプリントを適切に管理できるよう指導する．

- 家族や介護者に上肢装具／スプリントの取り扱いについて指導しておく．
- 上肢装具／スプリントによる二次障害（関節拘縮や皮膚トラブルなど）が生じていないか定期的に確認し，問題がある場合はすぐに対処する．
- 上肢装具／スプリントの効果を定期的に評価する．

■ 参考図書

- 「義肢装具のチェックポイント 第9版」（日本整形外科学会，日本リハビリテーション医学会／監，赤居正美，他／編），医学書院，2021
- 「イラストでわかる装具療法」（上杉雅之／監，長倉裕二，岩瀬弘明／編），医歯薬出版，2021
- 「装具 第3版」（武智秀夫，明石 謙／著），医学書院，1996
- 「装具学 第4版」（日本義肢装具学会／監，飛松好子，高嶋孝倫／編著），医歯薬出版，2013
- 「補装具費支給事務ガイドブック 平成30年度 告示改正対応版」，テクノエイド協会，2018（https://www.mhlw.go.jp/content/12200000/000307895.pdf）
- 「シンプル理学療法学シリーズ 義肢装具学テキスト 改訂第3版」（細田多穂／監，磯崎弘司，他／編），南江堂，2017

第Ⅰ章　義肢・装具学

10 スプリント療法の基礎知識

学習のポイント
- スプリント療法の基本原則，種類，目的，適応，評価の重要性を理解する
- さまざまな病態や対象者ニーズに合わせたスプリントの選択，設計，調整能力を習得する
- 学んだ知識をもとに，実際の臨床で適切なスプリント療法の計画を立案し，実行する能力を養う
- スプリントの適切な装着とその効果を評価し，必要に応じて治療計画を調整する能力を身に付ける

学習概要
- スプリントとスプリント療法の基礎知識，基本原則，および臨床での応用について学習する
- スプリントの種類（静的スプリント，動的スプリント，静的進行スプリント，機能的スプリントの特徴と目的，適応について学習する
- さまざまな上肢の病態に応じたスプリントの選択基準とその理由について学習する

準備学習
- 上肢の部位の解剖と運動学の基礎知識を復習しておきましょう
- スプリント，スプリント療法に関連する生理学，病態学の基礎知識を復習しておきましょう
- これまでに学んだスプリントに関する理論，技術，エビデンスを復習しておきましょう

1 スプリントの対象組織と病態

- スプリントは低温域（60～70℃）で使用される熱可塑性素材などを用いた上肢装具である．リハビリテーションやハンドセラピィ分野では，これらの装具を指して「スプリント」という言葉が広く用いられており，本項でもこの用語を採用する．
- スプリントを用いた治療を総称して，スプリント療法（splinting）と呼ぶ．スプリント療法は，対象者の上肢の機能を回復，改善または維持，予防するための重要な手段である．

1）対象組織 [1]

- スプリントが対象とする上肢の組織は，骨，筋，腱，靱帯，神経，関節など多岐にわたる．これらの組織は，上肢の構造を形成し，その機能を支える重要な役割を担っている．
- 筋と腱は，上肢の動きを制御するうえで中心的な役割を担い，筋は力を発生させ，腱を介

177

してその力を骨に伝え，関節の動きを実現する．

- 靱帯は，関節を安定させ，不必要な動きを防ぐ．
- 神経は，手指や上肢の動きや感覚情報を中枢神経系に伝達するとともに，脳からの指令を筋に伝える．
- 感覚情報は，痛覚や触覚などの表在感覚と固有感覚などの深部感覚に分類され，手の巧緻動作を可能にする．これらの組織が適切に機能することで，上肢は正常に動くことが可能である．
- スプリントが対象となる部位は，肩甲帯・肩関節，肘関節・前腕・手関節，および手・母指・手指骨が含まれる．これらの構造は，上肢の動きを支え，保護する基盤を提供している．
  - ▶肩甲帯や肩関節は，手の動く方向を決定したり，空間の中で上肢を保持したりする特性がある．肩関節は，人体で最も関節可動域が広い関節の1つである．
  - ▶肘関節は，食事動作や整容動作など手を近づけたり伸ばしたりする動作に関与する．
  - ▶前腕，手関節は，手の位置の微調整に関与する．
  - ▶手指関節は，細かい作業を可能にするため，指の関節は，基本動作のグリップ（握り）やピンチ（つまみ）などさまざまな動作を実行する．

2）対象となる病態

- スプリントは，骨折，脱臼，捻挫，靱帯損傷，腱炎，神経障害，関節炎といった多岐にわたる病態に対して使用される．これらの病態は，日常生活や仕事中の外傷や疾病，加齢または慢性疾患によって生じる．

①骨折

- 骨の連続性が損なわれる状態を指し，主に外傷によって発生する．
- 治療方法としては，骨を正しい位置に固定して治癒を促す手法が一般的である．この固定方法は，内固定と外固定の2種類に大別される．
  - ▶内固定は手術を通じて骨を直接固定する方法である．
  - ▶外固定はギプスやスプリントを使用して骨を間接的に支持する方法である．
  - ▶特にスプリントはギプスに比べて柔軟性があり，手や他の部位の形状に合わせやすく，より正確なフィッティングや修正が期待できる．さらに，軽量であるという利点をもつ．

②脱臼・捻挫

- 関節が正常な位置から動いたり，関節周囲の組織が過度に伸ばされたりすることで生じる．
- スプリントは，関節や組織を安定・固定させ，早期の回復を支援するために用いる．

③神経障害

- 神経が圧迫されたり損傷を受けたりすることで生じ，感覚異常や運動機能の低下を引き起こす．
- 特に上肢においては，手根管症候群による正中神経障害，肘部管症候群による尺骨神経障害，上腕骨骨折による橈骨神経障害がよくみられる．
- スプリントは，患部を安静に保つため，筋力が低下した筋を補助するため，また運動練習を助けるために用いる．

④関節炎

● 関節の炎症により，痛み，腫れ，変形など動きの制限を引き起こす．

● スプリントは，関節にかかる負荷を軽減し，痛みを管理するために用いる．

⑤拘縮

● 関節や筋の可動範囲が減少し，関節が正常な範囲で動かなくなる状態である．

● 長期間の不動，筋や靱帯の収縮，疾患や外傷による組織の損傷などが原因で起こる．

● 関節を一定の位置に固定すると筋の収縮や短縮が進み，最終的には拘縮が生じ，関節可動域の減少や痛みの増悪など日常生活に影響を及ぼす．

● スプリントは関節可動域の改善のために用いる．

⑥痙縮

● 神経系の損傷や障害に起因し，筋肉が意図せず過度に緊張し，一時的または持続的に収縮する状態．

● 神経系の損傷によって起こり，例えば，脳血管障害や頚髄損傷，脳性麻痺など多くの疾患でみられる．

● 痙縮は，筋のコントロールを失うことで生じ，筋の硬直，痛み，関節の異常な動きや肢位となり日常生活に影響を及ぼす．

● スプリントは，痛みの軽減や良肢位の保持，運動練習を助けるために用いる．

3) スプリントの評価の重要性

● スプリントの適切な使用は，これらの病態において痛みを軽減し，機能の改善を促進し，最終的にはよりすみやかな回復へと導くことができる．

● スプリントの選択と使用には正確な評価が必要不可欠である．一人ひとりの病態，生活スタイル，回復への目標に応じてスプリントを選択，修正する必要があり，適切なスプリントの作製，スプリント療法が治療効果を最大化する．

● スプリントの評価は，スプリントの選択，作製，スプリント療法の効果を判断するために，チームで判断していくことが望まれる．

2 スプリントの目的と適応

● スプリントの使用目的は，①安静・固定，②伸張・矯正，③予防・制御，④代償・練習に分類される（表1）[2, 3]．

● スプリントの使用または適応の際には，目的を明確にし，その目的に合ったスプリントのデザインを選定する必要がある．

● 使用目的とスプリントのデザインは，対象者の状態やスプリントに応じて検討する．これらを明確にすることで，適切なスプリントのデザイン選択が可能となる．

❶ 安静・固定のためのスプリント

● 外傷や手術後の急性期に患部を安静に保つために用いる．

● スプリントにより，関節は固定され，安定し，炎症が抑えられ治癒が促進し，痛みが軽減

表1 スプリントの使用目的

目 的	内 容
1. 安静・固定	疼痛，損傷，変形を生み出す力や治癒の妨げになる応力を防御
2. 伸張・矯正	組織の伸張，変形の矯正
3. 予防・制御	変形の助長，癒着組織の予防，運動を制限する
4. 代償・練習	筋力低下や麻痺がある筋肉を補助・代償，筋力増強を図る

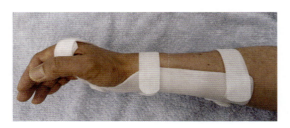

図1 安静・固定スプリント①
橈骨遠位端骨折術後に対する手関節固定用スプリント（カックアップスプリント）.

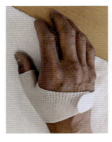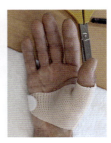

図2 安静・固定スプリント②
母指MP関節尺側側副靱帯損傷に対する母指MP関節安静用スプリント（サムスパイカスプリント）.

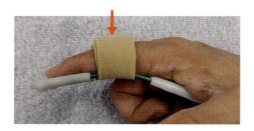

図3 伸張・矯正スプリント①
PIP関節屈曲拘縮（→）に対する伸展位に伸張するスプリント.

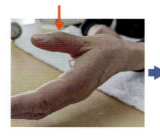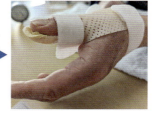

図4 伸張・矯正スプリント②
母指IP関節屈曲拘縮（→）に対する伸展位に伸張するスプリント.

される．例えば，骨折後に関節を適切な位置で固定することに使用する（図1）．
- 損傷した靱帯や筋を支え，関節の安定性を向上させることで機能回復を図るために用いる．特に，職業（学業），家事，スポーツなど，早期の日常生活への復帰のための機能回復と再発防止に寄与する（図2）．

2 伸張・矯正のためのスプリント

- 不正な位置にある関節や筋の変形を徐々に修正・改善するために用いる．特に軟部組織に長期間にわたり適切な力を加えることで，関節の位置を徐々に正しい位置に導き，機能的な改善を図る．
- 例えば，PIP関節屈曲拘縮に対する伸展位に伸張するスプリント（図3），母指IP関節屈曲拘縮に対する伸展位に伸張するスプリント（図4）などがある．

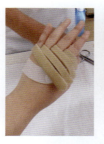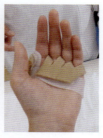

図5　予防・制御スプリント①
関節リウマチに対する示指から小指のMP関節尺側偏位防止用スプリント．

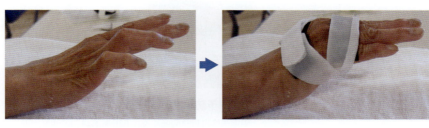

図6　予防・制御スプリント②
尺骨神経麻痺による鷲手変形に対する示指から小指の鷲手変形防止用スプリント．

3 予防・制御のためのスプリント

- 既存の疾患の進行を防止するために用いる．過度な関節の動きや不自然な姿勢を制限し，筋や靱帯への過剰な負担を軽減することで，慢性的な疾患による変形を予防し再発を防ぐ．
- 例えば，関節リウマチに対する示指から小指のMP関節尺側偏位に対する尺側偏位防止用スプリント（図5），尺骨神経麻痺による鷲手変形に対する環指，小指MP関節過伸展の制御により，鷲手変形による手指の変形を予防するスプリント（図6）などがある．
- 伸筋腱損傷に対する相対的運動スプリント（relative motion orthosis：RMO）について，Merrittらが減張位（縫合部に負荷がかからない肢位）で制御し，自由度運動が行えることが利点であると報告している[4]（図7）．また，Burkhalter[5]，石黒[6]が報告している手指骨折に対するスプリントは，MP関節を屈曲位に制御することにより，MP関節での自動運動の内的固定性の向上と関節拘縮の進行予防を狙っている（図8）．

4 代償・練習のためのスプリント

- 筋力の弱化や運動機能の低下がみられる場合に，特定の運動を行うことで筋力と関節可動域の向上を図るために用いる．
- ゴムバンドやスプリングなどの弾力性のある材料を使用し，動作の代償をしたり，補助したりする．
- 例えば，正中神経麻痺のために母指対立が困難な場合，母指対立スプリントを使用して，母指の対立を代償する．図9は，クロロプレンゴム（商品名　ネオプレンゴム）を使用し，母指対立方向に牽引することにより，母指の対立動作を補助し，ピンチ動作が容易になっている．

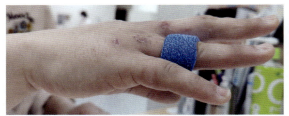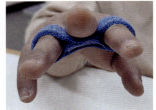

図7 予防・制御スプリント③
中指伸筋腱損傷 Zone Ⅳ 術後に対する，減張位での相対的運動スプリント．

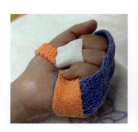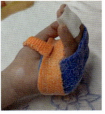

図8 予防・制御スプリント④
中指基節骨骨折に対する，MP関節屈曲位伸展制限スプリント．

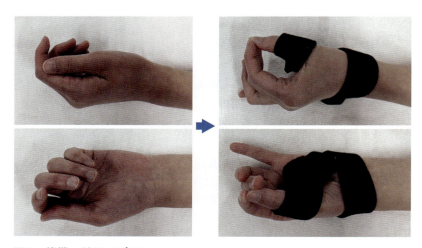

図9 代償・練習スプリント
正中神経麻痺による母指対立低下に対する母指対立スプリント．

3 スプリントのデザイン

- スプリントのデザインには，全周型，掌側型，背側型，側方型，橈側型，尺側型があり，それぞれ異なる機能と特性を有している（表2）．

表2 スプリントのデザインの適応例と利点，問題点

デザイン	適応例	利点	問題点
全周型	橈骨遠位端骨折 靱帯損傷 腱鞘炎 など	・固定性が高く，薄い素材でも固定性がある ・全体に保護できる	・脱着が困難 ・複雑な設計で作製が困難
掌側型	幅広い疾患に対応	脱着が容易	掌側面からの感覚入力が難しい
背側型	手根管症候群 橈骨神経麻痺 など	掌側面からの感覚入力が可能で，動的スプリントの基盤として利用可能	尺骨頭など骨隆起が当たりやすい
橈側型	ドケルバン病 母指CM関節症など	尺側の固定がないため，尺側指の動作が容易	固定性はやや低い
尺側型	三角線維軟骨複合体損傷 尺側腱鞘炎 など	橈側の固定がないため，橈側指の動作が容易	固定性はやや低い

4 スプリントの装着時間

- スプリントの装着時間は，目的や対象者の具体的な状態，生活スタイルに応じて決定される．
  ①安静・固定スプリント：多くの場合，長時間装着されることが一般的．
  ②伸張・矯正スプリント：短時間で伸張・矯正する場合と，長時間にわたり伸張矯正する場合があり，長時間の場合は，主に夜間に装着される．
  ③予防・制御スプリント：特定の活動を行う際や，動きを制限する必要があるときのみ使用されることが多い．
  ④代償・練習スプリント：特定の運動や反復練習を支援するために使用されることがある．また，作業や活動を行う際に装着し，機能の向上を図る．作業や活動中に装着されたりすることがある．
- スプリント療法では，目的の明確化，適切なデザインの選択，そして装着時間の計画が，回復と機能改善を最大化するために不可欠である．これらの要素を正確に評価し，一人ひとりのニーズに合わせてスプリントの選択・作製，スプリント療法の実施をすることが，効果的な治療につながる．
- 作業療法士との綿密な協力とコミュニケーションにより，最適なスプリント療法計画を立案し，実行することが重要である．
- さらに近年，スプリントだけでなく，生活指導を行うことにより治療効果が向上されることが示されている[7]．

5 スプリントの力学

- スプリントの効果的な使用には，その力学の理解が不可欠である．
- 力学的原則に基づき適切に設計されたスプリントは，患部に適切な圧力や支持を提供し，治療効果を最大化する．

● ここでは，スプリントの力学における重要な2つの原理である「3点固定の原理」と「全面接触の原理」について詳述する.

1）3点固定の原理

◀1▶ 概念

● 3点固定の原理は，スプリント設計において基本的な概念である．この原理は，2つの方向の力と，これらの力に拮抗する位置に第三の力を配置することによって，特定の部位を安定させるものである.

● 手関節スプリント掌側型は，手掌部，手関節部，前腕部の3点で固定し，この力の配置により，患部である手関節を固定することが可能である（図10）.

● この原理では，長さと力の関係が重要である．手関節固定スプリントでは，前腕の2/3の長さが適切であるとされる[7].

　▶ 例えば前腕長（外側上顆から橈骨茎状突起）が25 cmの場合は，手関節部から前腕部までの長さは，17 cmは必要である.

◀2▶ 応用

● 図10に，手関節スプリント掌側型の装着時にかかる力の大きさを示す.

　▶ 手関節部にかかる下向きの力は面ファスナー（ベルクロ）で固定されている.

　▶ スプリント使用時に痛みが生じる場合は，ベルクロの幅を太くし面積を広くとること，またはソフトストラップやネオプレンゴムなどの柔らかい素材を選択するなどの配慮が必要な場合がある.

　▶ 力をかけるストラップの太さによって圧力を効率良く分散させ，局所的な圧迫を最小限に抑えることが可能である．これにより，対象者は長時間スプリントを快適に使用できる.

● 図10の手関節スプリント掌側型の前腕部にかかる上向きの力の強さは，スプリントの長さによって異なる.

　▶ 適切な長さは前腕の2/3であり，短すぎる場合は固定力が低下するため，固定力を高める工夫が必要である.

　▶ 一方で，長すぎる場合は固定力が高いが，肘関節の屈曲を制御するなど，肘関節の関節可動域に影響を及ぼす可能性がある（図10）.

● 図11に示すように手関節スプリント背側型における3点固定の位置は，掌側型と異なる.

　▶ 手掌部にかかる上向きの力が強いため，手掌部の面積を広げている.

　▶ 手関節部には，スプリントによる下向きの力が加わるため，尺骨頭などの骨隆起部分に痛みがある場合は，スプリントから該当部分を除圧する調整を行う.

　▶ 前腕部にかかる上向きの力はベルクロで調整されるため，安定性を高めるためには，ベルクロの接着部分を長めにする，ベルクロの幅を広げ固定面積を大きくするなどの工夫が効果的である（図11）.

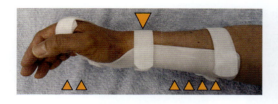

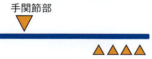

図10 3点固定（手関節スプリント掌側型）
▲は力の向きと大きさを示している．幅が狭い部分には強い力が集中し，幅が広い部分では力が弱く分散する．

図11 3点固定（手関節スプリント背側型）
▲は力の向きと大きさを示している．幅が狭い部分には強い力が集中し，幅が広い部分では力が弱く分散する．

2) 全面接触の原理

1 概念

- 全面接触の原理は，スプリントの圧力を患部に均等に分散させることを目的としている．
- この原理により，局所的な圧力点や痛み，不快感を避け，対象者の快適さと治療効果を向上させることができる．

2 応用

- 全面接触の原理は，特に長時間の固定が必要な場合や，皮膚の損傷が懸念される場合に重要である．
  - ▶例えば，骨隆起部位（尺骨頭，橈骨茎状突起など）を覆う場合は，痛みが生じやすいため，スプリントの内部にパッドを入れる（パッティング，図12①），または尺骨頭部をくりぬく方法がある（図12②）．
- 創部を覆う場合は，創部への圧力集中を避ける必要がある．また肥厚性瘢痕の予防には，テープやジェルパッドなどによる軽度な圧迫が有効な場合がある．
- スプリント材で作製する際，設置部分が凹凸にならないように滑らかな面になるようにすることで固定性が向上する．手部溝橈側，尺側は手幅のすべてを覆うことで手部の固定性が向上する．前腕溝橈側，尺側は，前腕幅の1/2以上を覆うことで前腕部の固定性が確保できる（図13）．

3) 力学的考慮事項

1 素材の選択

- スプリントの力学的特性は，使用される素材に大きく依存する．厚さ，穴の数や大きさ，剛性，形状記憶能力など，素材の特性はスプリントの効果に直接影響する．
  - ▶例えば，手指のスプリントには厚みのある素材を用いるとかさばる．
  - ▶肘関節の固定スプリントに薄い素材を用いると固定力が低下する．
  - ▶穴の数や大きさと固定力の関係：穴がなければ固定力が強くなるが，通気性が低下する．一方，穴が大きいと固定力は弱くなるが通気性が向上する．

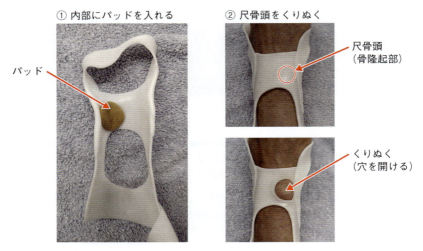

図12　全面接触［骨隆起部（尺骨頭）に圧力が集中しないための工夫］

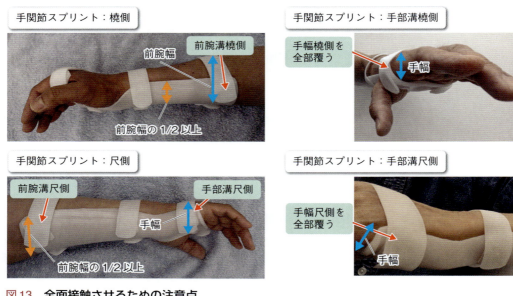

図13　全面接触させるための注意点

2 ストラップと装着

- スプリントのストラップや装着方法も，力学的考慮事項に含まれる．ストラップの配置や締め付けの度合いは，圧力の分布や固定力に大きく影響する．ストラップの幅でも固定力を調整できる．
- ストラップの形状は，スプリントの機能を最大限に発揮させるために重要である．手関節部が腫れている場合は，手関節への負担を軽減するために切り込みを入れたり，曲線に切ったりする．ストラップを大きくする場合もある（図14）．

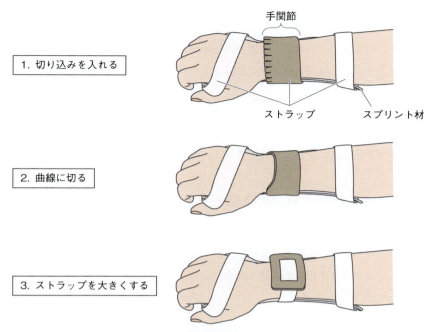

図14 手関節への負荷を軽減するためのストラップの工夫
「PT・OTのためのハンドセラピィ」（斎藤和夫，他／編），医学書院，2022を参考に作成．

6 実施上の留意点

- スプリント療法を効果的に実施するためには，多くの留意点がある．これらは対象者の安全と快適さを確保し，治療効果を最大化するために重要である．
- 以下では，スプリント療法における主要な留意点について詳述する．

1）医師の指示に基づく対象者の評価とニーズの理解

- 医師の指示の意図を正しく理解し，診断，治療方針の共有，禁忌事項，予後予測を確認する．
- 対象者の過去の医療履歴，以前の治療経験，現在の症状などを詳細に把握する．
- 個々の対象者の静的状態と動的状態を観察しながら，定量的な評価と定性的な評価を行う．
- 定量的な評価は，自動関節可動域，他動関節可動域，筋力，痛み，感覚障害，血流状態など多岐にわたる．また，ADL，IADLの評価が必要である．
  - ▶定量的評価は，医療者側の機能評価（疾患別，部位別），患者立脚型の評価（patient-reported outcome：PRO）がある．
  - ▶PROは，Disability of the arm shoulder and hand DASH日本語版，Hand20など疾患特異的尺度がある．
  - ▶その他，対象者の精神状態，治療へのモチベーション，恐怖や不安などの評価指標があるため場合によって使用する．
- 定性的評価は，ADLやIADLでの使用状態などを聴取し，対象者の言動やしぐさなどを評価する．

2) スプリントの選択

- 適切なタイプの選択：対象者の症状やスプリントの目的に合わせたタイプを選択する．
- デザインと材料の検討：スプリントの目的，材料，デザインが対象者の状態に適しているかを検討する．
- スプリントのサイズとフィット感を確認する．
- サイズの適切性：対象者の体型や患部のサイズに合わせたスプリントを選ぶ．
- フィット感の確保：不適切なサイズやフィット感による圧迫感，痛み，治療効果の低下を防ぐ．

3) 可変性の確保と経過の確認

- 可変性の確保：治療の進行に伴い，対象者の状態の変化に合わせて，対応，修正する．
- 皮膚の状態を定期的に確認し，圧迫による損傷や褥瘡の予防に努める．
- 皮膚トラブルの早期発見：発赤，発疹，潰瘍などの皮膚トラブルを早期に発見し，速やかに対処する．

4) 清潔とスキンケア

- スプリントが汚れた場合は，拭き取るなどして清潔を保ち，感染リスクを最小限に抑える．
- 適切なスキンケアを心がけ，摩擦や圧迫による損傷を防ぐ．創部が当たって痛む場合は，パッドを挿入する．
- 骨の隆起が当たる場合は，圧力を分散させるためにその部分にパッドを挿入したり，圧力を分散させるためもち上げたり，部分的にくり抜いたりするなどして必要に応じて修正を加える（図12）．

5) 対象者教育とコミュニケーション[8]

- 対象者やその家族に対して，スプリントの正しい装着方法，取り外し方，調整方法を指導する．
- 自己管理を促進し，対象者が自身のスプリントを管理し，必要に応じて対処できるようにする．
- 相互理解を促進し，対象者との良好なコミュニケーションを維持し，スプリント療法の理解を深める．その際，対象者からのフィードバックを収集し，質問や懸念に対して適切に応答し治療への協力を促す．

6) 日常活動での機能性

- 日常活動への適合：スプリントを装着した状態での日常活動の過ごし方を指導し，習得することがスプリント療法の成功の鍵となる．
- 活動への影響の評価：スプリント装着時の対象者の機能的な制限を評価し，必要に応じて調整する．
- 機能改善を追求する：対象者が日常活動や職業活動において最大限の機能を発揮できるように，スプリントの調整を行う．

●生活の質の向上：スプリント療法を継続するため，対象者の情報には耳を傾け，修正が必要な場合は，適宜修正することが必要である．

7）継続的な評価と定期的な再評価

●治療効果の評価：スプリント療法の効果を定期的に評価し，必要に応じてスプリントの調整や変更を行う．

●定期的な再評価：治療の進行に伴い，対象者に定期的な再評価を実施し，スプリント療法の見直しを行い，目的が達成された場合は終了とする．

●対象者のニーズへの対応：対象者のニーズや状態の変化に応じて，スプリント療法を柔軟に調整し，対象者一人ひとりの状態に合わせた個別化されたアプローチを行うことによって，スプリント療法の効果を最大化し，対象者の快適さと満足度を高めることができる．

7 スプリントの材料

●スプリントに使用される材料は，その機能性，耐久性，対象者への適合性に大きく依存する．スプリントの選択基準と主要なスプリント材料について詳述する．

●スプリント材料の選択は，対象者の具体的なニーズと治療目的に応じて行う必要がある．

▶適切な材料の選択は，スプリントの効果を最大化し，対象者の快適さを確保するために重要である．

▶材料の特性を理解し，それらを治療の目的に合わせて適切に使用することが重要である．

1）スプリント材料の選択基準

1 患部の状態と必要性

●治療が必要な患部の特性（固定が必要か，動きが必要か）に基づいて選択する．特に骨折や脱臼，関節炎などの症状に応じた適切な材料の選定が重要である．

2 対象者の快適さ

●スプリント材料は対象者の皮膚に優しく，アレルギー反応を起こさないものを選ぶ．特に敏感肌やアレルギー体質の対象者には，刺激の少ない材料を選定する．

3 材料の耐久性と保守

●スプリント材料は，耐久性と，容易な清掃・保守が可能な材料を選ぶ．特に長期にわたって使用する場合では，耐久性と保守の容易さが重要となる．

4 製作と調整の容易さ

●必要に応じて容易に形状を変更でき，短時間で調整が可能な材料を選ぶ．迅速な対応や，対象者の状態の変化に柔軟に対応できる材料が求められる．

5 経済性

●コスト効率が高く，長期的な使用に適した材料を選択することが重要である．特にコストを抑えながら効果的なスプリント療法を提供できる材料の選定が求められる．

2) 主要なスプリント材料の種類と特性

1 熱可塑性素材（主にプラスチック）

- 特性：加熱すると柔らかくなり，冷却すると硬化する．形状を容易に変更でき，患部に正確に適合させることが可能である．種類は，大きく2つに分けられる．
  - ▶ 形状記憶性があり，材料同士やベルクロなどと接着しやすい自着性があるタイプ．
  - ▶ 形状記憶性がなく，自着性がないタイプ．
- 使用例：個別の患部に合わせたスプリントに使用する．
  - ▶ 特に骨折や手術後の固定に適しており，患部の形状に合わせた精密なフィッティングが可能である．
  - ▶ コスト面を考えると，あらかじめカットされた製品は高額なため，大きなシートを購入して必要に応じて裁断しながら使用するのがよい．

2 ネオプレンゴム

- 特性：柔軟性があり，水に強く，適度な圧縮効果を提供する．保温効果もあり，対象者の快適さを向上させる．
- 使用例：関節炎患者のサポートスプリントや軽度の怪我の保護に適している．特に関節の可動域を確保したまま装着するスプリントに用いられることが多い．

3 ワイヤー

- 特性：軽量でありながら十分な剛性をもち形状を調整できる．
  - ▶ 使用例：動的スプリントや静的進行スプリントに使用する．

4 パッディング・クッション材（図12）

- 特性：圧迫や摩擦を軽減し，対象者の快適さを向上させる．皮膚への刺激を最小限に抑え，長時間の使用にも適している．
- 使用例：スプリント内部のクッション材として使用．特に皮膚の敏感な対象者や長時間の装着が必要な場合に有効である．

5 伸縮性バンドとソフトストラップ

- 特性：長さが調整可能で，対象者の動きを制限せずにフィットするように設計されている．長さの調整や圧力の加減が可能であり，手部の腫れや痛みの状態に応じてフィット感を容易に変えることができる．
- 使用例：動的スプリントや関節の動きを促進するために使用する．特にリハビリテーション期間中の運動促進や筋力強化に役立つ．

8 静的スプリント（Static Splint）

- 静的スプリントは，可動部分をもたず，関節や部位を固定するものである（図15）．

1) 目的

- 静的スプリントの主な役割は，患部の固定と保護である．これにより，以下のような治療

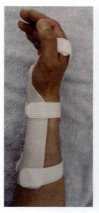 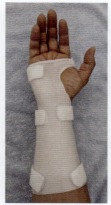 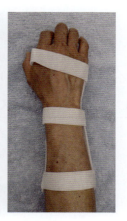

図15　静的スプリント

目的が達成できる．

- 安静・固定の確保：骨折や脱臼などの外傷後に関節や組織を安静に保ち，適切な治癒環境を提供する．
- 痛みの軽減：関節や組織を動かさないことで，痛みを軽減し，対象者の快適さを向上させる．
- 変形の予防：関節の不正な位置や変形を防ぎ，正しい位置での治癒を促進する．
  - 例えば図6で示した，鷲手変形防止用スプリントでは，環指・小指のMP関節過伸展を制御することにより（手内筋優位肢位：intrinsic plus position）PIP関節，DIP関節の伸展が可能となるため，PIP関節，DIP関節の屈曲拘縮が予防できる．
- 癒着の予防・拘縮の改善：スプリントを装着して運動することにより，癒着の予防，拘縮の改善を図ることができ，損傷部の改善が期待できる．
  - 図7に示した相対的運動スプリントでは，中指を過伸展にすることにより総指伸筋は減張位となる．この安全な肢位での自動運動により修復腱の治癒の促進と癒着防止が期待できる．
  - 図8で示した，MP関節屈曲位伸展制限スプリントでは，手内筋優位の肢位によりMP関節側副靱帯を緊張させ，伸展拘縮を予防するとともに，伸展機構は，自動運動を行う際に，伸展機構が伸縮するバンドのように働き，骨折部分のズレを調整する役割を果たすことが期待できる．

2）適応

- 静的スプリントは，以下のようなさまざまな症例に使用される．
  - 骨折：手，腕，足などの骨折において，骨が適切に治癒するまで固定するために使用される．
  - 脱臼や靱帯損傷後の安静・固定：関節の不安定性を防ぎ，靱帯や筋の治癒を促進する．
  - 手術後の安静・固定：特定の手術，例えば腱の修復や関節置換術後に，関節を安静に保ち，禁忌肢位を避けるために使用される．
  - ボツリヌス療法による施注筋の安静の保持のために使用される．

▶神経障害の変形予防：神経損傷による筋力低下や麻痺がある場合，関節を適切な位置に保ち，二次的な変形を防ぐために使用される．

▶慢性疾患：関節リウマチや関節炎などの慢性疾患において，関節を安定させ，痛みを軽減し，機能の低下を防ぐために使用される．

3）確認ポイント（スプリントの適合性と効果判定）

● 静的スプリントの適合検査と効果判定は，治療の成功に不可欠な要素である．これらのプロセスにより，対象者にとって最適なスプリントの提供が可能となり，治療の効果が最大化される．対象者一人ひとりのニーズに合わせて個別化されたアプローチを取ることで，静的スプリントの使用がより効果的になる．

▶適合検査：スプリントが対象者の身体に適切にフィットしているかどうかを確認するために実施される．適切な長さの評価，フィット感の評価，圧迫点の確認，関節の動きと安定性の確認，圧迫などによる感覚障害が生じていないか確認する．

▶効果判定：本項 6–1）で述べた定量的評価，定性的評価を定期的に実施し判定する．各施設内で議論し，毎回実施する項目と一定の間隔で実施する項目を決めることが望ましい．定性的評価は，毎回実施し，ADLやIADLでの使用状態などを聴取し，状態の変化や期間などでスプリント療法の効果を判断する．

● 治療の進行に伴い，スプリントの効果は変化することがある．定期的な再評価を通じて，必要に応じてスプリントの調整や変更を行うことが重要である．

● 対象者からのフィードバック：スプリントの適合性や効果の評価において重要な情報源である．対象者の感覚，快適さ，痛みの有無などについて定期的に尋ねることが重要である．

● 教育と指導：対象者自身がスプリントのフィット感や効果を理解し，自分で調整できるように，適切な指導を行うことが必要である．

9 動的スプリント（Dynamic Splint）

● 動的スプリントは，可動性をもち，弾力性のある部材（ゴムバンドやスプリングなど）で作られた弾性部分および静的部分から構成される．

▶図16に動的スプリントの例を示す．牽引したい部位（基節骨部）を，ベルクロで作製したカフで覆い，牽引にはゴムバンドを使用する．ワイヤーでアウトリガーを作製し，これを用いて牽引を行う．

● 動的スプリントの牽引する力は，適切な強さにする．手指への牽引力は，臨床的には，15分程度牽引して色調の変化の生じない力が望ましい．100〜150 g程度に設定する．

● 牽引する方向は，側面だけでなく正面など2方向以上から確認する．

1）目的

● 動的スプリントの主な目的は，関節の動きを促進し，筋の機能を改善することである．これらの目的は以下の方法で達成される．

▶関節可動域の拡大：関節の拘縮や動きの制限がある場合に，関節の動きを促進し，可動域を拡大する．

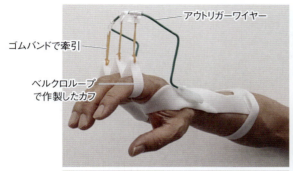
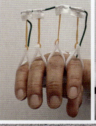
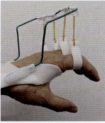
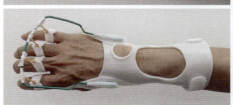
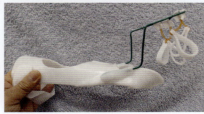

図16　橈骨神経麻痺に用いる動的スプリント

- ▶筋力の回復と強化：筋力の低下や筋萎縮がある場合に，関節を動かすことで筋を刺激し，筋力の回復を助ける．
- ▶姿勢の改善と矯正：不適切な姿勢や変形を有する関節に対して，矯正力を提供し，正しい姿勢への導きを行う．

2) 適応

- ●動的スプリントは，さまざまな症例に用いられる．
  - ▶腱修復後のリハビリテーション：腱修復手術後，早期運動療法が用いられる際には，動的スプリントの作製が行われる．図17に示す手指屈筋腱損傷術後における背側スプリントは自動伸展および他動（ゴムバンドの力による）屈曲による早期運動療法の例である．図18に示す手指伸筋腱損傷術後における動的スプリントは損傷腱を伸展位に保護した肢位での自動屈曲および他動（ゴムバンドの力による）伸展による早期運動療法の例である．これらの方法は，関節の動きを促進し，機能回復を支援する．
  - ▶関節拘縮：手術後や外傷後の関節拘縮，リウマチ性関節炎などで関節の可動域が制限されている場合に用いられる．
  - ▶筋力の低下：神経障害や長期の不動による筋力低下がみられる場合，動的スプリントは筋の刺激と強化を助ける．
  - ▶神経損傷：脳卒中や外傷後の神経損傷による麻痺や筋力の低下がある場合，動的スプリントによって筋の再教育と機能の改善を目指す．
  - ▶変形の矯正：先天性の変形や疾患による関節の変形がある場合，動的スプリントは徐々に正しい位置へと導く矯正力を提供する．
- ●動的スプリントの使用には，対象者の特定のニーズと治療目的に応じた適切なデザインとサイズの選択が重要である．また，装着による皮膚の状態や感覚の変化，関節の反応などを定期的に確認し，状況に応じて調整を行う必要がある．

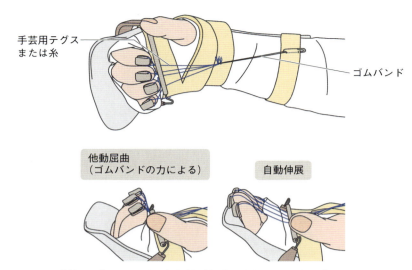

図17　動的スプリント（手指屈筋腱損傷に対する背側スプリント）

屈筋腱損傷Zone Ⅱ．中指～環指の浅指屈筋，深指屈筋腱断裂．腱縫合術施行後，術後1日より早期運動療法を開始する際に用いるスプリントの例．
「リハビリテーション義肢装具学」（清水順市，青木主税／編），メジカルビュー社，2017を参考に作成．

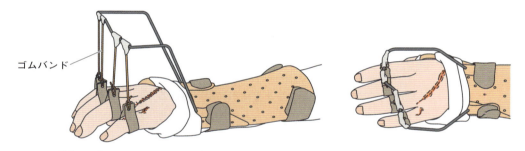

図18　動的スプリント（手指伸筋腱損傷に対する背側スプリント）

伸筋腱損傷Zone Ⅴ．示指～環指の伸筋腱断裂．伸筋腱縫合術施行後術後2日より早期運動療法を開始する際に用いるスプリントの例．
「リハビリテーション義肢装具学」（清水順市，青木主税／編），メジカルビュー社，2017を参考に作成．

- 対象者教育においては，スプリントの正しい使用方法，装着時間，ケア方法についての指導が不可欠である．

3）確認ポイント

- 動的スプリントの設計，作製，および使用において検証すべき重要な点は，牽引方向，牽引力，適合検査，効果判定である．
    ▶ 牽引方向：動的スプリントの効果は正確な牽引方向に依存する．牽引力が誤った方向にかかると，スプリントは十分なサポートを提供できず，逆に怪我のリスクを増加させる可能性がある．このため，スプリントの設計と使用にあたっては，適切な牽引方向を確認することが重要である．

▶牽引力：スプリントの牽引力を，対象者のニーズや目標に合わせて調整する必要がある．牽引力が過大または過小である場合，スプリントの効果は減少し，快適性が損なわれる可能性がある．設計段階から，スプリントの牽引力を検証し，調整可能なシステムを提供することが重要である．

▶適合検査：動的スプリントは，個々の対象者に合わせて調整される必要があり，適合検査は，対象者の体型，身体的特性，運動能力に基づいて行われる．これにより，スプリントが正確にフィットし，機能することを確保する．適合検査は，作業療法士によって行われ，適切なスプリントの選択と調整をサポートする．

▶効果判定：動的スプリントの効果を定期的に評価することが重要である．静的スプリントと同様に定量的な評価と定性的な評価を定期的に実施し，医師とともに判定する．

10 その他のスプリント

1）静的進行スプリント（Static Progressive Splint）

● 静的進行スプリントは，関節の拘縮を段階的に改善し関節可動域の拡大を目指して設計されるスプリントである．静的スプリントと動的スプリントの中間的な性質をもち，可動部分は存在しないが，時間をかけて圧力を調整することによって，徐々に関節の動きを改善することが可能である．

● このスプリントの主要な目的は，関節拘縮の治療，関節可動域の拡大，および痛みの軽減である．固定された関節に対して調整可能な圧力をかけることで，徐々に関節の動きを改善していく．拘縮がみられる手指関節や手関節，肘関節などに使用されることが多い．重要な確認ポイントとして，圧力の適切な調整，スプリントのフィット感，対象者の快適さと安全性があげられる．

● 図19に静的進行スプリントの例を示す．示指基節骨骨折後のPIP関節屈曲拘縮例に対して，第1期より徐々に角度を変えて，伸展位に修正する．

● 手指に拘縮のある症例には，スプリントの装着時間を工夫しながら時間をかけて段階的に修正することにより，拘縮および日常生活の改善が認められる[9, 10]．

2）機能的スプリント（Functional Splint）

● 機能的スプリントは，骨折部を保護し安定させる目的をもちつつも，関節運動を可能にする設計となっている[11]．

● 図20に機能的スプリントの例を示す．上腕骨骨折術後では，手術による内固定に加え，スプリントによる外固定を施すことで骨折部の固定性を高めつつ，関節可動域練習を進めることができる．

● スプリントのパーツは，内側と外側のパーツに分けて製作され，伸展時にはこれらを重ねてしっかりと装着する．

▶装着後，対象者は肘の屈伸運動を実行する．

▶上腕二頭筋，上腕三頭筋の筋収縮を行うことで，筋のボリュームにより固定性を向上することが目的である．

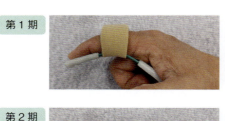
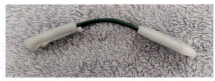
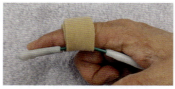
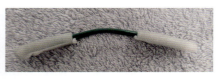
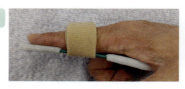
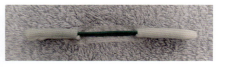

図19　静的進行スプリントの例

示指基節骨骨折後のPIP関節屈曲拘縮に対して，伸展矯正のため，拘縮の改善とともに段階的に角度を伸展位にして伸張する．

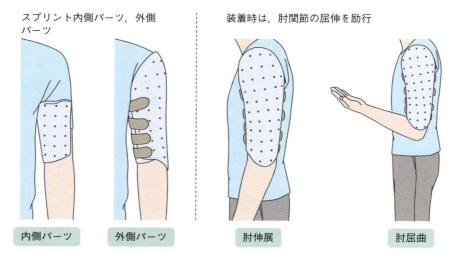

図20　機能的スプリントの例

上腕骨骨折に対して，上腕骨を固定したまま肘の屈曲，伸展を行い，上腕二頭筋，上腕三頭筋の筋収縮を促すことにより，スプリントの内側からの固定性を向上することを目的とする．
「PT・OTのためのハンドセラピィ」（斎藤和夫，他／編），医学書院，2022を参考に作成．

- ▶これにより，スプリントの内側からの固定性が向上する．
- このスプリントを使用することで，早期から関節運動を開始できる利点がある．関節可動域の早期改善が可能であるが，運動を開始する際には，骨折部の痛みや骨折の状態を医師とともに確認しながら進めることが，成功の鍵となる．

11 最後に

- スプリントの治療技術としての地位を確立し，社会的な認知を得るためには，臨床の質の向上，科学的根拠の提示，研究支援の強化が不可欠である．これにより，スプリント療法の安全性や有効性に関する信頼性の高い情報が提供され，医療従事者や対象者からの信頼を獲得し，広く受け入れられる治療方法となることが期待される[12]．

- そのために，作業療法士はスプリントの治療効果や安全性に関する科学的根拠を体系的に示し，医療従事者や対象者に対して信頼性の高い情報を提供することに努める．

■ 文献

1）斎藤和夫：スプリント／上肢装具．「PT・OTのためのハンドセラピィ」（斎藤和夫，他／編），pp122-124，医学書院，2022

2）大森みかよ：スプリントの目的・機能・構造．「日本ハンドセラピィ学会　認定ハンドセラピスト制度養成講座　ハンドスプリントベーシックセミナーテキスト」日本ハンドセラピィ学会，2019

3）Saito K, et al：Surveys of the Efficacy, Technical Difficulty, Ethics, and Dissemination of Splint/Orthosis Fabrication Using Thermoplastic Splint Sheets. Asian J Occup Ther, 19：223-229, 2023

4）Merritt WH, et al：Recent Developments Are Changing Extensor Tendon Management. Plast Reconstr Surg, 145：617e-628e, 2020

5）Burkhalter WE & Reyes FA：Closed treatment of fractures of the hand. Bull Hosp Jt Dis Orthop Inst, 44：145-162, 1984

6）石黒 隆：指基節骨・中手骨骨折の早期運動療法．MB

Orthopaedics, 23：25-32, 2010

7）「リハビリテーションのための姿勢と動作」（金村尚彦，濱口豊太／編），pp155-167，CBR，2021

8）斎藤和夫：手関節・母指・手指の保存療法．関節外科，42：suppl-2, 73-80, 2023

9）Saito K, et al：Acquisition of Practical Communication by Introducing a New Input Method for Locked-In Syndrome in an Older Adult: A Case Report. PM R, 11：562-565, 2019

10）Saito K, et al：Long-term prognoses of patients with and without re-rupture after arthroscopic rotator cuff repair. J Phys Ther Sci, 33：460-465, 2021

11）「リハビリテーション義肢装具学」（清水順市，青木主税／編），pp204-269，メジカルビュー社，2017

12）大森みかよ，他：スプリトを巡る課題と展望．日本ハンドセラピィ学会誌，16：58-62，2024

第 I 章 義肢・装具学

11 スプリント作製の手順と技術

学習のポイント

- スプリント作製の基本的な手順と注意点を理解する
- 直接法と採型法の特徴と適応を理解し説明することができる
- 採型法の基本的な工程におけるポイントを理解する

学習概要

- スプリント作製の基本的な手順を説明し，直接法と採型法の長所・短所をふまえた特徴を概説する
- 代表的なスプリントである掌側カックアップスプリントを題材に，採型法の手順における各工程を説明する．また，各工程におけるうまく作製するためのコツや失敗しないための注意点なども含めて記載する

準備学習

- スプリント作製に必要な手の皮線と骨・関節の関係などの上肢の体表解剖学を復習しておきましょう
- スプリント作製時は，手を立体的に捉える必要があるため，手の機能と手の構えの関係を運動学的に理解しておきましょう

1 作製方法

❶ 直接法

- スプリントを作製する手の範囲に直接，スプリント材料を当ててスプリントをデザインし作製する方法である．臨床場面で作製する場合に時間の短縮につながる利点はあるが，メジャーなどを用いないでフリーハンドで作製する場合には，ある程度の経験が必要となる．
- 採寸法は，作製するスプリントの基本デザインが決まっている場合に，メジャーなどを使用してスプリント作製に関連する手の部位を採寸して作製する方法である．

❷ 採型法（トレース法）

- スプリント作製時に手の型を採型（トレース）し，そこからスプリントをデザインして，洋服を作る時のように型紙をおこし作製する方法であり，型紙を作るので型紙法ともいう．直接法よりも型紙を作る分の工程が多く時間を要するが，より正確なデザイン作製ができるので，失敗が少なくスプリント材料を効率よく使用することができる．

198　作業療法 義肢・装具学

2 採型法の工程 ［掌側カックアップスプリント（サムホールタイプ）の例］

1）材料と道具

1 材料
- スプリント材：ポリフレックスⅡ（1％穴あき，厚さ2.4 mm）
- 面ファスナー：ベルクロ・ループ（ノーマル，ホワイト，幅2.5 cm）
  　　　　　：ベルクロ・フック（コイン）

2 道具
- ハサミ：エマジンバサミ，万能バサミ，スプリントカッターなど
- 加温装置：ヒートパン（付属品：ヒートパンライナー），ヒートガン
- フライ返し
- 油性ペン
- タオル

2）トレーシング（図1A〜D）

- 対象者の手の肢位は，母指橈側外転位で示指〜小指は揃えて，手掌面を紙（A4判）につけるように手を置き，手の輪郭を採型（トレース）する．注意点として，手関節が尺屈しないよう前腕長軸に中指が位置するようにする．ランドマークとして，遠位手掌皮線（DPC：Distal Palmar Crease）尺側端，近位手掌皮線（PPC：Proximal Palmar Crease）橈側端，手首皮線（WC：Wrist Crease）両側端をマークする（図1A）（動画①）．
- 基準線として，PPCとDPC，WCの両端を結ぶ線を引く（赤点線）．次に，PPCおよびDPCとWCの両端を交差するように結ぶ線を引くと，橈側の三角形（青色）は母指球部で，尺側の三角形（黄色）が小指球部となる（図1B）．
  - ▶ DPCとPPCを結ぶ線（遠位赤点線）は示指〜小指のMP関節の運動制限に関連する線であり，この線を越えないように作製すればMP関節の屈曲を制限しない．
  - ▶ WCの両端を結ぶ線（近位赤点線）は手関節の運動制限に関連する線であり，この線を越えないように作製すれば手関節運動を制限しない．
- スプリントデザインは，採型した手のラインに沿って遠位部はPPC・DPCより外側と遠位側へおのおの2 cm（a）の位置でマークする．WCより近位側へ前腕長の2/3の長さ（b）をマークし，近位側の幅は前腕周径の1/2の長さ（c）でマークする．そして，それらを結ぶ線（赤線）を引く．サムホール（母指を通す部分）は，橈側の三角形内に少し細めの半円形（赤斜線）にデザインし作成する（図1C）．
- 図1Cより型紙（赤線部）を切り取り，熱可塑性素材（以下，スプリント材）に描き写す（図1D）（動画②）．

- スプリント材へのトレースは基本的には水性ペンを使用するが，ヒートパンなどを用いて少し柔らかくして切る場合は，線が消えてしまうので，油性ペンを用いる．その場合はカッティングの時に線が残らないように切るので，実際に切る線より外枠は大きめに，内枠は小さめに写す．

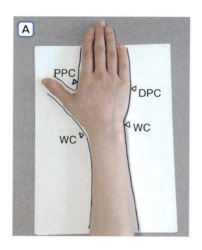
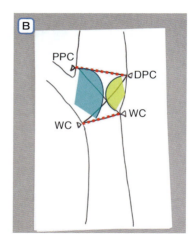
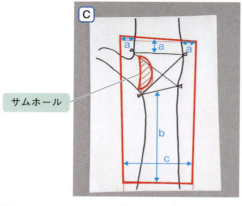
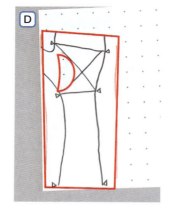

図1 トレーシング（掌側カックアップスプリント）

A) 手型をトレースする．トレーシング時の前腕肢位は回外位が手の皮線を見やすいが，輪郭は回内位が描きやすいので回内位でトレースした．※臨床場面では，患側手は手指完全伸展できないことも多く，その場合は健側手でトレースし，型紙を裏返して使用する．**B)** 基準線を引く．**C)** スプリントをデザインする．a＝2 cm，b＝前腕長の2/3，c＝前腕周径の1/2．**D)** 型紙からトレースする．

3) カッティング（図2）（動画③）

動画③

- スプリント材を型紙から写した線にそってカッティングしていく．写した線が水性ペンで書かれている場合は，そのままエマジンバサミやスプリントカッターなどで線上をカッティングしていく．
- 水性ペンの場合は，次のヒーティングの際に，ペン跡は消えてしまうので問題ない．油性ペンで描いた線は，ヒーティングの際に消えないので，写した線が残らないように，外枠線はギリギリ内側を切り，内枠線はギリギリ外側を切って線が残らないようにする．
- カッティングをエマジンバサミなどで行う場合は，スプリント材が硬く切りづらい場合がある．その場合は，ヒートパンなどで少し温めてから切ると切りやすい．しかし，温めすぎると素材によっては柔らかくなり過ぎて，かえって切りづらくなるので注意する．

200　作業療法 義肢・装具学

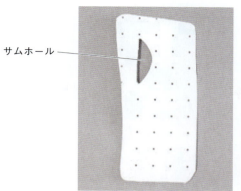

図2 カッティング
（掌側カックアップスプリント）

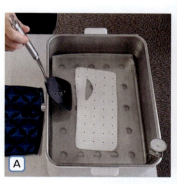 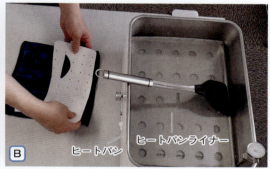

図3 ヒーティング（掌側カックアップスプリント）

4）ヒーティング（図3）（動画④）

- ヒートパンに水を入れて加温し，約70℃まで温め，カッティングしたスプリント材を投入し柔らかくなるまで待つ（図3A）．
  - ▶スプリント材を温める温度は，使用するスプリント材の種類で多少異なるため，使用材料に合わせて調節する．
- スプリント材が十分に柔らかくなれば，ヒートパンよりフライ返しなどで取り出し，タオルで水気を拭き取る（図3B）．
  - ▶ヒートパンにはヒートパンライナーを入れておくと，フライ返しでは取り出しづらい大きさの物も取り出しやすくなる．

5）モールディング（図4）（動画⑤）

- 柔らかくなったスプリント材をデザインした通りに手に当て立体的に成形する．
- サムホールに母指を通して，母指球がしっかりと見えるように，尺側へ少しずつ広げながら成形する（図4A〜C）．
- 前腕部と手関節部の周径に合わせて背側方向へ成形する．この時，母指CM関節部が十分に見えていなければ，見えるまで近位へスプリント材を伸ばしながら成形する（図4D，E）．
- 母指と他指が対向するように，作製者の両母指で対象者の第3中手骨部を押し上げて手掌

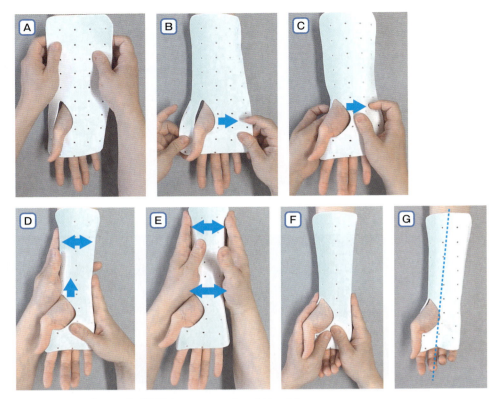

図4 モールディング（掌側カックアップスプリント）

アーチを作る．手関節部を作製者の示指から小指で支えて，任意の角度（機能的肢位であれば背屈30°程度が目安）で成形する（図4F）．
- 前腕の長軸の中心に中指があるかを確認する（図4G）．

6）トリミング（図5）（動画⑥）

- 固定関節以外の関節の動きを妨げる部分や脱着時に邪魔になる部分など，余分な部分を切り取る．
- 脱着時に邪魔になる背側部を切り取るため，トリミングライン（切り取り線）を描く．橈側部（図5A）と尺側部（図5B）のトリミングラインは前腕周径の1/2の深さを残す．手背の橈側部は，ある程度背側部に被るので，脱着の邪魔にならない程度に切り取る（図5A）．
- 遠位端のトリミングラインを描く時は，示指から小指の屈曲を制限しない場合，DPCとPPCを目安に少し遠位（約1cm）にラインを引く（図5C，D）．
- トリミングラインに沿ってエマジンバサミなどで切り取る．油性ペンで描いた場合は，ラインが残らないように線の内側ギリギリで切り取る（図5E～G）．
- 角の部分は，引っかからないように丸くラウンドカットする（図5H）．

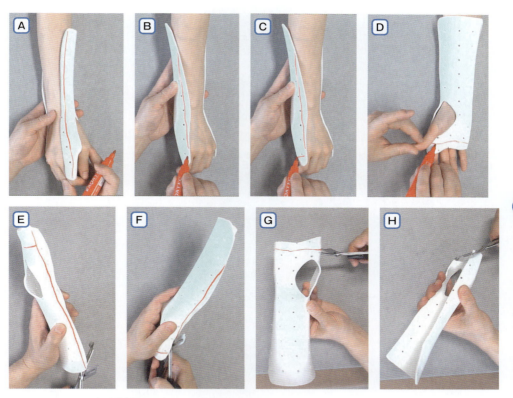

図5 トリミング（掌側カックアップスプリント）

7）スムージング（図6）（動画⑦）

- 切り取った部分などは，切り跡が滑らかではないので，ヒートガンやヒートパンを用いて滑らかにしたい部分だけを温め（図6A），手のなるべく平らな部分を利用して撫でつけて滑らかにする（図6B）．
- 遠位端の部分は，示指から小指の屈曲を制限しないように，部分的にヒートガンやヒートパンを用いて温めてから，DPCとPPCを結ぶ線を目安に外側に折り曲げる（ロールバック，図6C，D）．
- 近位端の部分は，手関節掌屈時に圧がかかるため，少しだけ傾斜（フレア）をつける（フレアリング，図6E，F）．

8）ストラッピング（図7）（動画⑧）

- ストラップは手関節近位部（キーストラップ），スプリント近位部（支持ストラップ），ストラップ遠位部（補助ストラップ）の3カ所に付ける．
- はじめに面ファスナー（フック面）*の接着面をヒートガンで温め（図7A），少し艶が出たら接着面を各ストラップ接着個所に貼り付ける（図7B）．
  *商品名はベルクロ・フック（オス）など．
- 面ファスナー（ループ面）の片方の端をラウンドカットし，貼り付けたフック面に取り付けて，対のフック面までまわして付けて，余分な部分はラウンドカットする（図7C，D）．

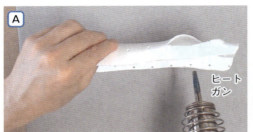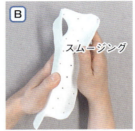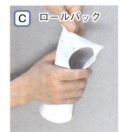
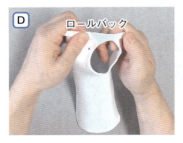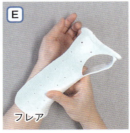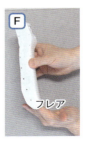

図6 スムージング（掌側カックアップスプリント）

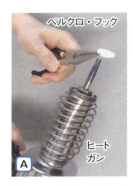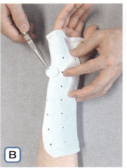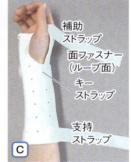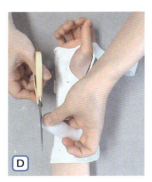

図7 ストラッピング（掌側カックアップスプリント）

9) チェックアウト（図8）（動画9）

- 母指の屈曲や伸展，対立運動を妨げていないかをチェックする．
- 示指～小指の屈曲を妨げていないかをチェックする（図8A）．
- 手関節掌屈に力が加わった時に，スプリント近位端が皮膚に食い込まないかをチェックする．
- 肘関節を曲げた時に肘の屈曲を制限しないかをチェックする（図8B）．
- スムーズに脱着できるかをチェックする（図8C）．
- 手関節が予定の角度で固定できているかをチェックする．
- 手掌のアーチが保たれているかをチェックする．

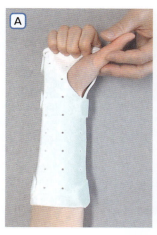 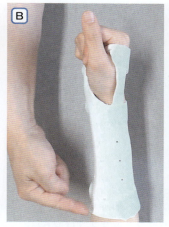 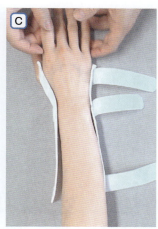

図8 チェックアウト(掌側カックアップスプリント)
A) 指の動き. B) 圧迫部分. C) 脱着時のスムーズさ.

3 動的スプリント作製の工程 [背側アウトリガースプリントの例]

本項では背側カックアップスプリントをベースにした背側アウトリガースプリントの作製工程と作製におけるポイントを解説する.

1) 材料と道具

1 材料

- スプリント材:アクアプラスト(穴なし,厚さ2.4 mm)
- 面ファスナー:ベルクロ・ループ(ノーマル,ホワイト,幅2.5 cm)
  :ベルクロ・フック(コイン)
  :ベルクロ・フック(接着性,ホワイト,幅2.5 cm)
- アウトリガー:ビニールコーティング針金(直径2.3 mm)
- 牽引用ラバーバンド:市販の輪ゴム(#18)

2 道具

- ハサミ:エマジンバサミ,万能バサミなど
- 加温装置:ヒートパン(付属品:ヒートパンライナー),ヒートガン
- フライ返し
- 油性ペン
- タオル

2) トレーシング (図9) (動画⑩)

- 最初に背側カックアップスプリントを作製し,それをベースとして背側アウトリガースプリントを作製する.

I-11 スプリント作製の手順と技術

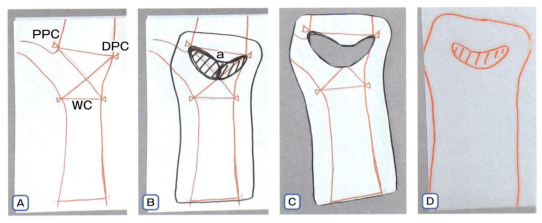

図9　トレーシング（背側カックアップスプリント）

- 背側カックアップスプリント作製におけるトレーシング部分は，途中まで掌側カックアップスプリントと同じである（図9A）．
- スプリントデザインとしては，掌側カックアップスプリントと同様に，ランドマークのDPC，PPC，WCより引いた基準線と手型より前腕長の2/3および前腕周径の1/2を導き，外枠を作製する（図9B）．
- 次に内枠として，DPC，PPC，WCより引いた基準線の上半分の三角形の下2辺を，おのおのの楕円形で囲み，その楕円形をハート形につなげた形（a）を作る（図9B）．
- 最後に外枠を切り，内枠部分を切り取れば，背側カックアップスプリントの型紙が完成する（図9C）．
- 型紙をスプリント材に当てて写す．油性ペンで書く時は，外枠は少し大きめに，内枠は少し小さめに枠線を描き写す（図9D）．

3）カッティング，ヒーティング，モールディング（図10）

- 型紙から写した線を残さないようにスプリント材をカッティングする（図10A）（動画⑪）．
- 軟化すると透明になるスプリント材の場合は，透明になるまで加温する（図10B）（動画⑫）．
- 透明になったスプリント材の内枠の穴へ示指から小指を通す．スプリント材の遠位部は掌側へ近位部は背側へくるように通すが，穴が大きくならないように注意する（図10C）（動画⑬）．
- 内枠の穴の外側部分を背側へ折り返して密着させる．この時，折り返し部分は必ず手関節を越えるように折り返す．これにより手関節部は二重になり強度が増す（図10D）．
- 作製者は両母指で第3中手骨を押し上げ手掌のアーチを成形し，他指で折り返した部分を押さえながら手関節の角度を任意（機能的肢位：背屈30°）に固定する（図10E）．
- 前腕部はスプリント材の加温時の柔軟性により前腕の周径にそって成形できるが，素材の特徴によっては硬化中に元の形状に戻ろうとするので，時々軽く押さえる（図10F）．
- 硬化すると透明から白に戻るスプリント材では，白くなるまで形状をキープする．その他の素材でも硬化中に形状が変化してしまうことがあるため注意する（図10G，H）．

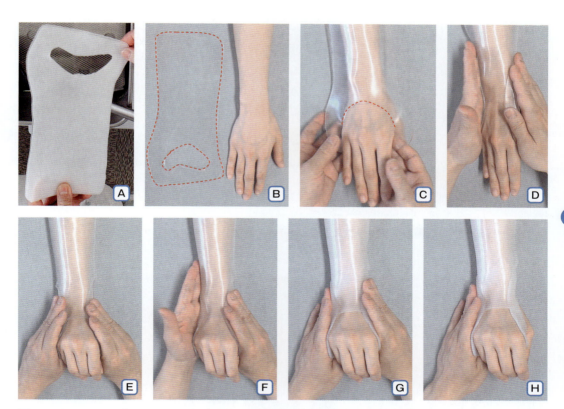

図10 カッティング，ヒーティング，モールディング（背側カックアップスプリント）

4) トリミング（図11）（動画⑭）

- トリミングラインは，遠位端はMP関節の屈曲を阻害しないようにDPCとPPCを結ぶ線を目安に描き，線が残らないように切り取る（図11）.
- 前腕部は周径の1/2の深さを残すことを目安に，前面（掌側）から見て被っている部分を切り取るが，トレーシングが正確であれば多くの場合切り取る必要はない（図11A）.

5) スムージング，ストラッピング（図12）（動画⑮⑯）

- スムージングとしては，遠位端を再度温め，ロールバックを行う．折り返し幅は1cm程度を目安に密着するように施行する（図12A）.

- 次に尺骨頭に当たるところは圧迫されやすいので，温めて母指などで内側から押してくぼませる（矢印部）ようにする（図12B）.
- ストラッピングは，前腕近位部のみでよい．面ファスナー（フック面）を2個貼り，面ファスナー（ループ面）でストラップを作製する（図12C〜E）.
- 本スプリントでは3点支持として，遠位部（a）にかかる力を，手関節近位背側部（b）を支点とし，前腕近位部ストラップ（c）で支持する（図12A，B，E）.

6) 虫様筋バーのデザインとメジャーリング，カッティング（図13）

- 示指から小指のPIP関節を伸展させるためには，MP関節の過伸展を抑えなければならな

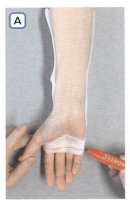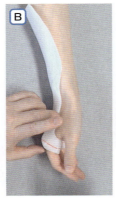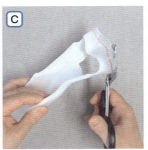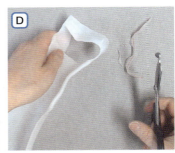

図11　トリミング（背側カックアップスプリント）

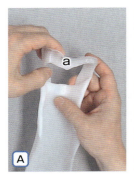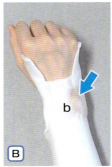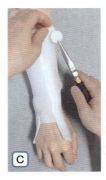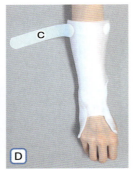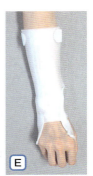

図12　スムージング，ストラッピング（背側カックアップスプリント）

- い．そのため，アウトリガーを作製する前に虫様筋バーを作製する必要がある．
- 背側カックアップスプリントが手関節背屈30°に固定されている場合は，虫様筋バーもMP関節30°屈曲位で作製する．
- メジャーリングは，示指から小指の基節部背側面の幅（a）を測定する．次に示指から小指の基節部を横断する距離（b）を測定する．最後に示指基節部中央側面から手部側面のスプリント橈側バーまでの距離（c）を接着部分も計算に入れて測定する．スプリント尺側バーまでの距離（c'）も接着部分を含め測定する（図13A，B）．
- カッティングは，メジャーリングで測定した距離を参考にスプリント材に長方形を描き，エマジンバサミなどでカッティングする（図13C～E）．

7) 虫様筋バーのヒーティング，モールディング（図14）

- カッティングしたスプリント材をヒートパンなどで温めて軟化し，デザインした通りに背側カックアップスプリントの手部側面の橈側または尺側に接着する（図14A，B）．
- どちらかの端を接着したら，基節部背面にそって基節部を横断して反対側のスプリント手部側面へ接着する（図14C，D）．
- 基節部側面は，各指の形状にそって指間部を凹ませて成形（モールディング）する．硬化するまでは各指間部を押して元に戻らないようにする（図14E）．

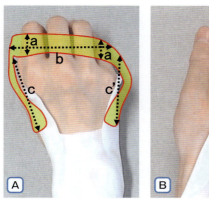
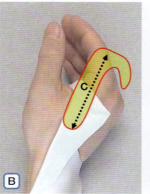
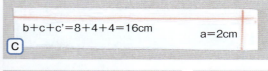
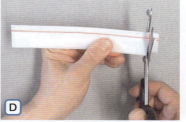
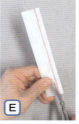

図13 虫様筋バーのデザインとメジャーリング，カッティング

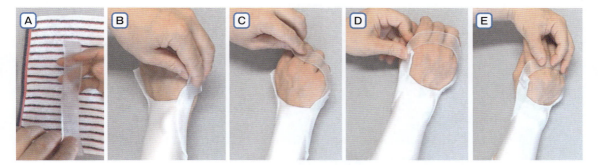

図14 虫様筋バーのヒーティング，モールディング

8) 虫様筋バーのスムージング（図15）

- モールディングした時の接着部は，接着が十分ではないため，ヒートガンで温め滑らかにすることで，より強く接着させることができる（図15）．

9) アウトリガーのデザイン，メジャーリング，作製（図16）

- アウトリガーは，ビニールコーティング針金で作製した．ビニールコーティング針金はホームセンターで入手でき，丈夫で錆びにくい．太さは2.3 mmを使用した．
- デザインとしてトップ幅（a）は，示指から小指の基節部横断距離（8 cm）に両側2 cmを足して8 cm＋4 cm＝12 cmとした（図16A）．
- (a) までのフロント距離（b）は，橈側が15 cmで尺側が13 cmであり，これは装具装着時の示指から小指の中節骨部から手関節近位部までの距離である（図16B）．
- 高さ（c）は，邪魔にならずに運動が行いやすい高さとして，今回は13 cmとした*．
  ＊牽引力は100 g〜300 g程度が適切とされているが，牽引力はラバーバンドの太さと接着部のところでの指からの距離で調整ができる．
- 接着部（d）は，最低限の固定性を考慮して今回は3 cmとした．接着用のスプリント材は，長さ（3 cm＋2 cm）×幅2 cmとした（図16C）．
- アウトリガーはデザインした通りにビニールコーティング針金を曲げて作製するが，曲げ

209

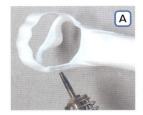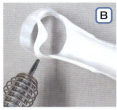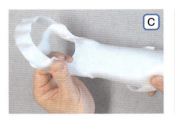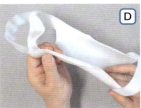

図15 虫様筋バーのスムージング

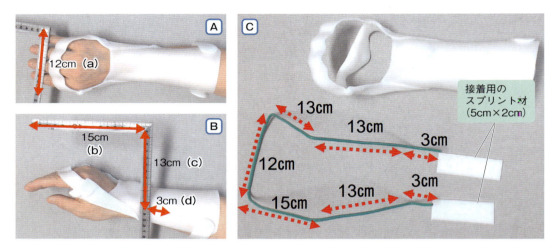

図16 アウトリガーのデザイン，メジャーリング，作製

る時はペンチの間にタオルを挟むなどして，ペンチが直接ビニールコーティング針金に当たらないようにする方がよい．直接ペンチを当てるとビニールが剥げてしまうことがある．

10）アウトリガーの本体への接着（図17）

- 接着用スプリント材をヒーティングし，アウトリガー接着部へ巻き付けて形を整える．この時，アウトリガー接着部より1cm分は高さ部分へL字に曲げて巻き付ける．これによりアウトリガーが抜けてくるようなトラブルは生じず接着部も安定する（図17A）．
- アウトリガー接着部の両側に接着用スプリント材を巻き付け形を整えたら（図17B），ヒートガンで接着部を温める（図17C）．
- 本体のアウトリガー接着箇所も表面に光沢が出る程度に少し温めて，強く圧して接着する．接着後は接着部の段差部分をスムージングする（図17D，E）．

11）アウトリガーの牽引用ベースの作製（図18）

- アウトリガートップ部に牽引用ベースをスプリント材で作製する．牽引用ベースは，トップ部を横断するように作製するため，長さを12cm＋2cm，幅を3cmとした（図18A）．
- スプリント材をヒーティングし，トップ部に上から端を巻き込むように接着していく（図18B〜D）．

210　作業療法 義肢・装具学

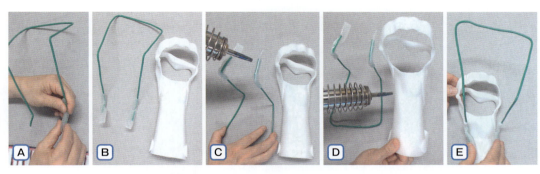

図17　アウトリガーの本体への接着

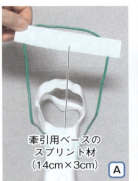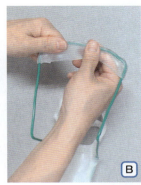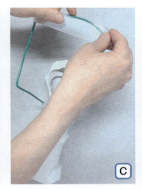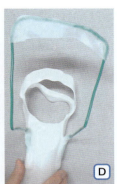

図18　アウトリガーの牽引用ベースの作製

12）アウトリガーの牽引用ベースに面ファスナーフック面を貼る（図19）

- アウトリガーの牽引用ベースに面ファスナーフック面（接着性）を当て，裏から牽引用ベースの形を写し，それに合わせて裁断する（図19A～C）．
- 面ファスナーフック面（接着性）の裏紙を剥がし，接着面をヒートガンで少し温めて牽引用ベースに貼り付ける（図19D）．

13）牽引用カフの作製（図20）

- カフの長さは，示指から小指の指周径に合わせる．また幅もDIP・PIP関節にかからないようにカットする．
- 面ファスナーループ面の両縁のループのない部分を切り取り，両端にパンチで穴を開け，ラウンドカットしてカフを作製する（図20A，B）．
- 牽引用ベースに接続する接続部は，3～4cm（この長さは長ければ牽引力の調整の幅が大きくなる）の面ファスナーループ面を縦に半分に切り，片端だけにパンチで穴を開け，輪ゴムを通して留める（図20C）．
- 輪ゴムの牽引部の反対側に面ファスナーループ面で作製したカフを通して留めれば，牽引用カフが完成する（図20C，D）．

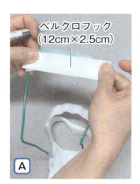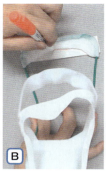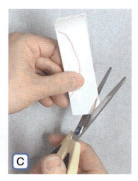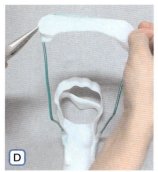

図19　アウトリガーの牽引用ベースに面ファスナーフック面を貼る

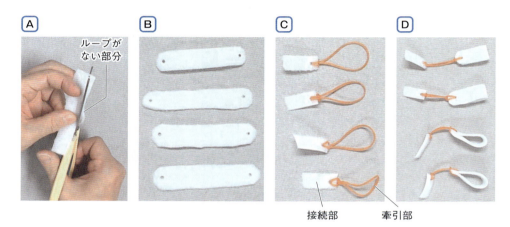

図20　牽引用カフの作製

14) 牽引用カフの取り付け

- 完成した牽引用カフをアウトリガーに取り付ける．牽引方向は上から見ても横から見ても各指の中節部の真上に位置するように面ファスナーで接着させる．

15) 牽引方向のチェックアウト（図21）

- 牽引方向の基本は，カフをかけて運動する部分の骨長軸に対して，上から見ても横から見ても垂直に牽引できているかをチェックする（図21A～C）．

> **Point** 屈筋腱の滑走障害改善や屈曲力強化に対して用いる場合は，少しだけ遠位よりに牽引した方が，屈曲した時に力学的に最も牽引力が生じるため効果的である．この場合は，牽引カフの牽引方向を遠位からになるように牽引ベースに着ける方向を変える．また，接続部の位置をずらすことで牽引力を調整することができる（図22A，B）．

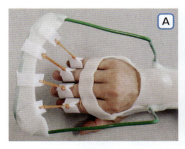 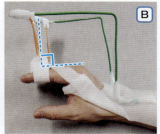 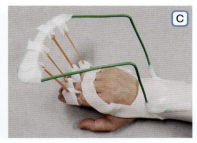

図21　牽引方向のチェックアウト

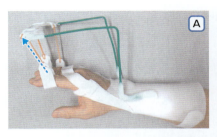 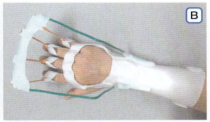

図22　牽引方向の変更（腱滑走改善・屈曲力強化）

4　その他：特別な材料や道具を使用しない動的スプリント
[コイル式指伸展スプリントの例]

● スプリント材を使用しないコイル式指伸展スプリントの作製方法を紹介する．

1）材料と道具

1 材料（図23）

- ピアノ線（#22：0.7 mm・#20：0.9 mm）＊
  ＊本書では，見やすいように0.9 mmを使用している．
- テーピングテープまたは布製テープなどの伸縮性のない丈夫なテープ
- テーピング用アンダーラップまたは自着性伸縮包帯

2 道具（図23）

- ラジオペンチ
- 竹製丸割箸（以下，割箸）

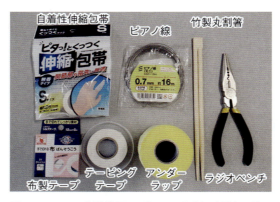

図23 コイル式指伸展スプリント作製の材料と道具

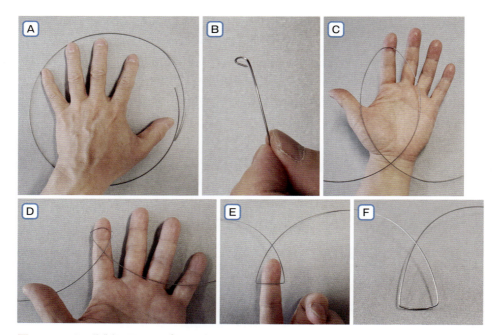

図24 コイル作製に用いるピアノ線の切り方と曲げ方

2）作製工程

1 コイル作製

①ピアノ線の長さは，手を広げた時の手の周囲くらいの長さを目安としている（図24A）．
②ピアノ線の切った端は尖っていて危険なので，作製前に折り曲げておくとよい（図24B）．
③切ったピアノ線の中心に対象指の指腹部を当てる（図24C）．
④当てた所を中心に少しずつ中心に向かって曲げてくる（図24D）．
⑤指の幅より少し広めの幅を目安にピアノ線を直角に曲げる（図24E）．指に当たる所を少しくぼませる（図24F）．

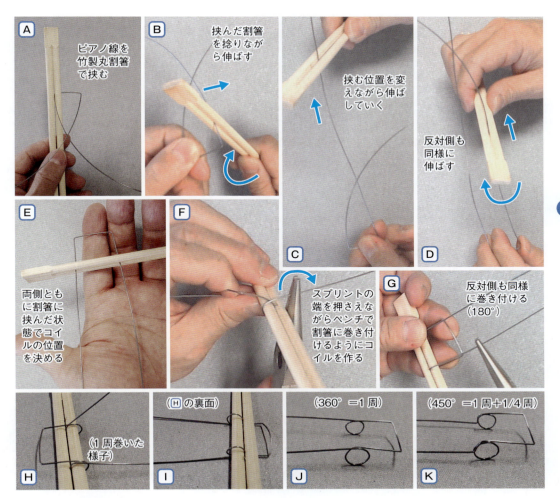

図25 コイルの作製手順

⑥コイル部分の作製はピアノ線を真っすぐにする必要があるため，割箸を使用し，曲がっている方向と反対方向にピアノ線を曲げて直線にする（図25A～D）．

⑦両側が直線になったら，コイルを作製する位置（PIP関節の運動軸：基節骨骨頭中心）を割箸で挟み，ラジオペンチで割箸に巻き付けるようにコイルを作製していく（図25E～I）．1周+1/4周（450°）まで巻くことで重なる部分ができ，コイルの運動軸が安定する（図25J，K）．

2 基節部背側と手掌部に当たる部分の作製

①基節部背側に当たる面の距離（a）を測定し，基節部背側から手掌部までの距離（b）を測定する．手掌部に当たる面の長さ（c）はDPCとPPCを結ぶ線上あたりを目安としている．

②手掌部幅（d）は，中手骨頭の幅とする．

③bからcへの曲がり角は，水掻き部分に当たるところであり，直角でもよいが二段階に曲げるとよりフィット感がある（図26A，B）．

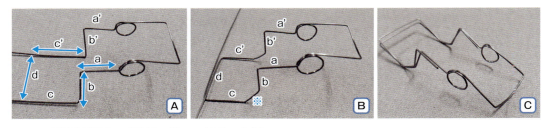

図26 基節部背側と手掌部に当たる部分の作製

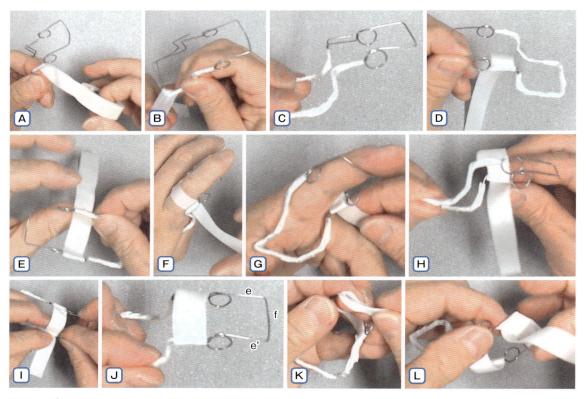

図27 ピアノ線を二重にした部分へのテープの巻き方

④dの所で重ねたピアノ線の残りは，同様に反対側の部分に沿ってa'まで重ねていく（図26C）．

⑤ピアノ線による骨格が完成した後は，二重にした部分にテープを巻く．aから巻きはじめ，半分ずつ重ねながらa→b→c→d→c'→b'→a'と巻いていく（図27A～D）．

⑥a'からaへ接着面を上にしてテープを渡し，対象の指を通して反対側に折り返し，同じように2回折り返しをくり返し，基節部背側に当たる面を作製する（図27E～J）．

⑦中節部掌側に当たる面を作製する．はじめにeとe'を渡すように巻く時に，テープの幅をそのまま巻くのではなく，屈曲した時に邪魔にならないように中節部の掌側幅に合わせて少しfからはみ出すくらいで巻く（図27K）．

⑧はみ出した部分を巻き込むようにfの所にテープを巻き付けながら形を整える（図27L）．

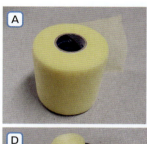 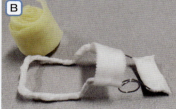 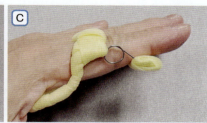
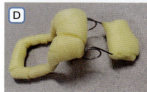 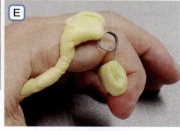

図28 テープの上からクッション材（アンダーラップの場合）を巻く

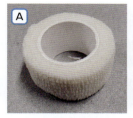 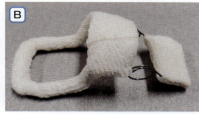 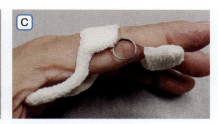

図29 テープの上からクッション材（自着性伸縮包帯の場合）を巻く

⑨最後に，テープで巻いたところをすべてアンダーラップ（図28A）で巻いて仕上げる．アンダーラップは幅を3分の1に折りたたむと巻きやすい（図28B〜F）．自着性伸縮包帯の場合も同様にテープで巻いた部分をすべて覆うように巻く（図29）．アンダーラップは色のバリエーションが豊富な点がよい．また，自着性伸縮包帯は，最近は百均ショップでも販売しているので入手しやすいと言える．

■ 参考図書

- 「義肢装具と作業療法―評価から実践まで―」（大庭潤平，他/編著），医歯薬出版，2017
- 「ハンター・新しい手の外科：手術からハンドセラピー，義肢まで」（Hunter, JM，他/著，津山直一，田島達也/監訳），pp174-183，協同医書出版社，1994
- 「手のスプリントのすべて 第4版」（やさききよし/著），p78，三輪書店，2015
- 佐藤明俊，他：Capener's Splintの特徴と力学的分析．日ハ会誌，12（2），59-63，2019

第 I 章　義肢・装具学

12 体幹・下肢・靴型装具の作業療法

学習のポイント

- 頚椎・体幹装具の目的とその種類を理解する
- 下肢装具の目的とその種類を理解する
- 各装具の適合判定を理解する
- 各装具における作業療法のポイントを理解する

学習概要

- 骨折や脊髄損傷後の固定や局所の安静のために用いられる頚椎・体幹装具の基本構成と特徴を学習する．特に頚椎や体幹の動きの制限（固定できる動き）に関する理解を進めていく
- 脊椎側弯症の治療には側弯症用の装具（ミルウォーキー型，アンダーアーム型）を用いることを確認し，それぞれの装具の特徴と学童期特有の配慮すべき点について学習する
- 長下肢装具と短下肢装具の基本構成と特徴，脳卒中片麻痺患者における活用方法について学習する
- 各装具を装着する際に確認するべきポイントを理解したうえで，装着方法について学習する

準備学習

- 骨折や脊椎疾患，脊髄損傷の病態を復習しておきましょう
- 脳卒中の病態を復習しておきましょう
- 脳卒中片麻痺でみられる反張膝・膝折れ・内反尖足の状態や原因を復習しておきましょう

1 頚椎・体幹装具：骨折・脊髄損傷[1〜3]

- 骨折とは，外部からの力が加わることで，骨の構造が途切れてしまった状態をいう．
- 骨折治療の主な目的は骨の癒合であり，整復，固定，リハビリテーションが原則となる．
- 脊髄損傷は，交通事故や高所からの転落などによる高エネルギー外傷，骨粗鬆症をもつ高齢者の転倒などによって起こる脊髄の損傷であり，脊椎の骨折や脱臼（脊椎損傷）に伴って発生することが多い．
- 脊髄損傷の初期治療では，局所の安定を図り，手術や装具を用いた整復と固定が行われる．
- 体幹（脊柱など）の骨折や脊髄損傷後の固定および患部の安静を保つために，頚椎・体幹装具が使用される．

218　作業療法 義肢・装具学

- 頚椎・体幹装具には，頚椎装具，頚胸椎装具，胸腰仙椎／腰仙椎装具などが含まれる．

1）目的

- 脊柱（頚椎，胸椎，腰椎）の運動制限（制御）や安静，固定を目的として，頚椎・体幹装具を使用する[3]．
  ＊患部にかかる負荷やストレスの軽減により，疼痛の軽減や変形の進行を妨げることが可能になる．

2）種類[3～6]

❶ 頚椎装具（図1，表1）

①頚椎（ソフト・ポリネック）カラー

A）適応
- 対象は，頚椎捻挫や炎症性疾患などである．

B）特徴
- 前方に顎を乗せて頚部を全周包み，面ファスナーで張り合わせて固定する頚椎装具である．
- 頚椎の屈曲，伸展，側屈を制限する．
- 固定性は低く，主に患部の安静を目的として用いられる．
- ソフトカラーは，スポンジや高反発素材などの柔らかい材質を用いた装具であり，保温性に優れている．
- ポリネックカラーは，軟性ポリエチレン製の板の上下にクッション材を付けた装具であり，重ね合わせる幅により高さ調整が可能である．

C）チェックポイント[4, 5]
- 前上縁は下顎部を支えており，前下縁は胸骨部まで覆われている．
- 後上縁には後頭隆起部が載っている．
- 全体的に過度な圧迫がない．
- 過度な咽頭部への圧迫がない（苦しさや飲み込みづらさがない）．
- 頚部の前後屈角度が適切である（安静角度が保てている）．
- 頚部の過度な側屈，回旋が生じていない．
- 視線が床面と平行である．

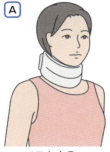 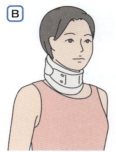 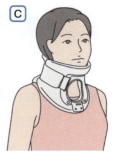 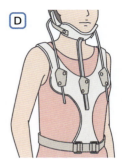

A ソフトカラー　B ポリネックカラー　C フィラデルフィアカラー　D SOMIブレース

図1　頚椎装具
Bは「義肢・装具学 第2版」（高田治実／監，豊田 輝，石垣栄司／編），羊土社，2023より引用．

表1　頚椎装具・頚胸椎装具の頚椎運動のコントロール

	脊柱の運動のコントロール			
	屈曲	伸展	側屈	回旋
頚椎カラー	△	△	△	×
フィラデルフィアカラー	○	○	△	△
SOMIブレース	◎	○	△	△
ハローベスト	◎	◎	◎	◎

◎：強固な固定，○：ある程度の固定，△：わずかな固定，×：固定力なし.
「イラストでわかる装具療法」（上杉雅之／監，長倉裕二，岩瀬弘明／編），pp51-54，医歯薬出版，2021を参考に作成.

②フィラデルフィアカラー

A）適応

● 対象は，頚椎椎間板ヘルニアや頚椎症性脊髄症や骨傷のない脊髄損傷，頚椎手術後などである.

B）特徴

● 発泡ポリエチレン製の材質を用いた前方と後方のパーツからなる頚椎装具である.
● 前後のパーツには，プラスチック製の補強サポートが付いており，両サイドを面ファスナーで固定する.
● 頚椎の屈曲，伸展，側屈，回旋を制限する.
● 頚椎カラーよりも固定性があり，主に患部の安静を目的として用いられる.

C）チェックポイント[4, 5]

● 前上縁は下顎骨下縁に沿って下顎骨下部を包んでおり，前下縁は胸骨上部まで覆われている.
● 後方は後頭隆起部の高さまであり，後下縁は肩のラインまである.
● 頚部が目的に反して過屈曲，過伸展していない.
● 咀嚼や嚥下が可能である.
● 顎関節に痛みの訴えがない.

③SOMIブレース

A）適応

● 対象は，頚椎椎間板ヘルニアや頚椎症性脊髄症，頚部の外傷後などである.

B）特徴

● 5つの部品（胸部プレート，肩サポート，後頭部サポート，下顎サポート，ヘッドバンド）から構成される頚椎装具である.
● 胸部プレートと下顎サポート，胸部プレートと後頭部サポートを3本の支柱により固定している.
● 頚椎の屈曲，伸展，側屈，回旋を制限する.
● 頚椎カラー，フィラデルフィアカラーよりも固定性があり，主に患部の安静を目的として

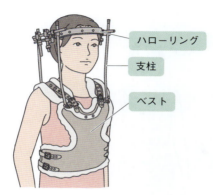

図2　頚胸椎装具（ハローベスト）
「義肢・装具学 第2版」（高田治実／監，豊田 輝，石垣栄司／編），羊土社，2023より引用.

用いられる．
- 金属支柱はすべて前面にあるため，背臥位での装着が可能である．
- 頭部の重量を若干免荷することができる．

C）チェックポイント[4, 5]
- 顎が下顎サポートに乗っている．
- 後頭隆起部が後頭部サポートに左右対称に接している．
- 頚部が目的に反して過屈曲，過伸展していない．
- 頭部と後頭部サポート，下顎サポートに緩みがない．
- 胸骨上の正中部に胸部プレートがある．
- 肩サポートは胸部プレートを固定しており，左右均等である．
- 頭部が固定されている（ヘッドバンドを使用する場合）．

2 頚胸椎装具（図2，表1）

①ハローベスト

A）適応
- 対象は，頚椎脱臼骨折や頚髄損傷，頚椎症性脊髄症などである．

B）特徴
- ハローリングと呼ばれるフレームを頭部にピンで外固定し，胸郭部のベストと支柱で固定された頚胸椎装具である．
- 頚椎の全方向の運動を制限する．
- 頚椎を固定する装具のなかで最も固定性があり，主に患部の安静（固定）を目的として用いられる．
- 頚椎を支持し，頚椎にかかる荷重を免荷することができる．

C）チェックポイント[4, 5]
- 頭部を固定しているピンは適切に挿入され，緩んでいない．
- ピンの挿入部に感染の兆候がない．
- 頚部が目的に反して過屈曲，過伸展していない．
- ハローリングは立位や座位姿勢時に水平である．
- 胸郭部のベストに過度の圧迫や緩みがない．

胸腰仙椎装具

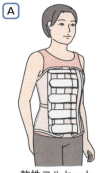
A 軟性コルセット

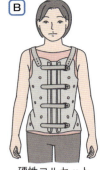
B 硬性コルセット

腰仙椎装具

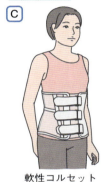
C 軟性コルセット

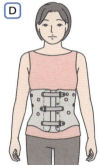
D 硬性コルセット

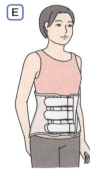 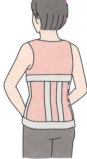
E ナイト型

図3 胸腰仙椎/腰仙椎装具

A, B, C, Eは「義肢・装具学 第2版」（高田治実/監，豊田 輝，石垣栄司/編），羊土社，2023より引用．

3 胸腰仙椎/腰仙椎装具（図3）

動画①

①軟性コルセット（ダーメンコルセット）〔装着方法（介助）を動画で解説する〕（動画①）

A）適応
- 胸腰仙椎装具の対象は，胸腰椎椎間板ヘルニアや脊椎分離症，腰痛症などである．
- 腰仙椎装具の対象は，腰椎椎間板ヘルニアや脊椎圧迫骨折，腰痛症などである．

B）特徴
- 体幹周囲を覆うように装着する通気性のよいナイロンメッシュ素材を用いた胸腰仙椎/腰仙椎装具である．
- 胸腹腔内圧を高めること（体幹の安定性の向上）や軽度の運動制限を目的として用いられる．

C）チェックポイント[4, 5]

[胸腰仙椎装具]
- 前上縁が胸骨にかかっており（胸骨上切痕の下3 cm程度），前下縁は上前腸骨棘を覆っている（恥骨結合上約2 cm程度）．
- 後上縁は肩甲骨を覆う高さであり，後下縁は骨盤帯の高さである．

- 浮かずに身体面に接しており，腹部には適度な圧がかかっている．
- 腋窩部に不快感がない．
- 座位姿勢時に鼠径部に痛みがない．
- 呼吸運動を妨げていない．
- 脊柱が目的に反して過屈曲，過伸展していない．

[腰仙椎装具]

- 前上縁が剣状突起の下3～4 cm程度の高さであり，前下縁が上前腸骨棘を覆い，恥骨結合上約2 cm程度の高さである．
- 後上縁が肩甲骨下角の下3 cm程度まで覆っており，後下縁が骨盤帯の高さである．
- 浮かずに身体面に接しており，腹部には適度な圧がかかっている．
- 局所が過度に圧迫されていない．

②硬性コルセット（モールド式装具）

A）適応

- 対象は，胸腰椎圧迫骨折や変形性脊椎症，脊椎固定術の術後などである．

B）特徴

- 腸骨部を除いて体幹が全面接触するよう採型し，熱可塑性素材を用いて成形された胸腰仙椎／腰仙椎装具である．
- 体幹の前後屈，側屈，回旋を制限する（腰仙椎装具では回旋に対する制限効果は低い）．
- 胸腰仙椎装具の中で最も固定力があり，主に体幹の固定を目的として用いられる．

C）チェックポイント[4, 5]

[胸腰仙椎装具]

- 身体のラインに沿って左右対称に装着されている．
- 上縁側面が腋窩部に接触しない．
- 下縁が鼠径部に食い込まない（座位時，股関節，膝関節屈曲時）．
- 腹部には適度な圧がかかっている．
- 呼吸運動を妨げていない．
- 脊柱が目的に反して過屈曲，過伸展していない．

[腰仙椎装具]

- 身体のラインに沿って左右対称に装着されている．
- 下縁が鼠径部に食い込まない（座位時，股関節，膝関節屈曲時）．
- 腹部には適度な圧がかかっている．
- 局所が過度に圧迫されていない．

③ナイト型

A）適応

- 対象は，腰椎椎間板ヘルニアや脊椎分離症，変形性脊椎症などである．

B）特徴

- 骨盤帯，胸椎帯，後方支柱，側方支柱，腹部前当てで構成される腰仙椎装具である．
- 胸腹腔内圧を高めること（体幹の安定性の向上）や軽度の運動制限を目的として用いられる．

- 体幹の前後屈，側屈，回旋を制限する（回旋に対する制限効果はやや低い）．
- 軟性コルセットよりも固定性がある（上位腰椎が下位腰椎に比べて，より強固に固定される）．

C）チェックポイント[4, 5]

- 骨盤が覆われている．
- 下縁が鼠径部に食い込まない（座位時，股関節，膝関節屈曲時）．
- 局所（骨隆起部など）が過度に圧迫されていない．
- 腰椎が後湾しても後方支柱に接触しない．

3）作業療法のポイント

①身体的側面

- 装具による固定期間が長ければ長いほど，固定されている体幹や股関節などの運動制限が生じ，関節可動域制限や筋力低下が生じる．可能な範囲で，廃用を予防するプログラムの立案を検討する．

②心理的側面

- 医師の判断により装具を外すことになった場合，装具による固定がなくなることで受傷部位の運動に対して恐怖心を訴えることがある．恐怖心への配慮や，恐怖心が軽減されるような環境調整を行う必要がある．

③ADL，IADL

- 装具を装着することで脊椎の可動性を制限するため，セルフケアを中心としたADLやIADLへの影響を適切に評価する必要がある．その際に制限部位を補う代替手段の獲得についても検討する．

2 体幹装具：側弯症[1]

- 側弯症（脊柱側弯症）とは，正面から見た場合に脊柱が非対称性に側方へ弯曲する疾患である．
- 側弯症の多くは，原因不明で骨の成長につれて生じる特発性脊柱側弯症である．
- 中等度の特発性脊柱側弯症（Cobb角 25〜40°）の治療には，装具療法が用いられる．
- 40°より大きければ手術適応になる．
- 装具療法ではアンダーアーム型装具が主流であるが，第7胸椎よりも上位に側弯を認める場合は，原則としてミルウォーキー型装具の適応となる．

> **Point▶　Cobb角**
> 1カ所の弯曲で傾斜が最も大きい最も頭側の椎体（上位終椎）の椎体上面と，同様の最尾側の椎体（下位終椎）の椎体下面に接線を引いて交わった角度（図4）．

1）目的

- 主に変形の進行を抑制する目的で体幹装具を使用する[4, 7]．
  ＊すでに進行した変形の矯正や維持は困難である．

2) 種類[3〜8]

①ミルウォーキー型装具（図5）

A）適応
- 対象は，すべての脊椎側弯症である（特に第7胸椎よりも上位に側弯を認める場合に適応となる）．

B）特徴
- プラスチックの骨盤帯とネックリング（後頭パッド，のどパッド），それを連結する1本の前方支柱と2本の後方支柱，側方の肩リングと腰椎パッドから構成される脊柱側弯症の装具である．
- 変形の進行を抑制する目的として用いられる（脊柱の矯正を行う）．

C）チェックポイント[5]

［ネックリング］
- 横径は両側に指1本がやっと入るくらいの余裕があり，前後径は適当である．
- 傾斜角は20°前後である．
- 後頭パッドには後頭骨が載っている．
- のどパッドと顎の間隔は，指1本入る程度である．

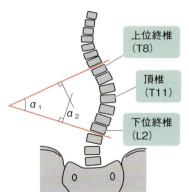

図4 Cobb（コブ）角の計測法
図はT11が頂椎，上位終椎がT8，下位終椎がL2である．上位終椎の上面と下位終椎の下面に接線を引き，その交角がCobb角（α_1）となる．Cobb角が小さい場合は，接線からそれぞれ垂線を引き，その交角（α_2）を算出することもある．
「義肢・装具学 第2版」（高田治実/監，豊田 輝，石垣栄司/編），羊土社，2023より引用．

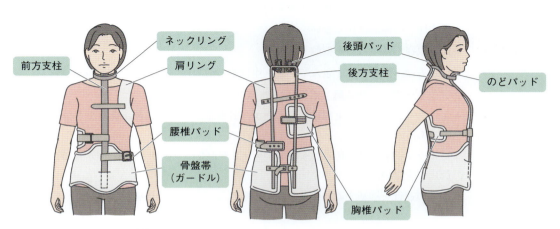

図5 ミルウォーキー型装具
「義肢・装具学 第2版」（高田治実/監，豊田 輝，石垣栄司/編），羊土社，2023より引用．

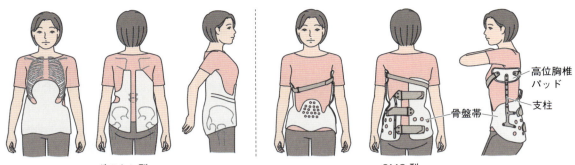

図6　アンダーアーム型装具
「義肢・装具学 第2版」（高田治実/監，豊田 輝，石垣栄司/編），羊土社，2023より作成．

[前方支柱]
- 下腹部を十分押している．
- 深呼吸時胸壁に接触しない範囲でフィットしている．

[後方支柱]
- 適当な間隔をもっている．
- 骨盤帯に垂直，平行に立っている．
- 深呼吸時胸壁に接触しない範囲でフィットしている（凸側は接触してもよい）．

[胸椎パッド]
- 高さや側方の位置は適当である（側方：L字の内縁が凸側後方支柱と一致するのが標準）．
- パッドの大きさ，形は適当である．

[腰椎パッド]
- 形は適当であり，肋骨に接触していない．
- 後方に位置していないか．

[骨盤帯]
- 骨盤帯ストラップは強く締めてある．
- 腸骨翼を深く，左右対称に包んでいる．
- 後方開きの間隔は狭くない．
- 前方鼠径部は座っても接触しない．
- 後下方は，深く骨盤を包んでいる（座位姿勢の際に，座面から2〜3cm上にある）．

②アンダーアーム型装具（ボストン型，OMC型）（図6）
- ネックリングなどの上部構造をもたず，骨盤帯から胸椎に及ぶ構造をもつ脊柱側弯症の装具である．
- ミルウォーキー型装具のようなネックリングがないことで，外観上の心理的負担やADLの制限が少ない．
- 変形の進行を抑制する目的として用いられる（脊柱の矯正を行う）．

［ボストン型］

A）適応

● 対象は，上位胸椎から腰椎カーブまでのカーブパターンの脊柱側弯症である（上位胸椎の立ち直り反応が不十分な場合には不適応である）.

B）特徴

● プラスチックにより骨盤帯から上部胸椎までの高さまでモールド加工された脊柱側弯症の装具である.

● 胸椎パッド，腰椎パッド，骨盤帯の3点支持の原理を用いる.

C）チェックポイント[5]

● 腰椎パッドが腰椎凸部を支持している.

● 胸椎パッド，腰椎パッド，骨盤帯の3点で矯正できている.

● 座位時に後下縁が過度に圧迫しない.

［OMC（Osaka Medical College）型］

A）適応

● 対象は，下位胸椎から腰椎カーブまでのカーブパターンの脊柱側弯症である.

B）特徴

● 骨盤帯から上部胸椎までの本体構造と骨盤帯から伸びた支柱と高位胸椎パッドから構成される脊柱側弯症の装具である.

C）チェックポイント[5]

● 腰椎パッドが腰椎凸部を支持している.

● 胸椎パッド，腰椎パッド，骨盤帯の3点で矯正できている.

● 座位時に後下縁が過度に圧迫しない.

● 高位胸椎パッドの高さは腋窩より3cm程度の下方へ余裕があり，腋窩部を圧迫していない.

3）作業療法のポイント

①身体的側面

● 思春期の急速成長期には，身長が急激に伸びることに合わせて弯曲も増悪しやすい．成熟度に合わせて，定期的に装具の装着状況を確認することが望ましい.

②心理的側面

● 側弯症の装具は，着衣の上からでも認識可能なものもあり，外観に対する配慮が欠かせない．終日の装着ではなく，部分的に外すことも可能か否かを確認し，装着による心理的な負担を軽減する方法を検討する.

③ADL，IADL

● 装具装着によるADLへの影響を評価し，活動の妨げになっている要因に対して代替手段などの対応策を検討する．学童期など就学の時期では，学校生活上で支障がないかを確認することも重要である.

④その他

● 装具治療は数年に及ぶため，心身ともに負担感が大きい．途中で装具治療を自己中断してしまわないよう，患者の性格や生活環境などを鑑みながら，装具装着の目的と意義を定期的に患者・家族と共有することが大切である.

3 下肢装具：脳卒中

- 脳卒中とは，脳の血管が破れたり，詰まったりして脳の血液循環に障害をきたす疾患である．
- 脳の病変部位や大きさにより，運動麻痺や感覚障害，関節拘縮，筋力低下，筋緊張異常，高次脳機能障害など多彩な局所神経症状がみられる[5, 9]．
- 脳卒中治療ガイドライン2021〔改訂2023〕[10]には下肢装具に関する推奨文が複数ある（以下に文献10より引用する）．
  - ▶脳卒中後片麻痺で膝伸展筋筋力もしくは股関節周囲筋筋力が十分ではない患者に対して，歩行機能を訓練するために長下肢装具を使用することは妥当である（推奨度B，エビデンスレベル低）．
  - ▶脳卒中後片麻痺で内反尖足がある患者に対して，歩行機能を改善させるために短下肢装具を使用することが勧められる（推奨度A，エビデンスレベル高）．
  - ▶脳卒中後片麻痺による尖足もしくは下垂足に対して，特に時期にかかわらず，短下肢装具を作製することを考慮してもよい（推奨度C，エビデンスレベル低）．
- 脳卒中における下肢装具は治療用装具・更生用装具として用いられる[11]．

1) 目的

- 主として片麻痺による立位や歩行能力低下の改善を目的とする．
  * 足関節底屈内反や尖足，反張膝（膝の過伸展），膝折れ，前足部や足部外側接地，振り出しの不十分さ（つまずき）などに対応できる[12]．

2) 種類[5, 6, 13]

第Ⅰ章8参照

①**長下肢装具（KAFO）**（図7）（参照）
- 大腿部から足部まで覆う形状で，膝関節と足関節の動きをコントロールする下肢装具である．
- 半月とカフ，支柱，膝パッド，膝継手，足継手，足板とあぶみ，足部，ストラップで構成される．

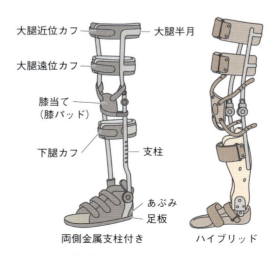

図7　長下肢装具

- 膝継手には，リングロック式，ダイヤルロック式，スイスロック式などがある．

　▶ リングロック式は，リング状のパーツを下げることで大腿支柱と下腿支柱をロックし，継手を固定する．ストッパーが付いている場合，リングを上げるとその位置で保持され，ロック解除状態が維持される．

　▶ ダイヤルロック式は，円盤状のパーツを調整することで膝継手の固定角度や可動範囲を変更できる．リングを下げることで，設定した角度に固定されるしくみである．

　▶ スイスロック式は，内外側の継手のロック機構がループ状のレバーで連結され，内外側の固定・介助を同時に行うことが可能である．レバーにゴムを追加することで，膝が完全に伸展するとレバーが下がり，ロックされる機構をもつ．

- 脳卒中患者においては治療用装具として，立位練習や歩行練習時に用いることが多い．

［両側金属支柱付長下肢装具］

A）適応

- 重度の麻痺にて股関節，膝関節の支持性が低いものに適応がある．

B）特徴

- 大腿支持部が金属支柱（下肢の長軸に沿って内外の両側に金属の支柱）をもち，大腿と下腿それぞれに金属の半月があるものを基本構造とする長下肢装具である．
- 対象者の機能や能力向上により，大腿部をカットオフして短下肢装具としての使用も可能である．

C）チェックポイント [4, 5]

- 大腿上位半月の上縁は，外側では大転子の2〜3 cm下であり，内側では会陰部の2〜3 cm下である．
- 大腿下位半月の下縁から膝継手までの距離と，膝継手から下腿半月の上縁までの距離が等しい．
- 支柱の高さの上縁は，大腿上位半月の上縁の高さと一致している（外側より内側が低い）．
- 膝継手は，前額面では大腿骨顆部の最も幅が広い場所にあり，矢状面では前後径の中央と後1/3との間にある．
- 膝継手の軸は，床面に平行で進行方向と直交している．
- 足継手は，内果下端と外果下端を結ぶ線の高さであり，床面に平行である．
- 支柱や継手と皮膚が接触しない（体重をかけた際に，継手では8〜10 mm，支柱では3〜5 mmの隙間がある）．
- 装具装着による歩行で，異常が少なく，異常音もない．

［ハイブリッド長下肢装具］

A）適応

- 重度の麻痺にて股関節，膝関節の支持性が低いものに適応がある．

B）特徴

- プラスチック製（プラスチック短下肢装具）の下腿部に大腿部が連結された長下肢装具である．
- 両側金属支柱付長下肢装具よりも軽量で大腿部も短い場合が多い．
- 対象者の機能や能力向上により，大腿部をカットオフしてプラスチック短下肢装具として

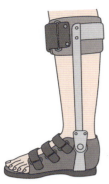
両側金属支柱付き

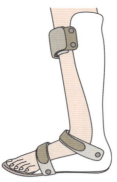
プラスチック
（シューホーンブレース）

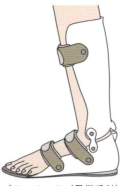
プラスチック（足継手付）

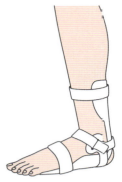
プラスチック（オルトップ）

図8　短下肢装具

の使用も可能である．

C）チェックポイント[4, 5]
- 両側金属支柱付長下肢装具と同様である．

②短下肢装具（AFO）（図8）
- 下腿部から足部まで覆う形状で，足関節のコントロールを基本とし，膝関節のコントロールも可能な下肢装具である．
- 脳卒中患者においては機能改善を目的とした治療用装具と生活で使われる更生用装具として用いられる．

[両側金属支柱付短下肢装具]［履き方を動画2（自立）と動画3（介助）で解説する］
（動画②③）

動画②

動画③

A）適応
- 内反尖足（痙性が重度），膝折れ，反張膝，足関節背屈制限などが認められるものに適応がある．

B）特徴
- 下腿支持部が金属支柱（下肢の長軸に沿った内外の両側の金属の支柱）をもち，半月，カフバンド，足継手，あぶみなどで構成された短下肢装具である．
- 足継手には，クレンザックやダブルクレンザックなどがある．
  ▶ クレンザックは，支柱の前方から後方にかけてバネが組み込まれた構造で，主に底屈を制動し，背屈を補助する役割をもつ．脳卒中によって尖足が生じる場合，バネの代わりに金属製のロッドを使用して，底屈制限継手として使うことが一般的である．
  ▶ ダブルクレンザックは，支柱の前後に金属製のロッドを挿入して使用し，底屈と背屈をそれぞれ独立して制御できる構造となっている．足関節の底背屈を調整することで，膝折れや膝のロッキングを防ぐ目的で使用される．
- 短下肢装具の中では強固で，両側の支柱にストラップなどの付属品を付けやすくカスタマイズしやすい．
  ▶ Tストラップ：外果から内側支柱に向かって牽引し，足部の内反を矯正することができる．
  ▶ Yストラップ：内果下方から斜め上方へ牽引し，足部の外反を矯正することができる．

C）チェックポイント[4, 5]
- 下腿半月の上縁は，腓骨頭から2〜3 cm下にある．
- 支柱の高さの上縁は，下腿半月の上縁の高さと一致している．
- 足継手は，内果下端と外果下端を結ぶ線の高さであり，床面に平行である．
- 支柱や継手と皮膚が接触しない（体重をかけた際に，継手では8〜10 mm，支柱では3〜5 mmの隙間がある）．
- 踵が奥まで入っている．
- バンドの保持力がよい．
- 装具装着による歩行で，異常が少なく，異常音もない．

[プラスチック短下肢装具]［履き方（自立）を動画4で解説する］(動画4)

A）適応
- 内反尖足（痙性が軽度），膝折れ，反張膝，足関節背屈制限などが認められるものに適応がある．

B）特徴
- 硬いプラスチック素材を用いて下腿を覆う形状の短下肢装具である．
- 足関節が固定されるタイプの固定型と足関節に可動性があるタイプの可撓型がある．
- 両側金属支柱付短下肢装具よりも軽量で外観がよく，さまざまな種類がある．
  ▶ 後面支柱型プラスチック短下肢装具（シューホーンブレース）は，最も一般的なタイプであり，支柱，半月部，足底部がプラスチックで一体化している．
  ▶ 足継手付プラスチック短下肢装具は，足関節の両側に足継手が付いたタイプである．タマラック継手はウレタン製で，中心部に芯材が入っており，底屈・背屈時に制動し，戻る際には補助力が働く．
  ▶ 後方支柱が短いプラスチック短下肢装具は，通常のシューホーンブレースよりも小型で軽量という利点があるが，足関節の強制力が弱いという欠点がある．オルトップ短下肢装具（図8）は，MP関節から踵までの距離と同じ長さを後方支柱の垂直距離とし，下腿部分の長さをできるだけ短くしている．

C）チェックポイント[4, 5]
- 上端は腓骨頭から2〜3 cmより下にある．
- 足部に均一に接しており，局所的（骨突出部など）に圧迫している箇所がない．
- 踵が奥まで入っている．
- バンドの保持力がよい．
- 装具装着による歩行で，異常が少なく，異常音もない．

3）作業療法のポイント

①身体的側面
- 片麻痺患者の場合，自己にて装具を脱着する場合は，片手での脱着が必要となる．端座位にて体幹を前屈した姿勢を取ることや，人によっては足を組んで装具に足を入れる場合もあり，非麻痺上肢の機能（操作性）や座位バランス能力の評価が重要となる．

②心理的側面

- 装具を装着することが「不快」になってしまうと、継続した使用が困難になり、装着しないことで高まる転倒の危険性や活動性の低下につながる可能性がある。装具の装着感などを含めた心理的側面を確認し、対象者が安心して装具を装着することが重要である。

③ADL、IADL

- 装具を自分で着脱できることはADLの自立度に関連し、生活空間の拡大にも寄与する重要な要素である。基本動作において装具が必要な場合は、安全に着脱ができるかどうかを評価し、十分に指導する必要がある。

- ADLでは、どの範囲まで装具の装着が必要か（例えば、入浴時はどうするか）を検討し、装着の必要性について理解してもらうよう説明することが大切である。

- 装具の着脱のみではなく、装具の上に靴を履くことが必要になる場合がある。装具を付けていると靴を履くことに難渋することもあるため、装具を付けた状態での靴の着脱もくり返し練習する。

④その他

- 在宅リハビリテーションでは、作業療法士が単独で装具を装着した対象者を担当することがある。その際は、在宅生活における装具の使用状況や適合状況を確認する。

> **Point** **安静・固定と自由度**
> 頚椎や体幹装具は安静や患部を固定するための重要な治療の手段であるが、これまでの日常生活で装着していなかったものを常に装着しなければならず、圧迫感や不快感を感じたり、活動に制限が生じたりすることも少なくない。「固定できていること」だけではなく、対象者の心理的な負担に関しても気を配ることが重要である。

> **memo** **3Dプリンタと体幹装具**
> 近年、リハビリテーション分野において3Dプリンタを含むデジタルファブリケーション技術を活用した取り組みの報告が散見されるようになり、その範囲は義肢装具にまで拡がっている[14]。H Chooら[15]のナラティブレビューによると、上肢装具や下肢装具に比べると体幹装具はわずかであったが、3Dプリント装具は生体力学的および運動学的パラメータを効果的に改善することができ、その有効性は従来の装具と類似していることが明らかになった。また、Visscherら[16]は熱傷後の瘢痕収縮に対する治療用の装具として頚椎装具を作製し、その効果について確認をしている。
> 新技術が作業療法士の臨床場面においてどのように応用できるのかに興味をもち、作業療法士が作業療法士の視点でその利活用の方法を検討することがこれらの技術へのアクセシビリティを向上させる。3Dプリンタが脊椎装具に応用され、有意義な手段の一つとなることを期待したい。

4 靴型装具

- 靴型装具は英語で「orthopaedic shoes」と表記される。

- 日本産業規格（JIS）では、「整形靴」として「医師の処方に基づき、変形の矯正、圧力分散による疼痛除去などの特定の目的のために、足部に適合させた靴。靴型を基に作製し、アッパーの付いたもの」と定義されており、靴の外観と構造を基本として目的に応じた機能を追加した装具である。

●靴型装具は，作製工程によっても呼称が異なる．採寸した情報から既成の靴木型を加工して作製する装具を「整形靴」という．一方で，採型したギプスモデルから作製した靴木型を使用して作製する装具を「特殊靴」という．足部の変形が強くない場合は「整形靴」を選択し，変形が強い場合は，「特殊靴」を選択する場合が多い．

1）目的

●靴型装具は，足部の除圧や免荷，変形の矯正などの目的で使用される．

2）特徴

A）適応

●外反偏平足や先天性内反足，外反母趾といった足部の変形，胼胝（べんち）などの皮膚病変，など

> **Point >** **胼胝**
> 皮膚にくり返し圧力や摩擦が生じることによって皮膚の角質層が肥厚した状態．

B）基本情報

●靴型装具の構成は，一般的に使用される靴の部品に目的に応じて機能的な補正を加えたものである．

●靴の基本構造は，アッパー（甲革）とソール（靴底）に分けられる．

●アッパーはソールを除いた足の甲部を覆う部分の総称，ソールは土台となる足底を覆う部分の総称のことである（図9）．

［アッパー］

●カウンター（月形芯）

  ▶靴の型くずれを防ぎ，後足部を安定させるために後部の表革と裏革との間に挿入する補強材．

［ソール］

●表底（アウトソール）

  ▶靴の外面底部で直接地面に接する部分．

●中底（インソール）

  ▶靴の内面底部で中敷きの下部の部分．

●シャンク（踏まず芯）

  ▶踵部から前方にかけて中底と表底の間に挿入する金属や硬いプラスチック製の部品．靴底の剛性を高め，靴のゆがみやねじれを防いだり，外側アーチを支持する役割がある．

●靴の高さにより，短靴，チャッカ靴，半長靴，長靴に分類される（図10）．

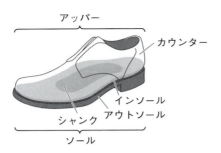

図9 靴型装具の基本構造

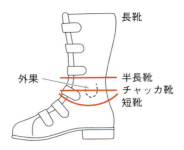

図10 靴型装具の分類

短靴：靴の高さが外果より低い．
チャッカ靴：靴の高さが外果と同じ．
半長靴：靴の高さが外果を覆う．長靴：靴の高さがおおむね下腿の2/3

> **Point** 靴型装具の補正
> 〔カウンター〕
> ・踵や靴底での補正効果を高めるうえで，支持性の高いカウンターが必要になる．カウンターを前方に延長することで靴内部での支持性を高めることができ，内反足や外反偏平足を矯正する．
> 〔シャンク〕
> ・通常は，シャンクによって踏み返し位置がMP関節付近になる．MP関節の伸展によって疼痛が生じる場合は，シャンクをMP関節より前方に延長する．これにより，靴底の剛性が高まり歩行中の踏み返し時におけるMP関節の伸展を制限することができる．

C）チェックポイント

- 足部と適合しているか．
- 目的とする足部のアライメントが得られているか．
- 足趾の運動や踏み返しは滑らかに行えているか．
- 目的とする歩容が得られているか．
- 装具装着による発赤などの皮膚トラブルはないか．

3）作業療法のポイント

①身体的側面

- 装具による足部のアライメント変化は全身に影響するため，足部以外についても観察する必要がある．
- はじめから長時間装着すると身体への負担が大きいため，装着時間を短時間からはじめて徐々に延長していく．
- 足部に感覚障害がある場合は，装着後に必ず皮膚トラブルがないかを確認する．

②心理的側面

- 装具の使用に対して不安や抵抗を感じる場合は，対象者の抱えている問題点に対して心理的サポートを行う．

③ADL，IADL

- 屋内で装着するのか屋外で装着するのかなど，対象者が装具を装着する状況を確認して適切な使用方法を指導する．
- 対象者自身が自分で着脱できるよう指導する．

④その他

- 立位や歩行における装具の効果について，理学療法士と情報交換しておく．
- 靴型装具は晴れの日だけでなく雨の日でも使用するため，消耗が激しい．装具の管理方法について指導し，できるだけ長く安全に使用できる状態を保つようにする．

■ 文献

1）「病気がみえる vol.11 運動器・整形外科 第1版」（医療情報科学研究所／編），pp244-253，pp272-274，pp312-317，メディックメディア，2017

2）「イラストでわかる装具療法」（上杉雅之／監，長倉裕二，岩瀬弘明／編），pp51-54，医歯薬出版，2021

3）「義肢装具のチェックポイント 第9版」（日本整形外科学会，日本リハビリテーション医学会／監，赤居正美，伊藤利之，緒方直史，芳賀信彦／編），pp174-177，pp237-248，医学書院，2021

4）「装具学 第4版」（日本義肢装具学会／監，飛松好子，高嶋孝倫／編），医歯薬出版，2013

5）「PT・OTビジュアルテキスト 義肢・装具学 第2版」（髙田治実／監，豊田 輝，石垣栄司／編），羊土社，2023

6）「標準理学療法学・作業療法学・言語聴覚障害学 別巻 義肢装具学」（佐伯 覚／編），医学書院，2018

7）「理学療法学テキストⅥ 義肢装具学 第2版」」（千住秀明／監，大峯三郎，橋元 隆／編），九州神陵文庫，2015

8）「義肢装具学 第4版」（川村次郎，陳 隆明，古川 宏，林 義孝／編），医学書院，2009

9）「病気がみえる vol.7 脳・神経 第2版」（医療情報科学研究所／編），メディックメディア，2017

10）「脳卒中治療ガイドライン2021〔改訂2023〕」（日本脳卒中学会 脳卒中ガイドライン委員会／編），協和企画，2023

11）「脳卒中の装具のミカタ」（松田雅弘，遠藤正英／編），医学書院，2021

12）「シンプル理学療法学シリーズ 義肢装具学テキスト 改訂第3版」（細田多穂／監，磯崎弘司，両角昌実，横山茂樹／編），pp140-143，南江堂，2017

13）「15レクチャーシリーズ 理学療法テキスト 装具学 第2版」（佐竹將宏／責任編集，石川 朗／総編集），pp22-25，中山書店，2022

14）Yoo Jin Choo, et al：3D printing technology applied to orthosis manufacturing：narrative review. Ann Palliat Med, 9：4262-4270, 2020

15）Harada Y, et al：Short-Term Program on Three-Dimensional Printed Self-Help Devices for Occupational Therapy Students：A Pre-Post Intervention Study. The Jornal of Occuptaional Therapy Education, 6（3）：1-16, 2022

16）Visscher DO, et al：3D printing of patient-specific neck splints for the treatment of post-burn neck contractures. Burns & Trauma, Jun 8：6：15, 2018

| 第 I 章 | 義肢・装具学 |

13 車椅子・歩行補助具の基礎知識

学習のポイント

- 車椅子の種類と特徴を理解する
- 車椅子シーティングの選定と適合を理解する
- 杖と歩行器の機能を理解する

学習概要

- 車椅子の分類から，それぞれの種類と特徴を学習する．特に，車椅子における各部の名称とその機能についての理解を進めていく
- 車椅子の構造と機能を理解したうえで，対象者の身体機能および身体寸法に合わせたシーティングについて学習する
- 車椅子および歩行補助具の適応範囲を理解し，選定のポイントおよび使い方を含めた適合手順を学習する

準備学習

- 本項を読んで，以下の内容を事前に確認しておきましょう
- 車椅子シーティングの目的
- 杖の構造
- 歩行器と歩行車の違い

◆車椅子の基礎知識

- 車椅子とは，歩くことや座ることが難しくなった対象者を補助する用具であり，対象者の使用する目的，身体寸法，身体能力および使用する環境に合わせて選定および適合することが大切である．
- 車椅子の選択は日常生活だけでなくQOLにも大きく影響する．対象者のニーズに合った車椅子を適合し，自立支援や生活目標の実現につなげていく[1]．

1 車椅子の種類

- 車椅子は，操作する動力によって「手動式」と「電動式」に分けられ，手動式では操作方法によって「自走用」と「介助用」に分けられる．

236　作業療法 義肢・装具学

- 主な分類を図1に，その種類と特徴について図2に示す．
- 自走用標準形は，スタンダードタイプに加えてモジュラータイプが含まれる．対象や特徴が異なるため，分けて記載する．

1）標準型

- 幅広い対象者が使用するためのもので，自走用や介助用のどちらもある．
- 既製品のため，対象者に合わせた調整機能がほとんど付いておらず，短距離移動用に向いている．

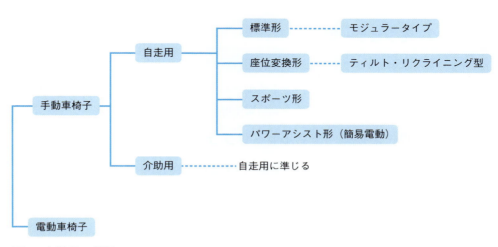

図1　車椅子の分類

	標準・モジュラー型		座位変換型	スポーツ型	電動 （パワーアシスト型）
	自走用	介助用			
特徴 （強み）	・自力移動ができる ・駆動径が大きく小さな力で漕げる ・種類が豊富	・自走用よりコンパクト ・小回りがきく ・中腰移乗などがしやすい	・長く楽に座ることができる ・調整箇所が多い ・安定性がある	・各種目の特徴に応じたタイプがある	・屋外など楽に長距離を移動できる ・手動と切り替えが可能な簡易タイプもある ・シニアカーも含まれる
注意点	・段差や坂は難しい ・屋外の長距離駆動は疲労しやすい	・駆動径が小さく摩擦がかかりやすい ・上肢を使用した駆動ができない	・重い ・小回りがききにくい ・自走できるタイプが少ない	・日常生活用としては使用しにくい ・自費対応で高額になりやすい	・重い ・バッテリーの充電が必要 ・車椅子の種類が限られる
イメージ図	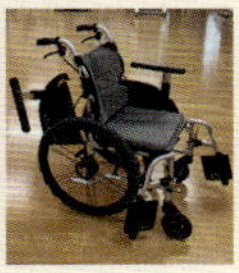	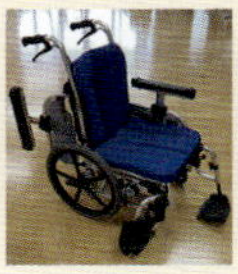	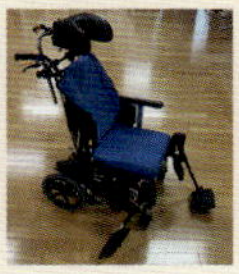	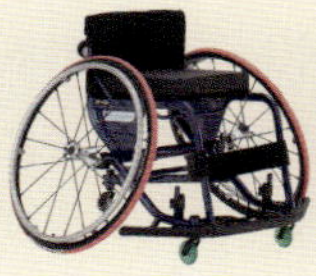	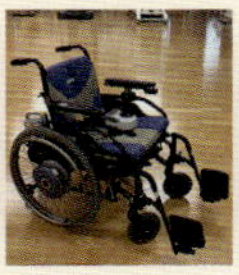 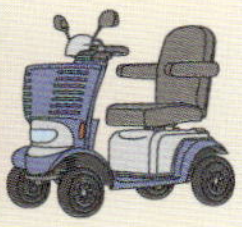

図2　車椅子の種類と特徴

画像提供：日進医療器株式会社（スポーツ型車椅子）．

❶ 自走用車椅子

- 対象者が自ら駆動・操作して使用することを主目的とした車椅子で，後輪駆動型が一般的である．
- 後輪は18インチ以上の大径車輪でハンドリムが付いており，前輪はキャスターが付いている．
- ハンドリムを押して進み，ブレーキは後輪の前方に付く．

❷ 介助用車椅子

- 対象者は自ら駆動せず，移動の操作を介助者が行うことを目的とした車椅子である．
- 後輪は12インチ以上18インチ未満の中径車輪でハンドリムが付いていない．
- 自走用に比べ軽量で介助者が操作しやすく，介助者用のグリップに補助ブレーキが取り付けてある．

2) モジュラー型

- 対象者の体格や身体能力に合わせて，さまざまな調整が可能な機能をもつ．
- アームサポートやフットサポートの高さ，座面の高さや背張りの調整などができる．
- 姿勢が保てない場合や長時間使用する場合に向いている．

3) 座位変換型（ティルト・リクライニング型）

- 座位の位置および姿勢変換を目的としたものである．
- 主な機構として，座角度が傾く（座面と背もたれが連動して倒れる）ティルト機構や，背角度が傾く（背もたれのみが倒れる）リクライニング機構などがある．
- これらの機構を組合わせることで，前滑りなどの姿勢の崩れ防止や座圧の分散などが行える（図3）．

4) スポーツ型

- スポーツ用に特化して開発されたものである．
- 各種目の特徴に応じてさまざまなタイプがあり，一般的な車椅子と比べ競技中に倒れにくい工夫や駆動効率がよくなるように作られている．

5) 電動式（パワーアシスト型）

- バッテリーを電源とするモーターによる走行機能が付いた車椅子で，手元のレバー（ジョイスティックレバー）で操作し，前進や後進，旋回ができる．
- 屋内でも使用でき，手動式車椅子での操作や長距離の外出が難しい場合に向いている．
- 操作部がハンドルになっているシニアカーがあり，大型のため屋外で使用しても，安定感がある．
- 手動式車椅子に電動機能が取り付けてある簡易タイプ（パワーアシスト型）もある．
- いずれも道路交通法にて歩行者と同じ扱いとなるため，手動式車椅子と同様に運転免許は必要なく，歩道を走行できる．

	ティルト機構	リクライニング機構	ティルト＋リクライニング
機能	座角度の調整	背もたれ角度の調整	座＋背角度の調整
写真	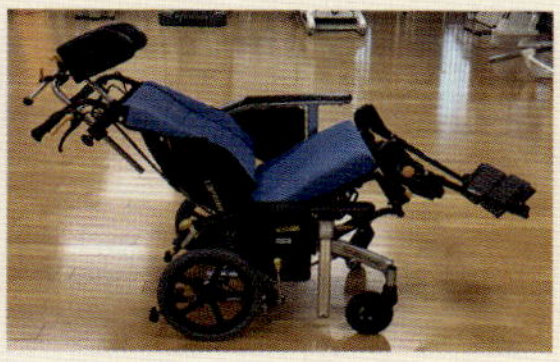	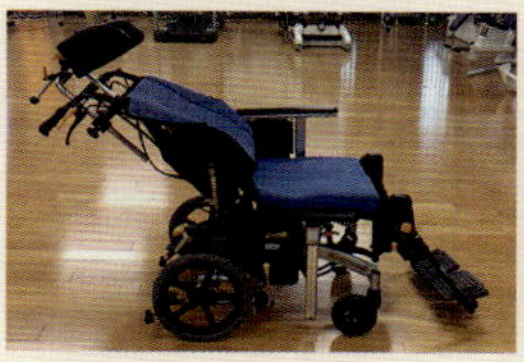	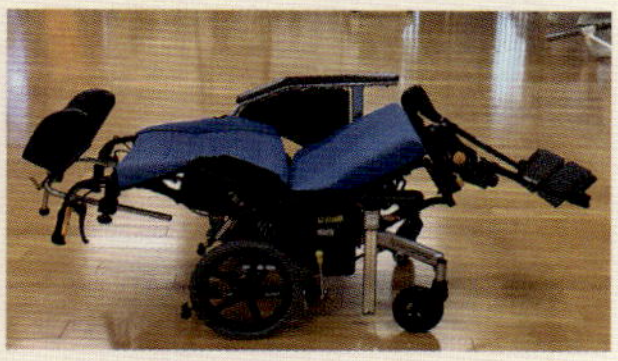
特徴	・殿部や大腿部にかかる体重を背中や腰へ分散できる ・前滑りを予防できる ・血圧変動へ対応しやすい	・股関節の屈曲可動域に合わせて調整できる ・頭を預けることができる	・座位が難しい対象者の離床を促しやすい
注意点	・車椅子が大きく重たくなる ・値段が高くなる	・リクライニングのみを使用すると前滑りを助長し仙骨座りになり，痛みや滑り座位になりやすい	・角度によっては身動きできなくなることにより，身体拘束とみなされる可能性がある

図3 ティルト機構とリクライニング機構

2 基本構造と寸法

❶ 基本構造

- 車椅子の部位はそれぞれ，さまざまな役割をもつ（図4A）．車椅子を正しく使用するために各部位の役割を確認し，対象者の身体能力に応じて必要な機能を有する車椅子を選定する必要がある．
- 車椅子のブレーキは，レバー式，トグル式，ドラム式の3種類に分けられる（図4B）．
- レバー式とトグル式は後輪の前に設置され，タイヤの表面を押さえつけて止める．トグル式は前後の動作のみで操作可能で，簡便で少ない力で操作できるため，最も多く使われている．
- ドラム式は介助者が車椅子を押す際に使用するブレーキで，後輪の車軸に巻き付くように締めて止める．雨天時も制動力が低下しにくい．
- モジュラータイプは，背もたれの張り具合を調整できる「背張り調整機能」や，アームサポートの「跳ね上げ機能」，フットサポートを左右に動かし，取り外しができる「スイングアウト機能」，フットサポートの部分が上がり，角度を調整できる「エレベーティング機能」などさまざまな機能がある．

❷ 寸法

- 対象者の体格に合わせて車椅子を選定するために，身体寸法に応じてどの程度の寸法の車椅子が必要か判断する（図5）[6]．
- 対象者の身体寸法より車椅子の寸法が大きすぎると，バランスがとりにくく姿勢の崩れにつながりやすい．逆に車椅子の寸法が小さすぎると，痛みが生じやすく褥瘡のリスクが大きくなる．
- 体格は対象者によってさまざまであり，モジュラータイプは，座幅が小さいものから大きいもの，前座高が低いものから高いものなど，身長や体重によって選べる種類が多い．

I-13

車椅子・歩行補助具の基礎知識

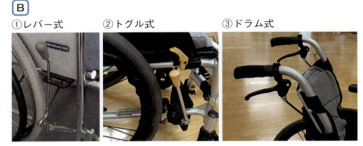

図4 車椅子の各部名称と役割（A），ブレーキの種類（B）

Aの写真，B-①は「義肢・装具学 第2版」（高田治実/監，豊田 輝，石垣栄司/編），羊土社，2023より許可を得て転載．

- 車椅子の寸法が対象者の身体寸法（図6）に合わないとさまざまな問題が生じる．
- 車椅子寸法に準じて，座位殿幅，座底長，座位下腿長，座位腋下高，座位肘頭高を計測する．

◆車椅子シーティング

- 座れない，または歩けない人が日中ベッド上以外で過ごす場合，多くは車椅子が使用される．
- シーティングとは，座位で行うさまざまな活動や参加を支援するために，快適に姿勢を安定させ，必要な動きを促すための最適なサポートと調整を実現するための技術的手法を総称する言葉である[2]．
- 車椅子の使用目的を明確にしたうえで，使用する対象者の身体機能と身体寸法を評価し，車椅子と座クッションを選定する．車椅子を使用する環境との適合を確認し，車椅子と身体の適合を図り，生活への車椅子の導入を進める．

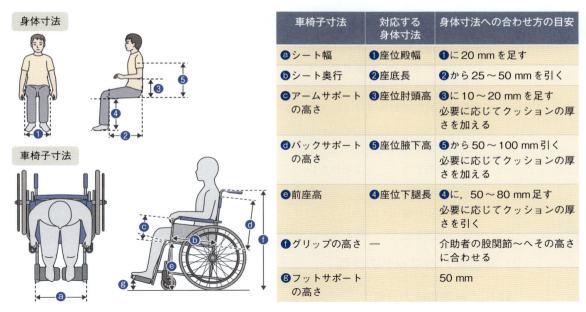

車椅子寸法	対応する身体寸法	身体寸法への合わせ方の目安
ⓐシート幅	❶座位殿幅	❶に20 mmを足す
ⓑシート奥行	❷座底長	❷から25〜50 mmを引く
ⓒアームサポートの高さ	❸座位肘頭高	❸に10〜20 mmを足す 必要に応じてクッションの厚さを加える
ⓓバックサポートの高さ	❺座位腋下高	❺から50〜100 mm引く 必要に応じてクッションの厚さを加える
ⓔ前座高	❹座位下腿長	❹に，50〜80 mm足す 必要に応じてクッションの厚さを引く
ⓕグリップの高さ	—	介助者の股関節〜へその高さに合わせる
ⓖフットサポートの高さ	—	50 mm

図5 身体寸法と車椅子寸法の合わせ方
イラストは「義肢・装具学 第2版」（高田治実/監，豊田 輝，石垣栄司/編），羊土社，2023より改変して転載．

座位殿幅
（両大転子間距離）
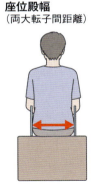

座底長
（殿部後端から膝窩までの長さ）
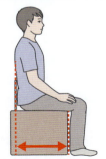

座位下腿長
（足底から膝窩までの高さ）
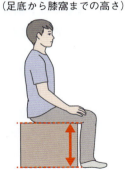

座位腋下高
（座面から腋下までの高さ）
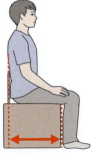

座位肘頭高
（座面から肘頭までの高さ）
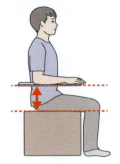

図6 身体寸法の計測
計測の際は，プラットフォーム上など，安定した座面で行うこと．誤差が生じないよう，計測する身体の端にバインダーなどを当てるなど工夫すると行いやすい．座位保持が難しい場合，下肢は姿勢の影響を受けないため背臥位で行うことができる．

1) 車椅子を使用する目的

- 車椅子を導入する際，ただ「座る」ことを目的とするのではなく，対象者が座って何をしたいのかを確認し，対象者がやりたいことを実現できるよう，座る姿勢と生活をサポートすることが大切である．
- 使用する目的は対象者によって異なるが，以下のような目的があり，複数に及ぶ場合もある．
  - ▶ 座位を安定させたい．
  - ▶ よい姿勢をとり，楽に座りたい．
  - ▶ 安全に移動したい．
  - ▶ ベッドより離床したい．
  - ▶ 活動範囲を拡大し，社会参加につなげたい．

2) 座位能力とマットの評価

❶ Hoffer 座位能力分類

- 対象者の座る能力の評価には，Hoffer 座位能力分類（日本シーティング・コンサルタント協会版）[3] が簡便であり，車椅子によって左右されずに座位能力を評価できる（図7）．
- 足が床につく高さで，プラットフォームなどのしっかりした座面上に端座位で座り，座位能力を3段階に分類する．必要な車椅子機能のおおまかな選定に役立つ．

❷ マット評価[4]

- 座位姿勢は体幹や頭頚部が重力と筋緊張の影響を受けること，車椅子上ではバックサポートなどの支持物の影響を受けることから，背臥位にて身体評価を行い，次に端座位での評価を行う（図8）．
- 背臥位では，骨盤の可動性や下肢の関節可動域，褥瘡リスクなどを評価する．
- 端座位では，骨盤と脊柱の可動性やアライメントを確認し，対象者に合わせた最適な座位姿勢を決定する．
- 対象者の状態によって異なるが，基本的なシーティング姿勢は骨盤が中間位をとり，脊柱がS字カーブを描き，頭部が前を向く姿勢が理想的とされる．
- 最終的には，対象者がリラックスして十分な機能を発揮できる姿勢が最適となることが多い．最適な姿勢を保持するために，対象者の身体部位のどこを支持すればよいか端座位で評価する．

3) 車椅子・座クッションの選定

❶ 車椅子の選定

- 車椅子は多くの種類があり，使用する対象者に合っていない場合，さまざまな身体的弊害が生じる．
- 使用目的，身体寸法と身体機能，生活面での困りごとや使用環境に加え，介助者や使用したい車椅子の機能について把握したうえで対象者に必要な車椅子の機能と種類を選定する．
- 車椅子を選ぶ際の6つの視点とポイントを表1に示す．

	座位能力1 手の支持なしで座位可能	座位能力2 手の支持で座位可能	座位能力3 座位不能
イラスト	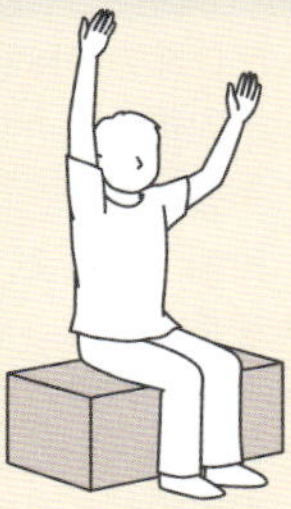	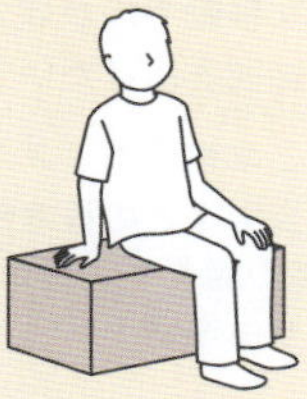	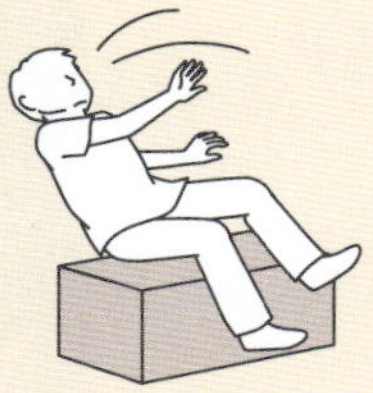
座位能力	プラットフォーム上に端座位で座り，身体や腕を動かして安定し，30秒間座位保持可能な状態	身体を支えるために，両手または片手で座面を支持して，30秒間座位保持可能な状態	両手または片手で座面を支持しても，座位姿勢を保持できず，倒れていく状態
選定	身体寸法に合った車椅子の適合を行う	安定した座面や背面と，骨盤や体幹の支持が必要となる	骨盤・体幹，頭頸部の支持やティルト機能などが必要となる
評価のポイント	・対象者の安全を確保した状況で実施する（座位が不安定な場合は，必要に応じて2名で対応する） ・対象者の状況のみで評価し，①介助者の有無，②周辺環境，③日常生活の実用性，④認知機能，⑤車椅子や姿勢保持装置との関係は考慮しない ・状態に変動がある場合は，低いほうの評価結果を採用する ・ベッド柵や手すりは使用しない ・支持性のない上肢は無理に挙上する必要はない（支持に用いられているか否かは検者が判断する）		

図7 Hoffer座位能力分類（日本シーティング・コンサルト協会版）と評価のポイント

日本シーティング・コンサルタント協会ホームページ（https://seating-consultants.org/hofferzainouryoku/）ならびに「シーティング技術のすべて」（木之瀬隆，森田智之／編），p47，医歯薬出版，2020を参考に作成．

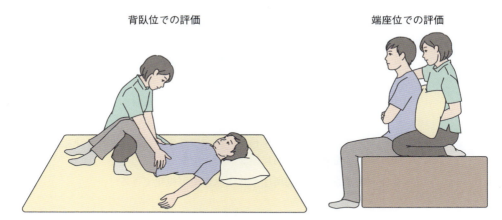

図8 マット評価

背臥位では，セラピストは対象者の横に膝立ちとなり，自身の大腿部の上に対象者の下肢をのせ，骨盤のアライメントや可動性，柔軟性を確認する．その後，対象者の下肢をおろし，下肢の可動域や柔軟性を確認する．端座位では，セラピストは対象者の背後に回り，骨盤を大腿で挟む．骨盤と脊柱の可動性を確認し，最適な座位と支持の量や支持する場所を決定する．

表1　車椅子選定のポイント

6つの視点	選ぶ際のポイント	確認すべき点
使用目的	・座位の安定性がほしい ・安全な移動手段がほしい ・活動範囲を広げたい	・座位能力の確認 ・車の積み下ろしの有無 ・公共交通機関の利用
身体寸法 身体能力	・体格と車椅子サイズが合っているか ・座位姿勢をどの程度保てるか 　（姿勢の崩れや変形があるか） ・痛みがあるか	・殿幅，座底長，下腿長などの計測 ・身長と体重 ・姿勢の評価，円背の有無 ・骨盤の可動性・下肢の可動域の確認 ・褥瘡のリスクの確認
生活面	・食事姿勢と場所 ・移乗能力と方法 ・駆動の必要性 ・どの程度の時間，使用するか	・誤嚥のリスク，上肢の操作性 ・移乗補助具の必要性 ・駆動方法の確認 ・座クッション，座位変換機構の必要性
介助者	・対象者との体格差 ・介助能力がどの程度か	・生活に介助を有する場合，選定時に介助者を考慮する
使用環境	・屋内（自宅内）で使用する ・屋外で使用する ・職場など	・廊下幅や間口の広さの確認 ・段差の有無，回転幅の確認 ・坂や階段の有無
その他	・電動機能の必要性 ・座位変換機能の必要性	・操作を覚えられるか ・重さは影響しないか ・折りたたみが必要か

2 座クッションの選定

● 座位では6割程度の体重を座面（坐骨結節）で支持する．健常者の殿部は筋肉や脂肪により体圧の分散が図られやすいが，高齢者などの痩せた殿部は坐骨結節への局所に体圧がかかりやすく，痛みが生じやすい．痛みを確認し，体圧の分散や姿勢の保持，座り心地をサポートする座クッションが重要となる．

● 座クッションは材質によって特徴が異なり，使用目的や使用時間に合わせて選定する（図9）．

● 座クッションの厚みが，車椅子の座面の高さやバックサポートの高さの調整に影響するため，車椅子を選定する前に座クッションを選ぶ．

● 体圧測定器を使うと局所圧や体圧状態を可視化できる．

> **Point**　**円座クッションは有効？**
> ドーナツ状に穴が空いたクッションを円座クッションと呼ぶ．褥瘡の予防に使用される場合があるが，危険性についても知っておく必要がある．
> 穴があいている部分は殿部に圧はかからず除圧されるが，その周辺の部分は逆に圧が高まる．皮膚が引っ張られ，接触部位が虚血するため，褥瘡予防や治療においては，推奨されていない．また，接触面積も少ないため，姿勢が崩れやすいなどの危険性もある．

	ウレタン	エアー（空気室）	ゲル（流動体）
写真	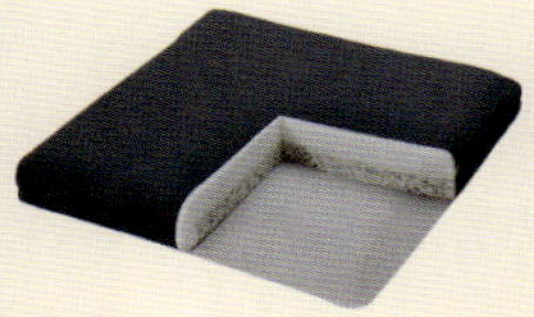 ❶	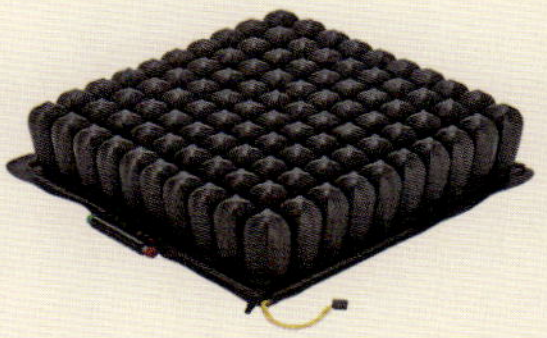 ❷	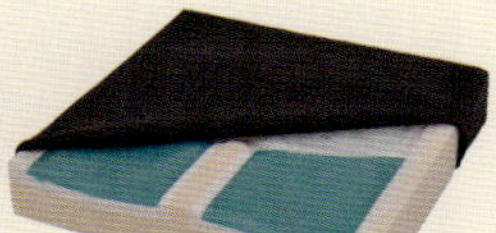 ❸
特徴	値段：安価 　　　～15,000円程度 重さ：軽い 耐久性：やや低め．座る時間が長いと沈み込みやすい 減圧性能：ウレタンの厚みや組み合わせで異なる メンテナンス：不要	値段：高価 　　　～60,000円程度 重さ：軽い 耐久性：高い 減圧性能：非常に高い メンテナンス：定期的に空気圧の調整が必要	値段：高価 　　　～60,000円程度 重さ：重い 耐久性：高い 減圧性能：高い メンテナンス：座る前にゲルを平らにならすことが必要
注意点	・日光や水分でウレタンが劣化しやすい	・空気のため，全体的に柔らかく，姿勢はやや安定しにくい ・移乗ボードなどの補助具が使いにくい場合もある	・室温や外気温によってゲルの硬さや体感温度が変化する場合がある

図9　座クッションの種類と特徴

画像提供：株式会社セラピー（①），ペルモビール株式会社（②），株式会社ケープ（③）．

4）環境との適合

- 使用する環境は屋内のみか，自宅以外に介護施設やスーパー，職場なども含まれるか確認する．
- 食卓の高さ，廊下幅や間口の広さ，回転幅，段差の有無など生活環境の確認が重要である．
- 移乗用ボードやリフトといった移乗補助具を使用する際は，補助具に合わせた車椅子の選定が必要な場合がある．車椅子の使用に移乗動作は欠かせず，座位能力と合わせて移乗方法も検討する．

5）車椅子と身体の適合

選定した座クッションと車椅子を対象者に適合する際の基本的な手順を示す．

❶ 座面の適合

- 本邦で使用されている車椅子の多くが折りたたみ式であり，折りたたみ機能のために，座シートやバックサポートの支持性は低く，スリングシートの沈み込みやたわみが生じやすい．
- たわみにより，骨盤が回旋または傾斜し，滑り座りの姿勢になりやすい．
- 座面にたわみがないか確認し，たわみがある場合には「たわみ補正板」や底面にたわみをとるベースが入った特殊形状のクッションを敷き，たわみを補正する．

❷ 座クッションの適合

- 座クッションの厚みは，車椅子寸法に身体寸法を合わせる際に影響する．
- 特に，アームサポートの高さ，フット・レッグサポートの高さ，バックサポートの高さ，

シート奥行き （黄色矢印）	短い	最適	長い
	座底長より75 mm以上短い	座底長より25〜50 mm短め	座底長と同じか長い
膝裏と座面端の隙間目安 （黄色破線）	⭐の幅が女性の握りこぶし以上	🔺の幅が女性の指2〜3本分	指が入らない
矢状面 （赤矢印：座底長 黄矢印：シート奥行き）	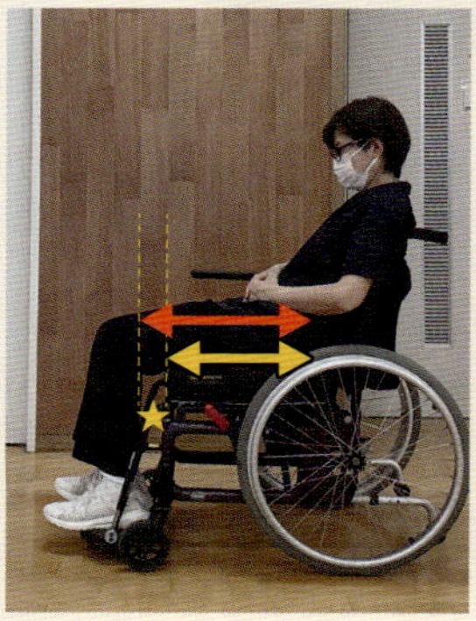	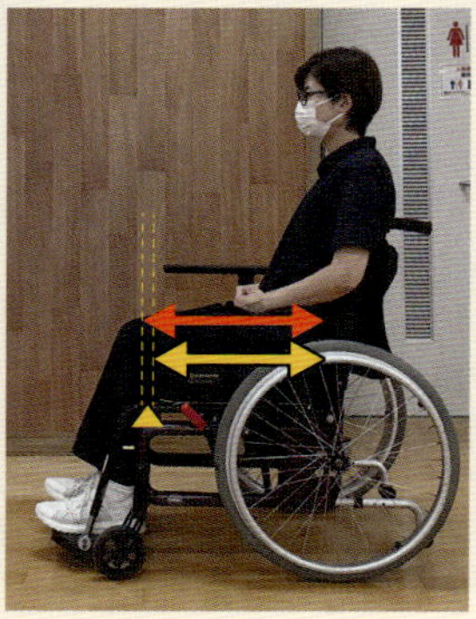	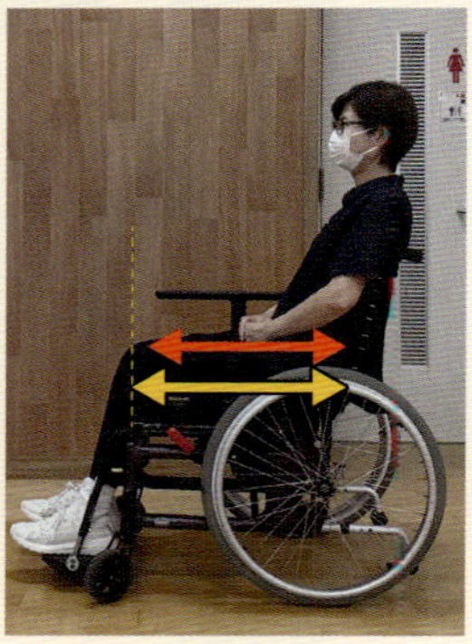
姿勢の特徴	・大腿部：接触部が少なく，座位が安定しない ・股関節：外旋 ・膝関節：ぐらつきやすい ・骨盤：後傾し，前滑りしやすい ・滑り落ちのリスクがあがる	・大腿部：接触部が多く，座位が安定する ・股関節：中間位 ・膝関節：安定 ・骨盤：中間位 ・膝裏：座面に当たらず，足の上げ下ろしがしやすい	・大腿部：接触部は多いが，重心が後方になる ・股関節：中間位 ・膝関節：安定 ・骨盤：後傾，背への圧が高まる ・膝裏：座面の端に当たり，足を手前に下ろしにくい

図10　車椅子のシート奥行きの適合

前座高は座クッションの厚みを考慮して合わせる必要がある．

● 車椅子の移乗時に座面が高すぎないか，食事のテーブルとの高さは適合しているかなども確認する．

● 車椅子の座面が高い場合は，座クッションの厚みを低くできるか，車椅子の前座高が低いものを選定するなどの検討が必要となる．

❸ 車椅子の適合

適合では順序が大切となる．モジュラータイプの適合の流れを示す．

①シートの奥行調整（図10）

▶ モジュラー車椅子の中にはシート奥行の調整機能が付いたタイプもある．

▶ 背張り調整機能付きの車椅子では，背張りをゆるめることによってシート奥行を長くすることができる．

▶ 座底長に合わせて短くしたい場合は，バックサポートに背クッションを入れて調整する．

②フットサポートの高さ調整（図11）

▶ 座面の次に，体圧を支える足部の安定に向け，フットサポートの高さを調整する．

▶ フットサポートは通常，走行や段差の乗り越えを想定し，床から5 cm以上スペースをあけて対応する．

▶ フットサポートが下腿長より長すぎる場合，仙骨部の体圧が局所的に上がりやすく，前滑り姿勢になりやすい．

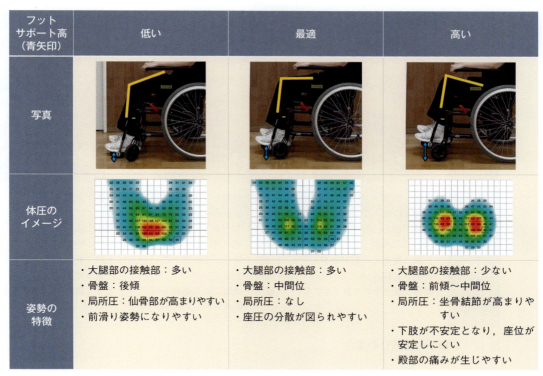

図11 車椅子のフットサポート高の適合

▶フットサポートが下腿長より短すぎる場合，坐骨の体圧が局所的に上がりやすく，痛みが生じやすい．

③**背張り調整**（動画①）

▶骨盤の調整に影響するため，座と足部の支持が安定したうえで，背張り調整を行う．
▶背張りベルトは4〜5本であり，基本的に下から上に締める．
▶骨盤上部に近いベルトを締め，対象者の可能な範囲で骨盤を起こし，次に脊柱がS字カーブを描くように胸郭の進展を促す．細かな調整のポイントは動画で示す（動画①）．
▶調整後，顔が前向きか，上肢の可動域や重さは改善したか，上肢を動かした際に体幹がふらつかないか確認する（図12）．

④**アームサポート高の調整**（図13）

▶背張り調整の有無で肘の高さが変わるため，背張り調整後にアームサポート高を調整する．
▶座位肘頭高より低い（短い）場合，体幹が前屈し，胸郭が狭くなる．座位肘頭高より高い（長い）場合，肩に力が入り疲れやすくなる．
▶最適では，前腕に上半身の重み（体圧）が分散し，疲労しにくくなる．

4 車椅子の駆動と姿勢

- 車椅子を手動で駆動する場合，両手駆動，両足駆動，片手片足駆動に分けられる（図14，動画②）．
- 駆動の方法は，対象者の身体機能に合わせて選択する．駆動方法に応じて車椅子の調整・適合が異なるため，車椅子の適合前に確認しておく必要がある．

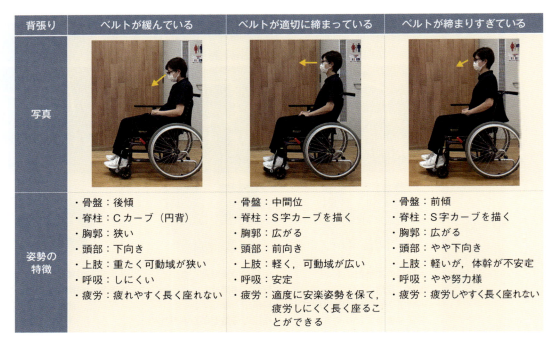

図12　車椅子の背張りの適合

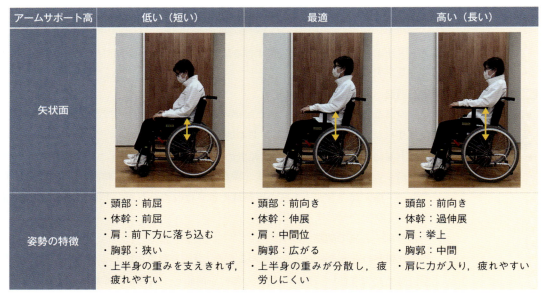

図13　車椅子のアームサポートの適合

- 片手片足駆動は，主に片麻痺で一側の上下肢が駆動できない場合に適応となる．体幹機能が弱い場合は駆動によって前滑り姿勢になりやすいため，駆動を考慮した適合が必要となる．
- 屋外で駆動したい場合，手動での駆動は長距離移動や段差や坂道に適していない．日常的に外出する場合は，電動式が推奨される．

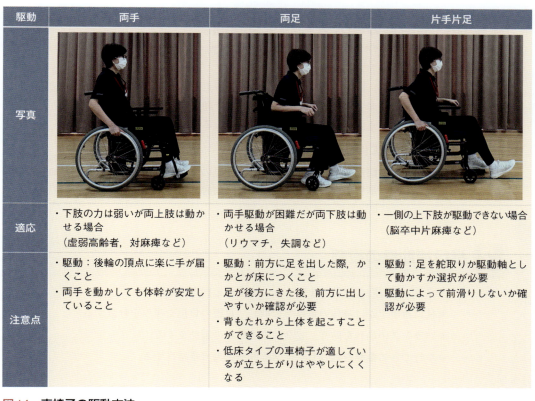

駆動	両手	両足	片手片足
適応	・下肢の力は弱いが両上肢は動かせる場合（虚弱高齢者，対麻痺など）	・両手駆動が困難だが両下肢は動かせる場合（リウマチ，失調など）	・一側の上下肢が駆動できない場合（脳卒中片麻痺など）
注意点	・駆動：後輪の頂点に楽に手が届くこと ・両手を動かしても体幹が安定していること	・駆動：前方に足を出した際，かかとが床につくこと 足が後方にきた後，前方に出しやすいか確認が必要 ・背もたれから上体を起こすことができること ・低床タイプの車椅子が適しているが立ち上がりはややしにくくなる	・駆動：足を舵取りか駆動軸として動かすか選択が必要 ・駆動によって前滑りしないか確認が必要

図14 車椅子の駆動方法

6）生活場面での確認

- シーティング実施直後では，体圧の分散が図れたか，圧迫している部位がないか体圧測定器や手を用いて確認する．
- 対象者からフィードバックが得られる場合は，座り心地や痛みを確認し，フィードバックが得られない場合は表情や発汗，筋緊張などの反応を確認する．
- 30分以上の連続座位をとり，姿勢の崩れがないか，耐久性に問題はないか，生活環境における不適合がないか，褥瘡リスク部位に発赤などが生じていないかなどの乗車評価を数日に分けて確認する．

◆歩行補助具

- 歩行補助具とは，杖や歩行器，歩行車，シルバーカーなどを指す．
- 安全に歩けるよう補助する用具であり，車椅子同様に，対象者の使用目的や身体寸法，身体能力，使用する環境に合わせて選定することが大切となる．

1 歩行補助具の導入を検討する時期

1 生理的老化
- 老化（加齢）により徐々に歩行能力が低下し，椅子から立つ際に時間を要する，立位時にふらつく，歩行時につまずくなど，1人で動けるが，生活の中で足腰が弱くなったと感じる機会が増えた場合は検討時期の目安となる．

2 疾病や外傷に伴う歩行能力の低下
- 膝関節や股関節の手術や骨折などにより足の筋力が低下した場合や，脳血管障害などの病気によって歩行能力が低下した場合は，検討時期の目安となる．

2 歩行補助具の役割

- 立位・歩行時の支持面を広くし，安定性を向上する．
- 杖に荷重をかけ身体の重みを分散し，足腰の負担や痛みを軽減する．
- バランスの崩れを防ぎ，安全に歩くための補助をする．
- 歩行できる距離を延長し，生活範囲を拡大（維持）する．

3 杖 (図15)

1）種類

①単脚杖（1本杖）
- 杖先が1点のもの．
- 歩くことはできるが，転倒への不安や歩行に軽い障害がある場合に適応とされる．
- 杖先が小さく床に接する面積が狭いため，体重をかけて歩くことには適さない．

②多脚杖（多点杖）
- 杖先が3点または4点のもの．
- 単脚杖より安定するため，体重をかけても倒れにくく，安定性が高い．
- 単脚杖より安定性がほしい場合や筋力が低下している場合が適応となる．
- 杖自体が重く，握力や腕の力が必要であること，歩くスピードが速いと適合しにくいこと，地面に接する面積が広く段差や坂では不安定になりやすいことに留意する．

③ロフストランドクラッチ
- 握り手と前腕を支持する輪っか（前腕カフ）を備え，2点で体重を支えるため単脚杖より支持性が高い．
- 握力が低い場合や，握り手のみでは体重を支えにくい場合に適応となる．
- 前腕カフは，腕の全周を覆うクローズカフ（O字型）と，腕の半周を覆うオープンカフ（U

250　作業療法 義肢・装具学

	単脚杖	多脚杖	ロフストランドクラッチ	プラットホームクラッチ	松葉杖
特徴（強み）	・歩行スピードが速くても使用しやすい ・種類が豊富 ・軽い	・杖が自立する ・単脚杖より安定する	・握力が弱い場合も使いやすい	・握力が弱い場合・肘関節が十分に伸びない場合も使いやすい ・手指や手関節に負担が少ない	・握力が弱い場合も使いやすい ・両腕使用時はほとんどの体重を支えることができる
注意点	・杖が自立しない ・安定感は低い ・体重をかけて歩くことに適さない	・段差や坂では不安定になりやすい ・歩くスピードが速いと適合しにくい ・単脚杖より重い	・杖が自立しない ・かさばりやすい ・装着に手間がかかる	・かさばりやすい ・やや重たく肩関節への負担がある	・杖が自立しない ・かさばりやすく重い ・ハの字に先を広げて進むため広さが必要 ・腋窩神経麻痺に注意が必要
イメージ図	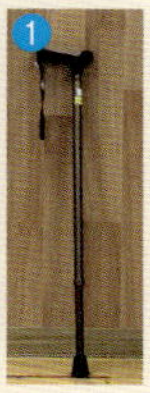 ①	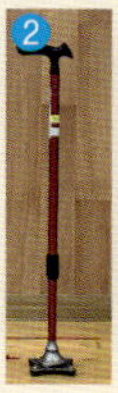 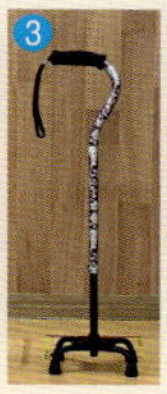 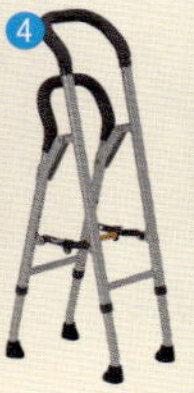 ② ③ ④	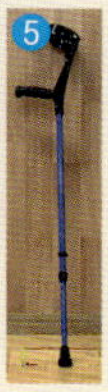 ⑤	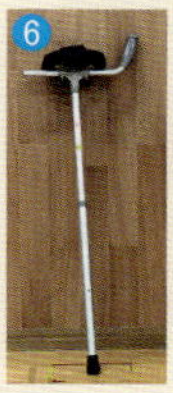 ⑥	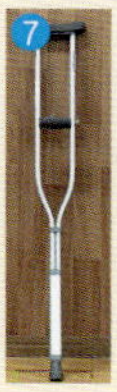 ⑦
免荷量	少ない			大きく，安定性が高い	
介護保険貸与	対象外		対象		

図15 杖の種類と適合

画像提供：株式会社幸和製作所（④）.

字型）の2種類がある．クローズカフの方が支持性は高いが，装着や脱着に手間がかかる．

④プラットホームクラッチ（肘支持型杖）

● 前腕を支える架台と，その先端に握り手がついたもの．

● 架台に前腕全体を乗せて体重を支えることができる．

● 通称リウマチ杖とも呼ばれ，肘が十分に伸びない場合や手指や手首に負担がかけられない場合に適応となる．

● クラッチ自体の重量が重く，肩や肩甲骨へ負担がかかりやすいことに留意する．

⑤アンダーアームクラッチ（松葉杖，腋窩支持型クラッチ）

● 脇当てが付き，脇を締めることで体重を支える．

● 足の骨折など足への負担（荷重）を軽くする必要がある場合に適応となる．

● 両側で2本使用することで，体重を完全に免荷できる．

● 上肢にかかる負担が大きく，上肢機能や筋力が必要である．

2）基本構造

杖の構造は，一般的に握り手，支柱，杖先ゴムからなる（図16A）．握り手に支えがついたクラッチもある．

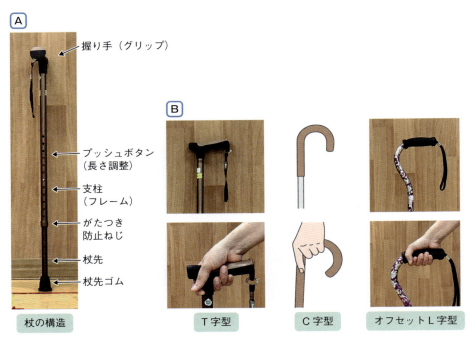

図16 杖の構造（A），握り手と握り方（B）

1 握り手（グリップ）（図16B）

- 握りの種類は，T字型，C字型，オフセットL字型の3種類に分けられ，T字型が一般的である．
- C字型は握り手がCの字になっており，体重をかけると杖がたわんでしまうことがあるので，体重をかけるのには向いていない．
- T字型は杖を握る時に人差し指と中指の間に杖の支柱を挟んで使用する．
- オフセットL字型は支柱をはさまず握る．
- いずれも支柱の中心に重心がかかるよう握る．

2 支柱（フレーム）

- 支柱は，長さを調整できる調整型と，調整ができない非調整型，折りたたみ式がある．
- 調整型は対象者の体格に合わせた長さ調整がしやすいが，非調整型に比べて重く，耐久性は低くなる．
- 折りたたみ式は折りたたみできない杖に比べて強度は落ちるが，外出時にカバンなどに入れて持ち運べるので便利である．
- 支柱の材質は，木材やアルミ合金などの金属材，カーボンファイバーなどがある．材質によって重さや強度，値段が異なる．

3 杖先ゴム

- 杖先ゴムは，歩行補助具によってさまざまな種類がある．
- 地面についた際，滑りにくくしたり衝撃を吸収する．杖への荷重や使用期間により摩耗しひび割れが起こるため，定期的な確認が必要である．

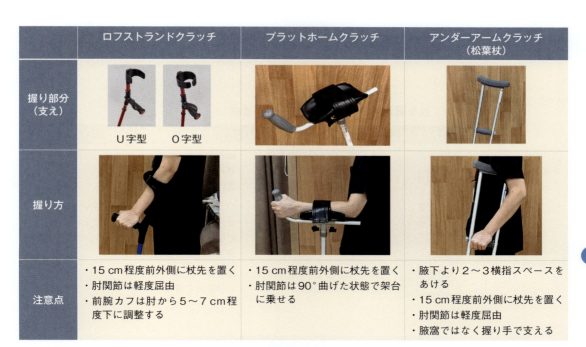

図17　クラッチの握り手と握り方，長さの合わせ方
画像提供：ケイ・ホスピア株式会社（ロフストランドクラッチ）．

- 取り替えが可能であり，杖先ゴムの内径と支柱の直径が一致したものを選ぶとよい．

4 クラッチの握り部分（支え）（図17）

- クラッチでは，握り手（グリップ）と別に，前腕カフや脇当てがつく．
- 握り手だけの杖と比べて，支える箇所が増えるため安定性があがる．
- 杖と比べ，着脱方法や操作方法が異なるため，適応の見きわめや使い方の指導が重要となる．

3）杖の選定

- 杖の種類は多いため，使用する目的と対象者の状態に合わせて選ぶことが重要である．
- 選ぶ際の3つの視点とポイントをあげる（表2）．

4）杖の調整（図18）

- 杖の長さが身体に合っていない場合，かえってバランスを崩してしまうおそれがある．対象者の身体に合った長さに調整し，正しい持ち方や使用方法を伝えることが大切である．
- 杖を15 cm程度前外側へついた時に杖をついた方の肘が軽く曲がる程度（約30°）に曲がっていると，力が入れやすいとされる．
- 直立姿勢で腕を下ろし，手首の骨が出ているところに握り手がくるように調整する．
- 直立姿勢で，大腿骨の大転子（腰骨の下あたりの1番出っ張った部分）の高さに握り手がくるように調整する．
- 腰や背中が曲がって前傾姿勢になっている場合，その姿勢のまま身長を測り，2で割り3 cmを加える（身長÷2＋3 cm）．

▶松葉杖は，一般成人では身長から40〜41 cm引いた長さに合わせる方法がよく使用される．腋窩と松葉杖の脇当てとの間に，3横指（4〜5 cm）程度の隙間をあける．

表2　杖を選ぶ際のポイントと確認すべき点

3つの視点	ポイント	確認すべき点
使用目的	・歩く時に安定性がほしい ・足腰の負担を減らしたい ・歩ける距離を伸ばしたい	・転倒の有無 ・痛み・疲れがでる部位・程度 ・具体的に歩きたい距離
身体寸法・身体能力	・バランスを崩しやすい ・疲れやすく長く歩けない ・腕の力や握る力が弱い	・バランスはどの方向に崩しやすいか ・どの程度，足に体重をかけることができるか ・どの程度歩けるか ・身長と体重，握力の程度
使用環境	・屋内（自宅内）で使用する ・屋外で使用する	・廊下幅や段差の有無 ・坂や階段の有無

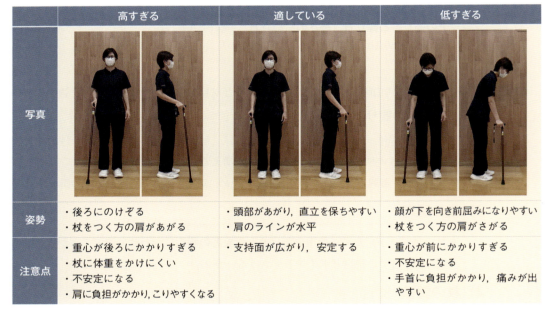

図18　杖の長さの合わせ方

5) 杖の使用手順[5]

- 杖は基本的に健脚側の手で持つ．
- 平地歩行の動作は，2動作歩行（交互2点1点支持歩行）と3動作歩行（常時2点支持歩行）がある（図19）．
- 2動作歩行は杖と患脚を同時に出し，健脚のみで支える．そのためスピードは速いが，安定性は低くなり難易度が高い．
- 3動作歩行は杖→患側脚→健側脚の順に出し，常に杖と片脚で支えるため安定性が高いが，スピードが遅くなる．
- 階段昇降は基本的に3動作歩行で行う（図20）．昇りと降りで足を出す順序が異なるため，注意が必要である．
- 杖を使用する対象者への歩行介助では，介助者は杖と反対側に立ち，腋窩や手を支え，対象者のスピードに合わせて歩く．

	2動作歩行	3動作歩行	両側松葉杖歩行
イラスト	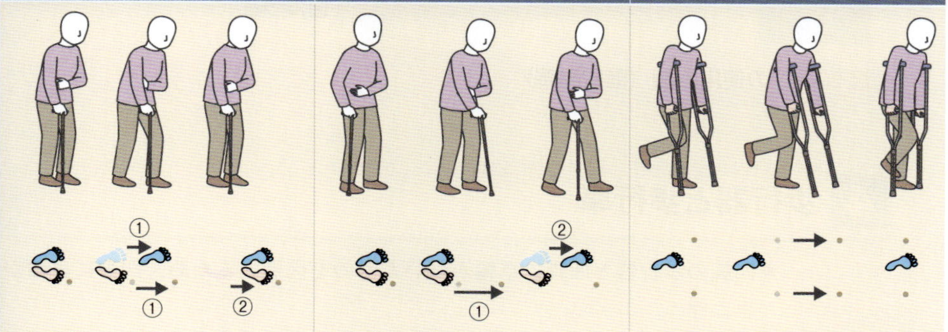		
特徴	・1，2，1，2のリズム ・支持：健脚は1点で身体を支える （交互2点1点支持歩行） ・安定性：低い ・歩行スピード：速い	・1，2，3のリズム ・支持：常に2点で身体を支える （常時2点支持歩行） ・安定性：高い ・歩行スピード：遅い	・ゆっくりとした1，2のリズム ・支持：上肢と手，健脚で体を支える （免荷3点歩行，患側で支持しない） ・安定性：高い ・歩行スピード：やや遅い
歩行動作	1）杖と患側の脚を前に出す 2）健側の脚を患側に並べる	1）杖を前に出す 2）患側の脚を前に出す 3）健側の脚を患側に並べる	1）両側松葉杖を同時に出す 2）健側の脚を前に出す
動画		動画③	

図19 杖の使用手順（平地歩行）

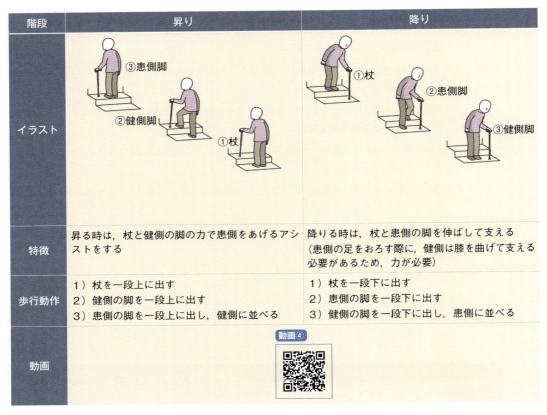

図20 杖の使用手順（階段昇降）

4 歩行器と歩行車

- 四脚の歩行器と四脚に車輪が付いたものを区別するため，四脚に車輪が付いたものを歩行車と呼ぶ．
- 1人では歩行が安定しない方が使用対象となる．杖での歩行が不安定になった場合や，歩行の合間に休憩を要する場合に導入を検討する．
- 使用者が両手で身体を支えられるよう，安定性が高いつくりとなっている．ただし，歩行器や歩行車は左右のグリップを把持して使用するため，脳血管障害などにより片麻痺がある場合，操作が難しくなる．

1）種類（図21）

1 歩行器

①持ち上げ型（ピックアップ式）
- 両手で歩行器を持ち上げ前につき，グリップに体重を乗せてから足を出す．
- 3動作歩行のため，歩行スピードはゆっくりとなる．
- 両手で支えるため脚にかかる体重を約半分程度に減らすことができるが，歩行器の持ち上げ動作が必要なため，腕の力と立位保持ができることが適応となる．

	持ち上げ型 歩行器	交互型 歩行器	二段式グリップ 歩行器	キャスター付き 歩行器 （前輪・4輪）
特徴 （強み）	・コンパクトで軽量 ・折りたためる	・持ち上げ型より腕の力や立位保持力を必要としない ・持ち上げ型よりコンパクト	・下部グリップを立ち上がり動作の支えに使用できる	・歩行スピードが速い ・小回りがききやすい ・折りたためる ・持つ力や体幹の力が弱くても使用しやすい
（注意点）	・歩行スピードが遅い ・持ち上げる腕の力や立位保持力が必要	・歩行スピードが遅い ・歩行動作がやや難しい	・持ち上げ型と同様	・操作にコツがいる
写真	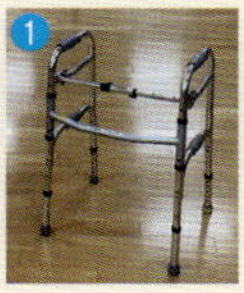	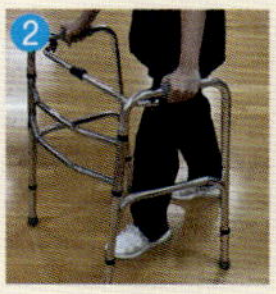	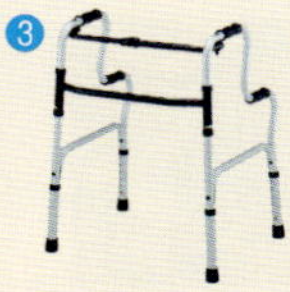	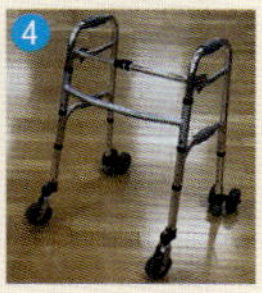
共通特徴	ブレーキなしが主流．多くは荷物の運搬・休憩が困難			
環境適応	屋外での使用は不向き．段差がない屋内での使用が主			
介護保険	対象			

図21　歩行器の種類と特徴

画像提供：株式会社星光医療器製作所（③）.

②交互型

● 固定型歩行器よりも狭い環境で使用でき，歩行器全体は持ち上げずに左右のフレームを歩く時に手を振るように交互に動かすことで前進する.

● 固定型よりも，腕の力と立位保持能力は必要としないが，4動作歩行となるため歩行動作は難しく，スピードが遅くなる.

③二段式グリップ

● 立ち上がり動作に支えが必要な場合，歩行器の下部のグリップを使用して立ち上がることができる.

④キャスター付き（前輪，4輪）

● 4脚のうち前2脚にキャスターが付いたタイプを前輪歩行器，4脚すべてにキャスターが付いたタイプを4輪歩行器という.

● 前輪歩行器は，後脚を軽く持ち上げて歩行器を前進させ，グリップに体重をかけることでストッパーが作用し固定した後に足を出す.

● 4輪歩行器はグリップを軽く持ち上げて前進する．どちらも持ち上げ型よりも腕や体幹の筋力が弱い場合に適応となる.

2 歩行車 （図22）

①前腕支持型（馬蹄型）

● 腕を乗せるアームレストの部分が馬のひづめ（馬蹄）の形をしたもの．肘から先を使用し体重を歩行器で支えることができる.

	前腕支持型歩行車	手支持型歩行車	抑速機能付き歩行車	電動アシスト機能付き歩行車
特徴（強み）	・安定性が高い ・上半身の体重を支えやすい ・抑速機能付きもある	・小型 ・安定性が高い ・小回りがききやすい	・急発進を防げる ・速度をキープする	・平地や坂道で歩行速度を調整する ・自動ブレーキ付きもある
（注意点）	・大きく重い ・小回りがききにくい ・持ち上げができず，段差が越えにくい ・前傾姿勢になりやすい		・速度が遅い ・押すと重いと感じる ・段差が超えにくい ・音が大きい	・重い ・段差が超えにくい ・バッテリー充電が必要
写真	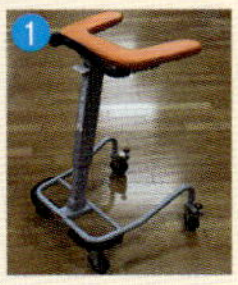 ①	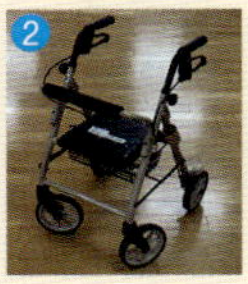 ②	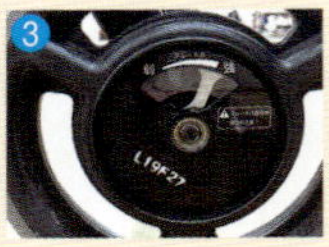 ③	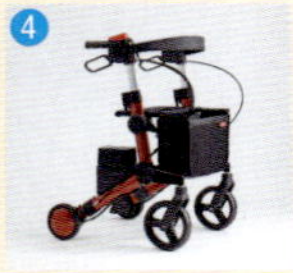 ④
備考	ブレーキなしもある	ブレーキ付きが主流，荷物の運搬・休憩可		
環境適応	屋外使用は不向き	屋外も可		
介護保険	対象			

図22　歩行車の種類と特徴

画像提供：RT.ワークス株式会社（④）．

- 前輪のキャスターのみが360°回転するタイプと4輪すべてが360°回転するタイプがある．
- 握力や上半身の力が弱い場合は，肘から前腕で身体を支え立位保持ができる．
- ブレーキやグリップ付き，抑速機能付きなど種類も多い．

②手支持型（左右ハンドル型）
- 両手でハンドルを持ち，身体を支えながら歩く．
- 前腕支持型より車輪が大きく，安定性があり，シルバーカーと比べてより体重を支えられる．
- 荷物の運搬ができる荷物入れや休憩できる座面が付いたものなど種類も多い．

動画⑤

③抑速機能付き　（動画⑤）
- 抑速機能とは，歩く速度に応じて自動的にブレーキがかかり，歩行速度を一定に保つことができる機能である．
- 対象者の歩く速度に合わせて抑速機能の強さを調整でき，急発進を防ぐ，スピードが出過ぎないといった転倒予防にも役立つ．
- 失調歩行やパーキンソン病のすくみ足などに適している．

④電動アシスト機能付き
- 路面の状況やハンドル部の動きをセンサーでキャッチし，自動アシストする機能が付いたものである．
- 上り坂ではパワーアシストで楽に登れ，下り坂では自動で減速し歩行器が進みすぎないよう調整する．

	歩行車		シルバーカー	
写真				
対象	杖歩行が困難，歩行時に体重の支えが必要な人		自立して歩ける人	
主な目的	歩行の補助，歩行時の安定性向上		荷物の運搬	
違い	・安定性：高い ・ハンドル：U字型で後輪より前方にある ・歩行姿勢：後輪の間に身体を入れて歩行し，ハンドルに体重をかけることができる ・荷物の出し入れ，休憩：前に回り込まずにできる		・安定性：低い ・ハンドル：横一直線で後輪の真上にある ・歩行姿勢：身体が前傾しやすく，ハンドルに体重を多くはかけられない ・荷物の出し入れ，休憩：前に回り込む必要がある	
共通	ブレーキあり，荷物の運搬・休憩が可能			
環境適応	屋外で使用できる．段差			
介護保険	対象		対象外	

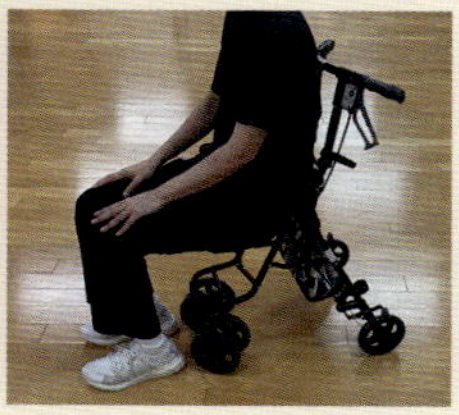

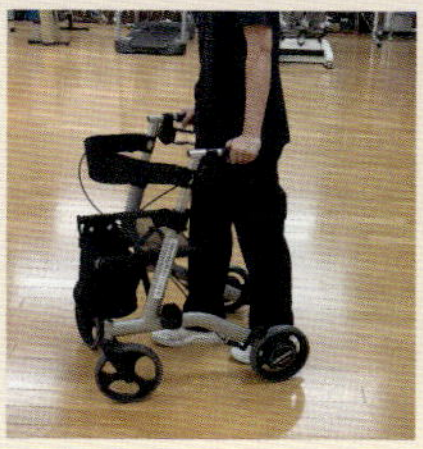

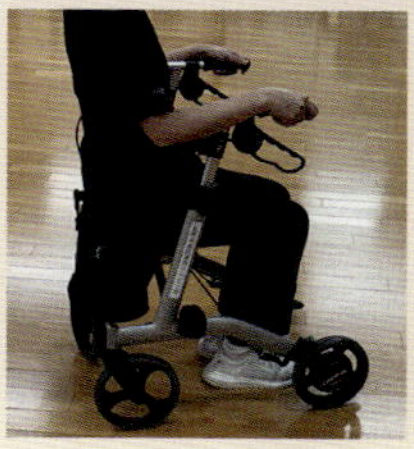

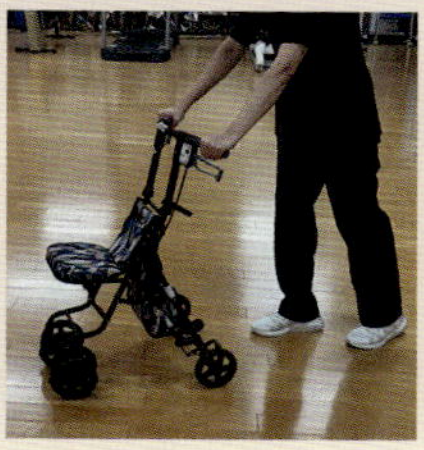

図23　歩行車とシルバーカーの違い

⑤シルバーカー（押し車）

●ハンドルがまっすぐの形状のもの．

●1人で歩くことはできるが，荷物を運ぶことや，休憩が必要な場合に使用する．

●基本的に自立して歩ける方が使用対象となるため，介護保険でのレンタルの対象外の用具である．

> **Point** **歩行車とシルバーカーに違いはあるの？**（図23）
> ・歩行車とシルバーカーは，見た目が似ているが，使用目的や使用対象は大きく異なる．
> ・シルバーカーは自立して歩けるが荷物を運べない，休憩したいなどの目的で，介護保険利用前に自費購入している場合が多い．
> ・歩行能力が低下して歩行車の適応になっていても，シルバーカーを使い続けていることがあるため注意が必要である．

2）構造

●歩行器は四脚のフレーム構造で，フレームの下端接地面に先端チップが付き，ハンドグリップ以外に支持部がない歩行補助具である（図24）．

●歩行車は，左右のフレームと，それを連結する中央部のパイプからなり，手または腕で身体を支える歩行補助具である．

●前輪のキャスターには，シングルキャスターとダブルキャスターがある．車輪が1つのものをシングルキャスターといい，車輪が2つ並んでいるものをダブルキャスターという．

●シングルに比べダブルキャスターは安定感があり，道路上の溝などに落ちにくくなっている．

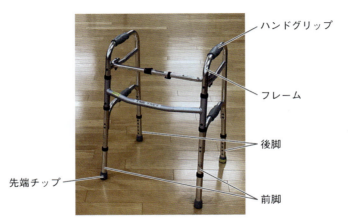

図24 歩行器の構造

表3 歩行器・歩行車を選ぶ際のポイント

4つの視点	選ぶ際のポイント	確認すべき点
使用目的	・歩く時に安定性がほしい ・歩く途中で休憩したい ・荷物を運びたい	・転倒の有無 ・痛み・疲れがでる部位・程度 ・具体的に歩きたい距離
身体寸法 身体能力	・立位保持の際にバランスを崩しやすい ・疲れやすく長く歩けない	・ブレーキの必要性 ・どの程度歩行器の支えが必要か ・歩行スピードはどの程度か ・身長と体重
使用環境	・屋内（自宅内）で使用する ・屋外で使用する	・廊下幅や段差の有無 ・回転幅の確認 ・坂や階段の有無
使用機能	・座れる座面がほしい ・速度の調整機能がほしい ・坂道でも使いたい	・操作を覚えられるか ・重さは影響しないか ・折りたたみが必要か

- 前輪の動きが固定されて回転しないもの，120°回転や360°回転など段階的に調整できるものがある．360°回転するものは小回りがしやすいが，自由度が高く軽い力で動くため不安定になりやすい．

3）歩行器・歩行車の選定

- 杖と同様，使用する目的と対象者の状態に合わせて選ぶことが重要であり，選ぶ際の4つの視点とポイントを表3に示す．
- 歩行器（歩行車）の高さの合わせ方は杖と同様である．ハンドルを握った際，肘は少し曲がり力が入りやすいか確認する．

4) 歩行器の使い方 (動画⑥)

- 持ち上げ型は，歩行器を持ち上げて前に出し，脚を一歩ずつ前に出す，3動作歩行となる．
- 交互型は，歩行器の片側（右）フレームを前に出した後，対側の脚（左足）を前に出す．次に左フレームを前に出し，右足を前に出す，4動作歩行となる．
- 歩行車は，基本的に身体を歩行車の中に入れて歩行する．座面が跳ね上げできるタイプは，座面を跳ね上げて使用する．そうすることで前屈みになりにくく，グリップに体重をかけやすくなるため歩行が安定しやすい．
- 歩行器や歩行車を使用する対象者への歩行介助では，介助者は後方に立ち，腰部を支え，対象者のスピードに合わせて歩く．

■ 文献

1) 堀塚京子：はじめての車いすの選び方・使い方．「2023年度版 福祉機器 選び方・使い方 テキスト」（保健福祉広報協会/編），pp3-14，保健福祉広報協会，2023
2) 「車椅子を知るためのシーティング入門」（2019年度 福祉用具シリーズ 小冊子作成委員会），テクノエイド協会，2019
https://www.techno-aids.or.jp/research/vol24.pdf（2024年7月3日閲覧）
3) 日本シーティング・コンサルタント協会
https://seating-consultants.org（2024年5月8日閲覧）
4) 「シーティング技術のすべて」（木之瀬隆，森田智之/編），医歯薬出版，2020
5) 「生活環境づくり 杖・歩行器の選定」，石川県リハビリテーションセンター
https://www.pref.ishikawa.lg.jp/kousei/rihabiri/ulpdf/siryou.html（2024年7月3日閲覧）
6) 「義肢装具のチェックポイント 第9版」（日本整形外科学会，日本リハビリテーション医学会/監，赤居正美，他/編），pp337-338，医学書院，2021

| 第Ⅰ章 | 義肢・装具学 |

14 補装具の支給制度

学習のポイント
- 義肢装具の支給制度の概要を理解する
- 自身が担当した対象者に対し，義肢装具の費用負担について説明できるようになる
- 適切なタイミングで義肢装具の作り替えを促せるようになる

学習概要
- 義肢装具の作製にあたっては複数の支給制度が存在し，傷病の原因や作製するタイミングで利用できる制度が異なる
- 支給制度により申請の方法や自己負担率が異なるうえ，利用する制度によっては義肢装具の作製費用を対象者が一時的に全額立替払いする必要がある
- 作業療法士は義肢装具の支給制度について概要を理解し，担当した対象者が費用面で不安をもたないようサポートする必要がある

準備学習
- 第Ⅰ章1の義肢の基本構成を復習しておきましょう
- 第Ⅰ章5の義肢と作業療法士の役割を復習しておきましょう
- 第Ⅰ章8の装具の目的と機能を復習しておきましょう

- 補装具とは障害のある方が日常生活を送るうえで必要な移動や動作などを行うために，身体の欠損または損なわれた身体機能を補完・代替する用具のことを指す．
  - ▶例：義肢，装具，杖，車椅子，眼鏡，補聴器など．
- 本項では，義肢装具に絞って支給制度を解説する．

1 義肢装具の制度分類

- 義肢装具は作製する時期によって治療用と更生用に分類される．

1）治療用

- 傷病による症状が固定*する前に，治療を目的として医師の指示のもとに作製され，一時的に使用するものである．
  - ＊症状の固定：傷病が完全に治癒していないものの，それ以上治療を継続しても改善が望まれない状態．
- 就労や美容など，治療に関係のない目的では支給されない．

262　作業療法 義肢・装具学

●装具の場合は，治療用装具，義肢の場合は治療用義肢または訓練用義肢，仮義肢と呼ぶ.

2）更生用

●医学的な治療が終わり，症状が固定した後に日常生活動作などの向上のために継続的に使用するものである.
●装具の場合は，更生用装具，義肢の場合は更生用義肢または本義肢と呼ぶ.

2 義肢装具の支給制度

1）義肢装具の価格

●義肢装具の価格は厚生労働省により基準が設けられており，身体の部位，作製工程，使用する部品などによって決定される.
●義肢装具の価格について代表例を表1に示す（価格は概算）.

2）支給される補装具の個数

●原則として，1種目につき1具.
●更生用義肢装具では障害の状況や職業などで必要と認められた場合は2具支給される場合がある.
●労働災害補償制度における障害補償支給（更生用義肢装具）では2具が支給される.

表1　義肢装具の価格（代表例）

分類	部位	種類	概算価格
装具	上肢装具	肩装具（軟性サポータ）	約2万円
		肘装具（硬性）	約7万円
		長対立装具（ダイナミックスプリント）	約7万円
	体幹装具	胸腰仙椎装具（硬性）	約7万円
		胸腰仙椎装具（ダーメンコルセット）	約3万円
	下肢装具	長下肢装具（金属支柱）	約17万円
		短下肢装具（シューホーンブレース）	約5万円
義肢	義手	上腕能動義手（殻構造）	約35万円
		前腕能動義手（殻構造）	約30万円
		上腕装飾用義手（骨格構造）	約30万円
		前腕装飾用義手（殻構造）	約25万円
		指義手（1指）	約5万円
	義足	大腿義足（骨格構造）	約70万円
		下腿義足（骨格構造）	約50万円

※　上記の価格は症例，使用する部品によって大きく変動するので，あくまで目安として把握しておくこと.

3） 義肢装具の耐用年数

- 義肢装具は永続的に使用できるものではなく，身体的変化による適合不良や，日常生活に伴う損耗などでいつかは使用不能となる．
- 支給制度においては，通常の使用状況において義肢装具が修理不能となるまでの耐用年数（表2）が示されており，その期間内の破損および故障については原則的に修理または調整で対応することとされている．
- 耐用年数が経過した義肢装具は支給する制度（保険者）の判断により新規に作り替えができる．
- 耐用年数はあくまで予測に過ぎないので，症例に応じて柔軟に対応することが求められる．
- 特に小児の義肢装具に関しては耐用年数が短く設定されているほか，成長に応じてより短い期間で作り替えが認められる場合がある．

4） 支給制度の種類

- 義肢装具に関連する支給制度を表3に示す．
- 表3の公的医療保険制度については表4に詳細を示す．

5） 各支給制度の概要

◼ 公的医療保険制度

- 被用者保険，国民健康保険，後期高齢者医療制度に分類される．
- 治療用義肢装具の作製に利用する．
- 自己負担率は1〜3割である（年齢と収入に応じて決定）（表5）．
- 月ごとの自己負担額が一定額を超えないよう上限が設定されている（高額療養費制度）．

表2　義肢装具の耐用年数（代表例）

分類	部位	種類	耐用年数
装具	上肢装具	肩装具	2年
		肘装具（硬性）	3年
		長対立装具（ダイナミックスプリント）	3年
	体幹装具	胸腰仙椎装具（硬性）	2年
		胸腰仙椎装具（ダーメンコルセット）	1.5年
	下肢装具	長下肢装具（金属支柱）	3年
		短下肢装具（シューホーンブレース）	1.5年
義肢		パイプ類	5年
		継手類	3年
		フォームカバー	1.5年
		足部	1.5年
		装飾用手指義手	1年

表3　義肢装具に関連する支給制度

名称	対象
公的医療保険制度	治療用
労働災害補償制度	治療用/更生用
障害者総合支援法	更生用
生活保護法	治療用
戦傷病者特別援護法	更生用
損害賠償制度	治療用[※1]
こども医療費助成制度	治療用[※2]

※1　損害保険会社の判断による.
※2　公的医療保険制度で発生した自己負担分を支給.

表4　公的医療保険制度の詳細

保険の種類		被保険者
被用者保険	全国健康保険協会（協会けんぽ）	中小企業などの会社員と被扶養者
		船員保険
	健康保険組合（組合健保）	大企業の会社員と被扶養者
	共済組合	公務員と被扶養者
		私立学校教職員と被扶養者
国民健康保険		自営業者など, 他の保険に該当しない者（生活保護受給者を除く）
後期高齢者医療制度		75歳以上か65歳以上で一定の障害があるもの

公益財団法人テクノエイド協会：義肢装具支給事務ガイドブック（https://www.mhlw.go.jp/content/12200000/000307895.pdf）をもとに作成.

表5　公的医療保険制度の自己負担率

年齢	一般・低所得者	現役並み所得者
義務教育就学前	2割負担	
6〜69歳	3割負担	
70〜74歳	2割負担	3割負担
75〜（後期高齢）	1割負担	3割負担

※　月ごとの自己負担額には上限が定められている（高額療養費制度）.
※　自己負担割合は病院への支払いと同率であるので確認しておくとよい.
公益財団法人テクノエイド協会：義肢装具支給事務ガイドブック（https://www.mhlw.go.jp/content/12200000/000307895.pdf）をもとに作成.

①被用者保険

● 企業に勤務している従業員や公務員，その家族が加入できる．

②国民健康保険

● 被用者保険や後期高齢者医療制度に加入していない自営業者などが加入できる．

● 生活保護受給者は加入できない．

③後期高齢者医療制度

● 75歳以上，および以下に定める一定の障害がある方が加入できる．

  ▶ 国民年金法などにおける障害年金1〜2級．

  ▶ 精神障害者保健福祉手帳1〜2級．

  ▶ 身体障害者手帳1〜3級および4級の一部．

  ▶ 療育手帳A．

② 労働災害補償制度

● 自己負担はない．

● 労働者の業務中または通勤中に生じた負傷や疾患，障害，死亡などの災害について補償する．

● 治療中に受けられる補償（治療用）→療養補償支給．

● 症状の固定後に受けられる補償（更生用）→障害補償支給．

③ 障害者総合支援法

● 補装具を必要とする障害者，障害児，政令に定める難病患者を対象に支給される．

● 身体障害者手帳を所持しているか，上記の難病患者であること．

● 更生用義肢装具の作製に利用する．

● 自己負担は原則1割だが，表6のように月額自己負担上限が定められている．

● 18歳未満の障害児については世帯収入にかかわらず公費負担の対象となる（月額負担上限額は適用）．

④ 生活保護法

● 自己負担はない．

● 困窮のため最低限度の生活を維持することのできない者に対して，医療扶助として医療が提供される．

● 治療用義肢装具の作製に利用する．

表6　障害者総合支援法の自己負担上限

利用者の収入	月額負担上限
生活保護受給者 低所得者（市町村民税非課税世帯）	0円
一般所得者	37,200円
高所得者 （世帯内に住民税所得割額46万円以上の者がいる場合）	全額自己負担

公益財団法人テクノエイド協会：義肢装具支給事務ガイドブック（https://www.mhlw.go.jp/content/12200000/000307895.pdf）をもとに作成．

5 戦傷病者特別援護法

- 自己負担はない.
- 軍人, 軍属などであった方が, 公務上において傷病にかかり, 一定以上の障害を有する場合か, 療養の必要がある場合に補装具の支給を受けられる.
- 更生用の義肢装具の作製に利用する.
- 戦傷病者手帳が必要となる.

6 損害賠償制度

- 自己負担はない.
- 交通事故などで損害を負った場合に, 自動車損害賠償保険などにより補装具の作製費が支給される.
- 公的制度ではない.
- 他のすべての支給制度に優先される.
- 保険会社に作製の可否を確認する.

7 こども医療費助成制度

- 公的医療保険で発生した自己負担分について市町村から一定割合が支給される (例: 公的医療保険から7割, こども医療から3割など).
- 年齢制限や自己負担率は市町村ごとに異なる.

6) 保険制度の選択

- 保険制度の利用には優先順位があり, 複数の制度で支給の要件を満たしていたとしても, 優先順位の高い制度でしか支給を受けられない.
- 義肢装具の支給制度の選択方法を図1に示す.

①治療用義肢装具の場合
- 優先度の高い順に, 損害賠償制度→労働災害補償制度→公的医療保険制度→生活保護法となる.

②更生用義肢装具の場合
- 優先度の高い順に, 損害賠償制度→戦傷病者特別援護法→労働災害補償制度→障害者総合支援法となる.

3 各支給制度の申請方法

- 医療機関で作製した治療用義肢装具は身体状況の変化や, 通常の使用に伴う損耗によって数年程度で使用できなくなる場合が多い.
- この時点で症状が固定されていれば更生用義肢装具の作製を検討する.
- 症状が大きく変化した場合や, 今後も症状の変化が見込まれる場合は, 再度治療用義肢装具を作製する場合もある.

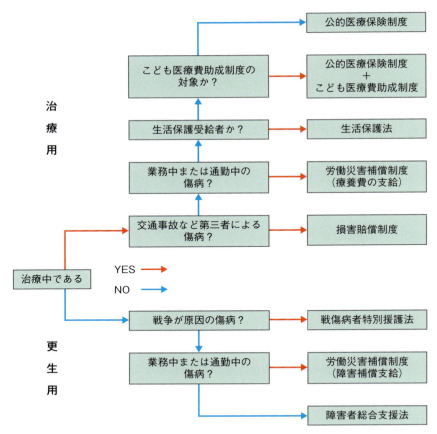

図1 支給制度の選択方法
公益財団法人テクノエイド協会：義肢装具支給事務ガイドブック（https://www.mhlw.go.jp/content/12200000/000307895.pdf）をもとに作成.

1）治療用義肢装具の申請方法

■1 公的医療保険制度を利用した場合

- 作製から支給までの流れを表7に示す.
- 義肢装具代金の支払いは，本人（または家族）がいったん全額を義肢装具作製事業者に支払い，後日，本人から保険者に申請することで自己負担額（表5）を除いた金額が還付される（償還払い）.
- 入院費などの支払いとは別であること，償還払いであることを理解しておき，義肢装具の作製を検討している時点で対象者に伝え了承を得ておく.

①自己負担額が一定額を超えた場合（高額療養費制度）
- 公的医療保険制度による月ごとの自己負担額が一定額を超えないよう上限が定められている.

②こども医療費助成制度を利用した場合
- 公的医療保険制度から義肢装具代金のうち自己負担分を除いた金額が還付された後，市役所で申請を行うと，さらに自己負担分が振り込みで還付される.
- 申請方法や自己負担率，対象となる年齢は市町村ごとに異なるので注意が必要である.

表7 公的医療保険制度を利用した支給の流れ

保険者	本人または家族	作業療法士	医師	義肢装具士
	医療機関の受診 採型または採寸を受ける ↓ 義肢装具の装着 適合証明の受け取り 全額支払い（償還払い） 申請方法の説明を受ける	対象者情報の提供[※1] 採型または採寸の補助 ↓ 適合の立ち合い	作製内容の決定と処方 採型または採寸の指導 診療報酬の算定 ↓ 適合チェック 適合証明の発行	作製指示を受ける 採型または採寸を実施 ↓ 義肢装具の作製 納品[※2] ↓ 集金 支給申請の手続き方法 を説明
支給申請の受理 保険者負担分を還付	支給申請を行う 還付金の受領 自己負担分の支給申請[※3]			

※1 作業療法士は義肢装具の作製を検討する時点で，他職種と連携し担当する対象者に対し費用の概算と償還払い制度について
　　説明し理解を得ておく．
※2 義肢装具の種類によっては仮合せを行う場合もある．
※3 高額療養費制度やこども医療費助成制度が利用できる場合．

表8 労働災害補償制度（治療用）を利用した支給の流れ

労働基準監督署[※1]	本人または家族	作業療法士	医師	義肢装具士
	医療機関の受診 採型または採寸を受ける ↓ 義肢装具の装着 適合証明の受け取り 全額支払い（償還払い） 申請方法の説明を受ける	対象者情報の提供[※2] 採型または採寸の補助 ↓ 適合の立ち合い	作製内容の決定と処方 採型または採寸の指導 診療報酬の算定 ↓ 適合チェック 適合証明の発行	作製指示を受ける 採型または採寸を実施 ↓ 義肢装具の作製 納品[※3] ↓ 集金 支給申請の手続き方法を 説明
支給申請の受理 全額を還付	支給申請を行う 還付金の受領			

※1 治療用と更生用では申請先が異なるので注意が必要．
※2 作業療法士は義肢装具の作製を検討する時点で，他職種と連携し担当する対象者に対し費用の概算と償還払い制度について
　　説明し理解を得ておく．
※3 義肢装具の種類によっては仮合せを行う場合もある．

2 労働災害補償制度を利用した場合

- 作製から支給までの流れを表8に示す．
- 義肢装具代金の支払いは，本人（または家族）がいったん全額を義肢装具作製事業者に支払い，後日，本人から労働基準監督署へ申請することで全額が還付される（償還払い）．
- 最終的に自己負担がないとはいえ，入院費などの支払とは別であること，償還払いであることを理解しておき，義肢装具の作製を検討している時点で対象者に伝え了承を得ておく．

❸ 生活保護法を利用した場合

● 作製から支給までの流れを**表9**に示す.

● 現物支給のため本人の支払いは不要である.

● 本人（または家族）が福祉事務所に支給申請を行い治療材料券が交付された後，義肢装具の作製に着手するため，他の保険と比べ時間がかかる.

❹ 損害賠償制度を利用した場合

● 作製から支給までの流れを**表10**に示す.

● 損害保険会社によって対応が異なるので，都度協議しながら進める.

表9 **生活保護法を利用した支給の流れ**

福祉事務所	本人または家族	作業療法士	医師	義肢装具士
申請の受理 意見書を医療機関に送付	福祉事務所に申請 医療機関の受診		意見書に記入 意見書を義肢装具士に送付	意見書を元に見積り作成
意見書と見積りの受理				意見書と見積りを福祉事務所に提出
治療材料券の交付				治療材料券の受け取り
	医療機関を再度受診する 採型または採寸を受ける	対象者情報の提供※1 採型または採寸の補助	作製内容の指示 採型または採寸の指導 診療報酬の算定	作製指示を受ける 採型または採寸を実施
				義肢装具の作製 納品※2
	義肢装具の装着 治療材料券に署名	適合の立ち合い	適合チェック	治療材料券に署名を求める
治療材料券の受理 費用の支払い				治療材料券を送付 費用の受領

※1 作業療法士は義肢装具の作製を検討する時点で，他職種と連携し担当する対象者に対し申請の流れについて説明し理解を得ておく.
※2 義肢装具の種類によっては仮合せを行う場合もある.

表10 **損害賠償制度を利用した支給の流れ**

損害保険会社	本人または家族	作業療法士	医師	義肢装具士
義肢装具作製の連絡を受ける	医療機関の受診 損害保険会社に連絡	対象者情報の提供※1	作製内容の決定と処方	作製指示を受ける
	採型または採寸を受ける	採型または採寸の補助	採型または採寸の指導 診療報酬の算定	採型または採寸を実施
				義肢装具の作製 納品※2
	義肢装具の装着	適合の立ち合い	適合チェック 適合証明の発行	適合証明の受け取り
適合証明と請求書の受理 費用の支払い				適合証明と請求書を送付 費用の受領

※1 作業療法士は義肢装具の作製を検討する時点で，他職種と連携し担当する対象者に対し申請の流れについて説明し理解を得ておく.
※2 義肢装具の種類によっては仮合せを行う場合もある.

● 本人には現物が支給され，費用の支払いは損害保険会社と義肢装具作製事業者の間で行われる．

2）更生用義肢装具の申請方法

❶ 障害者総合支援法を利用した場合

● 作製から支給までの流れを表11〜13に示す．
● 義肢装具作製事業者が代理受領に係る補装具業者の登録（登録業者）をしているかどうかで，償還払い方式（一時全額支払い）と代理受領方式（自己負担分のみ支払い）に分かれる．
● 障害者が18歳未満（障害児）の場合は指定自立支援医療機関または保健所の医師などの意見書，処方箋をもとに市町村が支給を決定する（更生相談所の判定不要）．
● 障害者手帳の交付を受けていることが条件である（症状の固定）．
● 費用の自己負担額は原則1割だが，表6に示す通りの月額自己負担上限が定められている．
● 障害者またはその配偶者のうち市町村民税所得割の最多納税者の納税額が46万円以上の場合には補装具費の支給対象外となる．
● 障害者が18歳未満（障害児）の場合は世帯の収入にかかわらず補装具費の支給対象となる（令和6年4月1日改正）．

表11　障害者総合支援法を利用した支給の流れ（償還払い方式）

福祉事務所	更生相談所	本人または家族	作業療法士※1	医師（判定医）※2	義肢装具士
申請の受理		福祉事務所に申請 義肢装具士に見積り作成を依頼			見積書作成
見積書の受理					見積書を福祉事務所に提出
更生相談所に判定依頼を行う	判定日（来所）を患者に知らせる	判定日の予約			
判定結果に基づき交付を決定	判定を行う	判定会へ行く※3		義肢装具の必要性を診断する	
交付決定通知と支給券を患者へ送付		交付決定通知と支給券を受け取る 義肢装具士に採型または採寸を依頼し，支給券を渡す			交付決定の連絡を受ける 支給券を受け取り，採型または採寸を実施 義肢装具の作製納品※4
判定結果の確認	適合判定を行う	更生相談所で適合判定を受ける 全額支払い（償還払い）申請方法の説明を受ける		適合チェック	集金 還付請求の手続き方法を説明
還付請求の受理		還付請求を行う			
公費負担分を還付		還付金の受領			

※1 作業療法士が関与できる部分がなく，適切な義肢装具の選択ができていない可能性があることを知っておく．
※2 主治医ではなく，更生相談所と契約し判定会に立ち会う医師．
※3 義肢装具の種類によっては書類のみで判定が行われる場合もある．
※4 仮合せを行う場合もある．

表12 障害者総合支援法を利用した支給の流れ（代理受領方式）

福祉事務所	更生相談所	本人または家族	作業療法士※1	医師（判定医）※2	義肢装具士
申請の受理 ↓ 見積書の受理 ↓ 更生相談所に判定依頼を行う 判定結果に基づき交付を決定 交付決定通知と支給券を本人へ送付 ↓ 判定結果の確認 ↓ 支給券，請求書の受理 ↓ 公費負担分の支払い	判定日（来所）を本人に知らせる 判定を行う ↓ 適合判定を行う	福祉事務所に申請 義肢装具士に見積り作成を依頼 ↓ 判定日の予約 ↓ 判定会へ行く※3 ↓ 交付決定通知と支給券を受け取る 義肢装具士に採型または採寸を依頼し，支給券を渡す ↓ 更生相談所で適合判定を受ける 自己負担分の支払い		義肢装具の必要性を診断する ↓ 適合チェック	見積書作成 見積書を福祉事務所に提出 ↓ 交付決定の連絡を受ける 支給券を受け取り，採型または採寸を実施 義肢装具の作製 ↓ 納品※4 ↓ 集金 支給券の提出 公費負担分の請求 公費負担分の受領

※1 作業療法士が関与できる部分がなく，適切な義肢装具の選択ができていない可能性があることを知っておく．
※2 主治医ではなく，更生相談所と契約し判定会に立ち会う医師．
※3 義肢装具の種類によっては書類のみで判定が行われる場合もある．
※4 仮合せを行う場合もある．

表13 障害者総合支援法を利用した支給の流れ（18歳未満の場合）

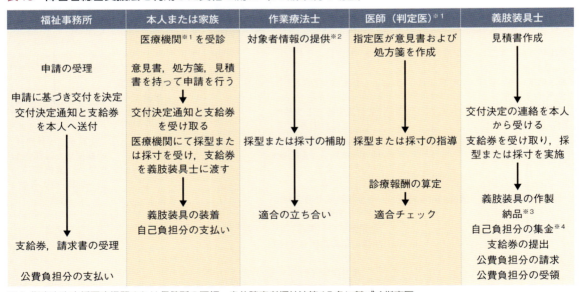

※1 指定自立支援医療機関または保健所の医師，身体障害者福祉法第15条に基づく指定医．
※2 作業療法士は義肢装具の作製を検討する時点で，担当する対象者に対し費用の概算と償還払い制度について説明し理解を得ておく．
※3 仮合せを行う場合もある．
※4 代理受領の場合．償還払いの場合は表11に同じ．

❷ 労働災害補償制度を利用した場合

- 障害固定の認定を受けている必要がある.
- 作製から支給までの流れを表14に示す.
- 義肢装具代金に本人負担はなく，❶で解説した障害者総合支援法と同様に義肢装具作製事業者が登録業者であれば代理受領方式により一時立て替えも必要ない.
- 1障害部位につき2具が支給対象となり，その型式（作業用，装飾用，能動など）は問わない.

❸ 戦傷病者特別援護法を利用した場合

- 戦傷病者手帳の交付を受けている必要がある.
- 作製から支給までの流れを表15に示す.
- 義肢装具代金に本人負担はなく，現物支給となる.

表14 労働災害補償制度（更生用）を利用した支給の流れ

労働局※1	本人または家族	作業療法士	医師	義肢装具士
申請の受理 申請に基づき交付を決定 決定通知書を本人へ送付	労働局に申請 決定通知書を受け取る 医療機関の受診 採型または採寸を受ける	 対象者情報の提供※2 採型または採寸の補助	 作製内容の決定と処方 採型または採寸の指導 診療報酬の算定	 作製指示を受ける 採型または採寸を実施 ↓ 義肢装具の作製 納品※3
	↓ 義肢装具の装着	↓ 適合の立ち合い	↓ 適合チェック	費用の請求※4
費用請求の受理 費用の支払い				費用の受領

※1 治療用と更生用では申請先が異なるので注意が必要.
※2 作業療法士は義肢装具の作製を検討する時点で，他職種と連携し担当する対象者に対し申請の流れについて説明し理解を得ておく.
※3 義肢装具の種類によっては仮合せを行う場合もある.
※4 代理請求の場合. 償還払いの場合は全額を支払い対象者自身で労働局に費用請求を行う.

表15 戦傷病者特別援護法を利用した支給の流れ

福祉事務所	本人または家族	作業療法士※1	義肢装具士
申請の受理 見積書の受理 申請に基づき交付を決定 決定通知書と交付券を患者へ送付	福祉事務所に申請 義肢装具士に見積り作成を依頼 決定通知書と交付券を受け取る 義肢装具士に連絡し採型または 採寸を受ける		見積書作成 見積書を福祉事務所に提出 交付券を受け取り 採型または採寸を実施 義肢装具の作製 納品※2
	↓ 義肢装具の装着		
交付券，請求書の受理 費用の支払い			交付券の提出 費用の請求 費用の受領

※1 制度上は作業療法士が関わる部分がないが，通院患者の場合は情報提供を行うなどの連携が必要.
※2 義肢装具の種類によっては仮合せを行う場合もある.

I-14
補装具の支給制度

4 作業療法士と義肢装具士の連携

1) 対象者情報の共有

- 義肢装具士は複数の医療機関を掛けもちで訪問しているため，各施設あたりの在院時間が限られており，週に1～2回の訪問が一般的である．
- このため対象者の身体状況や生活環境，治療目的などは担当作業療法士から発信し情報共有を行う必要がある．
- 義肢装具の装着練習を実施している期間は，練習時間を義肢装具士の在院時間に合わせて予定しておくと情報共有や不具合への対処がスムーズに行える．

2) 義肢装具作製の前に行っておくこと

- 医療保険を利用する場合は対象者が，一時全額を支払う償還払い方式であること，義肢装具の概算費用について作業療法士が事前に説明し理解を得ておくことが金銭トラブルの低減に役立つ．
- 作製する義肢装具によっては対象者が理想的な採型肢位をとれるよう，事前にストレッチを行うことで，関節可動域を広げ，痙縮を軽減しておくとよい．

3) 更生用義肢装具の作製にあたって

- 更生用義肢装具の作製には医療機関が関与しない場合があるため，対象者情報に基づいた義肢装具の作製が困難なことがある．
- 通院している対象者が更生用義肢装具の作製を検討している場合は，担当の義肢装具士に連絡を取り，情報共有を行うよう心がける．また，過去に担当した対象者について義肢装具士から照会があった場合は個人情報保護法に抵触しない範囲で情報提供を行う．

■ 文献

1）「補装具費支給事務ガイドブック 平成30年度 告示改正対応版」（公益財団法人テクノエイド協会／編），公益財団法人テクノエイド協会，2018
https://www.mhlw.go.jp/content/12200000/000307895.pdf

第Ⅱ章

疾患別にみる
義肢・装具療法

第**Ⅱ**章　疾患別にみる義肢・装具療法

1 手部義手
練習用仮義手を活用し，精神的負担の軽減と問題点の解決が可能となった一例

学習のポイント

- 手部切断に対する評価内容とリハビリテーションの流れを理解する
- 手部切断に対する作業療法の目的を理解する
- 手部切断に対する練習用仮義手の活用方法を理解する

症例　交通事故による手部切断

事例紹介

年齢・性別 50歳台，女性

利き手 右

受傷前の生活 専業主婦．趣味はヨガ，リンパマッサージ

家族構成 夫，息子，娘と4人暮らし

医学的情報

診断名 左示指から小指中手指節（MP）関節離断（図1）

現病歴 乗用車の助手席に乗車し高速道路を移動中，事故に遭い受傷．同日に腹壁有茎皮弁形成術，受傷28日目に皮弁切離術施行．32日目から作業療法を開始

1）作業療法評価とプログラム

❶ 評価

①断端の状態：断端尺側はガーゼ保護され，創に沿ってマイクロポアテープ貼付．感染徴候なし．手部には浮腫を認め，MP関節部の周径は非切断側18.0 cmに対して20.4 cm．皮弁部の感覚は脱失．幻肢や幻肢痛なし．

②関節可動域：非切断側は制限なし．切断側は，肘関節伸展，前腕回内，手関節背屈の際に軟部組織の伸張痛あり．環・小指のCM関節はわずかに可動性あり．手関節掌屈55°，背屈35°，橈屈15°，尺屈35°．母指屈曲はMP関節30°，IP関節62°．

③筋力：徒手筋力検査（Manual Muscle Test：MMT）は，非切断側上肢はすべて段階5．切断側は，前腕回内・外と手関節掌屈で段階4，それ以外は段階5．ピンチ力は母指と示指中手骨頭との横つまみで測定し，3.6 kgf.

④上肢機能：簡易上肢機能検査（Simple Test for Evaluating hand Function：STEF）は，

276　作業療法 義肢・装具学

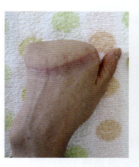
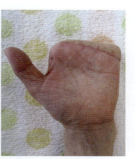

図1　左示指から小指MP関節離断

右100点満点，左57点．左は検査8～10の金円板，小球，ピンが実施困難．上肢障害評価表（Disability of Arm, Shoulder and Hand：DASH）は機能/症状スコア65.0点，上肢機能評価（Hand20）は91.5点で，特に両手動作や切断側を使う項目，美容や自信の項目で困難さが大きかった．

⑤ADL：断端の参加は認めなかった．爪切りや洗髪，結髪動作が行えず，介助が必要．
⑥心理面：三角巾や服で断端を隠すようにしていた．早朝に覚醒して眠れていない．今後の不安を強く感じていた．

2 問題点整理（ICF）

- 症例は，突然の事故によって左示指から小指MP関節離断を受傷した．
- 母指対立運動の相手役となる手指をすべて失ったことで把持機能が著しく低下し，左上肢を使用することができなくなった．
- 片側切断の場合，残存手でADLの約80％以上は行うことができる[1]とされているが，症例は両手動作が必要な場面で介助を要したため，不便さを感じて自信を失っていた．
- 手は，その形態機能として美しさを備え，感情の表現や意思の伝達を行う[2]ものであるが，症例は左手を人前に出すことが美容的に気になり，気分が落ち込んでいた．
- 手指切断による手の形態変化や痛み，関節可動域制限，ADLにおける困難さによって，症例はこれまでに経験のない状況に直面し，多大な精神的負担を負っていた．
- ICFに沿って整理すると，以下のようになる．

①**心身機能・身体構造**：左示指から小指MP関節離断，皮弁部の感覚脱失，把持機能低下，肘関節以遠の関節運動に伴う伸張痛・関節可動域制限・筋力低下，感染兆候なし，幻肢や幻肢痛なし．
②**活動と参加**：ADLや家事動作で左上肢の使用困難，趣味復帰が困難．断端を人前に出すことへの抵抗感あり．
③**環境因子**：夫，息子，娘と同居．
④**個人因子**：50歳台，女性，右利き，専業主婦，今後の不安が強い．

3 目標

①関節可動域の改善：関節運動に伴う伸張痛と関節可動域の改善を図る．
②上肢筋力の維持・向上：左上肢筋力やピンチ力の向上を図る．
③把持機能の改善：母指と断端との把持と，練習用仮義手装着下での把持機能の改善を図る．
④ADL，家事動作の改善：困難なADLや家事動作の習得を促し，自信の回復を図る．

⑤手の形態変化に伴う精神的負担の軽減：訴えを傾聴し，日々の困難さに対する援助を行うことで心理的な処理過程の停滞を防ぐ．また，練習用仮義手によって外観の補填を行い，心理的変化を評価する．

4 統合と解釈

- 症例は，左示指から小指の切断によって把持機能が著しく低下し，外観の問題からも断端を人前に出すことが美容的に気になり，切断側を使用できない状態であった．
- また，腹壁有茎皮弁形成術後は循環障害を防ぐために前腕の回旋を一定のところで固定しておく必要があり[3]，28日間，左前腕が回外位に固定されていたことによって，肘関節以遠には関節運動に伴う伸張痛や関節可動域制限，筋力低下が生じていた．
- しかし，手部切断では，できるだけ早期から断端部を動かし使いはじめることが肝心で，その後の心理的な自信の回復にきわめて重要とされている[1]．
  ▶ そのため，作業療法では関節可動域練習，筋力増強練習と並行して，母指と断端との把持訓練や両手動作練習，ADL練習，家事動作練習を行うこととした．
  ▶ また，練習用仮義手を活用し，巧緻的なつまみ動作の習得や外観の補填による精神的負担の軽減を図った．
- 練習用仮義手と断端とを作業に応じて選択的に使い分ける経験を通してADLや家事動作を改善させ，不安を軽減した状態での自宅退院をめざした．

5 作業療法プログラム

①関節可動域練習：肘関節，前腕，手関節，母指に対して，関節可動域練習を行う．
②筋力増強練習：徒手抵抗運動や物品操作を通して上肢筋力の維持・向上を行う．
③上肢機能練習：母指と断端との把持練習や両手動作練習を行う．
④練習用仮義手装着練習：練習用仮義手を装着して母指と義指との把持・つまみ練習を行う．練習用仮義手によって獲得できることを評価し，心理面・身体面への影響を検討する．装飾用義手にある機能性を体験させ，切断側の上肢機能改善や本義手作製時の参考とする．また，作業療法士は断端の状態を常に確認し，ソケット部分の適合を評価する．（参照）

参照
第Ⅰ章4

⑤ADL練習，家事動作練習：動作方法を工夫し，実生活で必要となる動作の習得を行う．また，退院後も継続して症例の要望や実情を把握し，対応する．

2）作製した義肢

- 左示指から小指を熱可塑性素材によって再建し，2種の練習用仮義手を作製した（図2）．

1 義肢の目的

①機能用の練習用仮義手（以下，仮義手A）（図2A）：把持機能の再獲得を目的に作製した．症例は，母指と断端で把持しようとすると硬貨やピン，ビーズのように小さく，薄く，細い形状の物品を拾い上げることが特に困難であった．そのため，巧緻的な作業を行えるように，つまみ動作が可能となる練習用仮義手を作製した．

②装飾用の練習用仮義手（以下，仮義手B）（図2B）：外観の改善を目的に作製した．症例は，左手を人前に出すことが美容的に気になり，断端を隠すようにしていた．そのため，切断した手指を再建することで心理的負担の軽減を図った．

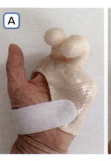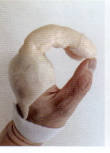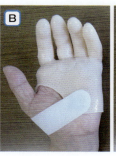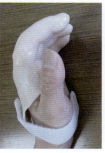

図2 作製した練習用仮義手
A）機能用に作製．示・中指を指尖つまみの角度に調節．B）装飾用に作製．示指〜小指を自然な屈曲角度に調節．
小林伸江，他：手部切断における仮義手訓練の必要性―症例の作業療法経験を通して．日本義肢装具学会誌，35：146-149，2019より許可を得て転載．

2 使用方法

- はじめは2種の練習用仮義手のどちらを装着するか，または外すかについては，作業療法士が作業の種類や場面に合わせてアドバイスした．
- 装着に慣れるにつれて，これらの判断は症例自身が行うよう促した．

3 作製ポイント

- 仮義手Aでは，示・中指は指尖つまみの角度に調節した．
  - 義指の先端には指用の滑り止めキャップを装着した．
  - 邪魔になりやすい環・小指を再建しないことで機能用に特化した形状とした．
- 仮義手Bでは，示指から小指を安静時の自然な屈曲角度となるように再建した．
  - 熱可塑性素材の材質では再現できない肌質を補うために，手袋を被せて装着することをアドバイスした．

3）経過

1 作業療法プログラム

①入院期間（受傷32〜55日目）

- 母指と断端との把持練習では，環・小指CM関節の動きが拡大し，物品をしっかりと握ることが可能となった．
- 調理動作練習では，怪我をする恐怖心と滑りやすさを軽減するために指部分を手背に折り返して固定した手袋を装着した（図3）．
  - よく作っていたカレーライスを危険なく作り終えたことで「自信がもてた」と喜んだ．
- 練習用仮義手装着練習（図4）では，仮義手Aでの指尖つまみが上達し，ADLでは「紐が結べた」，「爪が切れた」，「両手で髪が結べた」，「ペットボトルが開けられた」，「ドライヤーが持てた」など積極的な両手動作を認めた．
- 笑顔が増え，見舞いに来た娘と外出するようになった．
  - 外出時は仮義手Bに手袋を被せて装着し，日傘や財布，鞄，携帯電話などを把持することができた．

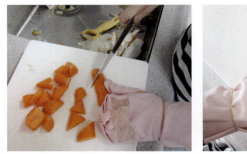
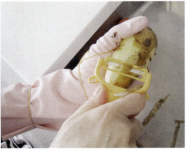
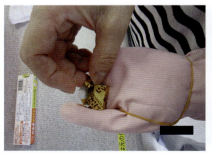
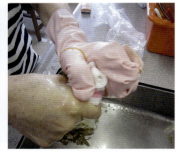

図3 断端を使った調理動作練習の様子

左上の写真は小林伸江, 他：手部切断における仮義手訓練の必要性—症例の作業療法経験を通して. 日本義肢装具学会誌, 35：146-149, 2019より許可を得て転載.

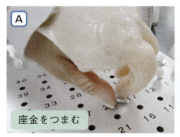
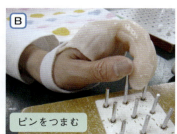
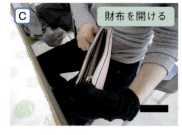
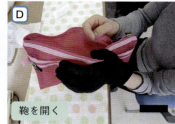
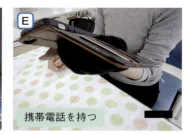

図4 練習用仮義手装着練習の様子

A, Bは機能用の練習用仮義手を装着. C, D, Eは装飾用の練習用仮義手を装着.
A, B, Dは小林伸江, 他：手部切断における仮義手訓練の必要性—症例の作業療法経験を通して. 日本義肢装具学会誌, 35：146-149, 2019より許可を得て転載.

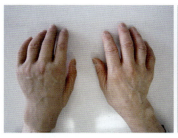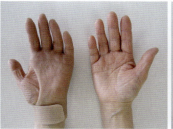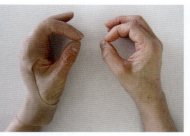

図5 本義手
示・中指にパッシブハンドを使用し，グローブはシリコーン製の手袋式．
中央，右の写真は小林伸江，他：早期義肢装着法を実践した手指・手部切断者に対する作業療法士の役割－訓練用仮義手の使用経験を通して－．日本義肢装具学会誌，37：149-155，2021 より許可を得て転載．

②自宅退院後（受傷56〜210日目）
- 週1回通院した．
- 症例は，家庭内の役割や社会参加に直面し，「泣くことが増えた」と話した．
  ▶ 作業療法士は，悲しみを理解されない孤独感や，受容を強要されることへの苛立ちを傾聴した．
- 一方で，症例は生活で生じた困難さや上達したことを自発的にノートに記録したため，自主練習や動作方法の指導に役立てることができた．
  ▶ その結果，「できることが増えて気分が落ち着いた」など前向きな発言が増えた．
- ソケットの修正は，受傷91日目に断端の削痩に合わせて行った．
- 仮義手Aは炊事以外の家事で2〜3時間装着し，仮義手Bは外出時に常時装着した．
- 「裁縫ができた」，「ほうきで掃けた」，「引き出しを開けられた」，「お弁当作りを再開した」，「ヨガを習いはじめた」など活動の広がりを認めた．

③本義手作製期間（受傷211〜295日目）
- 残存機能の向上に伴い，練習用仮義手を使う場面は裁縫や特に細かな作業，外出時に限定した．洗顔や洗髪，調理についても，利便性と衛生面の問題から非装着で行う方法を選択した．
- 症例の本義手への要望は，指関節の角度が把持物に合わせて調節できることと，装飾性に優れていること．
  ▶ そのため本義手は，症例，義肢装具士，医師との協議の結果，示・中指にパッシブハンドを使用し，グローブはシリコーン製の手袋式となった（図5）．

4）まとめ

■ 手部切断における作業療法

- 手指を切断することは，これまで行っていた動作やコミュニケーションにおける表現，爪の装飾など，あらゆる場面で困難を生じ，切断者の生活を一変させる．
- 今回症例が負った精神的負担は計り知れないが，その心情や行動に変化を与えるきっかけとなったのは，切断後に生じた問題点一つひとつの早期の解決であった．
  ▶ 作業療法士は，切断側上肢の機能障害を改善させ，断端で可能となる動作の上達を促し，

必要な練習用仮義手や自助具，動作方法の工夫を用いて問題点を解決させる支援を行うことが重要である．

▶両手動作のなかで切断側上肢の役割の再構築を行う必要がある．

❷ 練習用仮義手による効果

● 仮義手Aを活用することで断端では困難となるつまみ動作が可能となり，ADLでの切断側の使用が促進された．

● 仮義手Bによって外観を補填することで，外出ができるようになるなど社会参加へつながった．

● 手部切断者が作製する本義手は多くが装飾用義手であるが，練習用仮義手の使用経験は，義手操作の習熟や使用イメージの構築，実用性の向上につながり，切断者が望む本義手を作製できる合理的な方法である[4]．

> **Point** 手指・手部切断における本義手作製前の作業療法の役割
> 手の指には機能的役割区分[5]があり，手指切断では近位部切断，損傷指数増加によって機能的予後は不良[6]とされている．また，個人・環境因子からも手指・手部切断者が装飾用義手に求める役割は多様であると推察される．そのため，本義手作製前の作業療法士の役割[4]では，①症例の要望や実情を知ること，②装飾用義手にある機能性を体験させること，③残存機能で獲得できることを評価し，④義手による心理面・身体面への影響を検討すること，⑤他職種と連携を取りながら本義手作製に進むこと，が重要である．

■ 文献

1）「義肢学 第3版」（日本義肢装具学会/監，澤村誠志，他/編），医歯薬出版，2015
2）「手 その機能と解剖」（上羽康夫/著），金芳堂，2017
3）「手の外科の実際 改訂第7版」（津下健哉/著），南江堂，2011
4）小林伸江，他：早期義肢装着法を実施した手指・手部

切断者に対する作業療法士の役割．日本義肢装具学会誌，37：149-155，2019
5）「手の運動を学ぶ」（矢﨑 潔，他/著），三輪書店，2017
6）松﨑浩徳，他：手指切断および不全切断における重症度および損傷形態の機能回復ならびに職場復帰に対する影響．日本手外科学会誌，24：124-129，2007

■ 参考図書

・小林伸江，他：手部切断における仮義手訓練の必要性—症例の作業療法経験を通して．日本義肢装具学会誌，35：146-149，2019

第Ⅱ章　疾患別にみる義肢・装具療法

2 能動義手（肩義手）
身体機能を強化し，生活で使える義手につながる支援を行った一例

学習のポイント

- 肩関節離断後の能動義手操作練習を理解する
- 肩義手の義手構造と操作方法を理解する
- 肩義手操作練習における多職種連携を理解する

症例　右肩関節離断

事例紹介（図1A）

年齢・性別 50歳台，男性

生活歴 性格は真面目．趣味は海釣り．鉄工所に勤務

利き手 右

家族状況 妻と3人の娘と同居．家族関係は良好

経済状況 共働きであるが収入の主体は症例

医学的情報

疾患・障害名 右肩関節離断

現病歴 鉄板に穴をあけるドリルに作業着が巻き込まれ受傷

既往歴 肺炎・高血圧

合併症 幻肢は大塚の幻肢投影法による分類[1]で実大型．上肢全体に幻肢痛を認め，疼痛強度はNumerical Rating Scale（NRS）で7

1）作業療法評価とプログラム

❶ 評価

①**主訴**：義手をつけて仕事に戻りたい．

②**第一印象**：挨拶をすると返答はあるが活気なし．断端部を隠す様子はなし．

③**筋力**：徒手筋力検査（MMT）にて左上下肢段階5，右下肢段階5．

④**関節可動域**：著明な制限はなく，切断側の肩甲骨外転の関節可動域も制限なし．

⑤**断端状態**：皮膚欠損や熱傷創なし．表在感覚は正常．軟部組織が少なく浮腫も少ない．

⑥**疼痛**：断端痛が安静時にNRS 5．

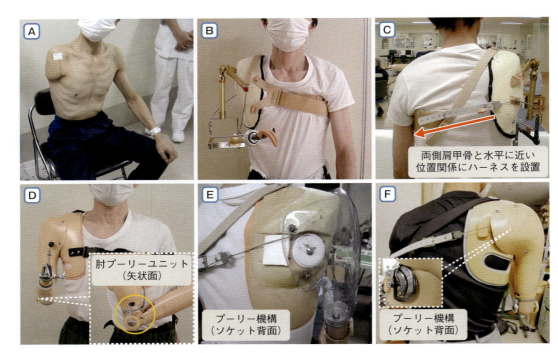

図1 症例写真・作製義手
A）症例写真（右肩関節離断）．B）キャストソケット義手（正面）．C）キャストソケット義手（背面）．ハーネスは両側肩甲骨外転の動きと水平になるよう走行．D）練習用仮義手（正面）．肘継手外側に肘継手屈曲効率向上のための肘プーリーユニットを設置．E）練習用仮義手（背面）．クリアソケットを用いてプーリー機構の動きを確認しながら操作性ならびに使用感の評価を実施．F）本義手（背面）．ソケット背面部の形状に沿うよう円錐形状に改良．
吉村 学，他：能動義手支援における多職種連携の実際．義肢装具学会誌，40：200-209，2024より許可を得て転載．

⑦睡眠状況：3時間おきに中途覚醒する．
⑧基本動作：起居動作は自立．立位・歩行はふらつきを認めたため見守り．
⑨ADL：食事は左手でスプーンを使用して可能．
　　　整容（歯磨き・髭剃り）は時間を要しながら左手で可能．
　　　更衣は左手で可能．
　　　トイレはふらつきがあり見守り．
　　　入浴はシャワーチェアを使用して見守り．

2 問題点整理（ICF）

- ICFを用いて利点・問題点・予後予測をまとめた（表1）．

3 目標

- 長期目標（6カ月）
  - 能動義手を使用して復職・趣味活動の再獲得．
- 短期目標（2カ月）
  - 断端成熟．
  - 能動義手の基本・応用操作の獲得．
  - 能動義手を使用してADL・IADLを修正自立．

表1　問題点整理（ICF）

	心身機能・構造	活動	参加	環境
利点	・切断側の肩甲骨の可動域が良好 ・非切断肢の筋力，関節可動域が保たれている ・断端状態が良好	・食事は左手で可能（スプーン・フォーク） ・非切断肢で箸を用いて食事をしたいとの要望あり ・更衣は非切断肢を使用して可能 ・起居動作は自立	・鉄工所に勤務 ・友人との海釣りが趣味	・家族関係が良好 ・妻と3人の娘と同居
問題点	・断端痛（NRS 5） ・幻肢痛（NRS 7） ・精神機能低下 ・夜間の中途覚醒	・整容に時間を要す ・トイレはふらつきがあり見守り ・入浴はシャワーチェア使用で見守り	・受傷前の業務への復帰は困難 ・能動義手を使用した海釣りの練習が必要	・収入の主体が症例
予後予測	・切断側，非切断側の肩甲骨外転を能動義手操作の力源として利用が可能 ・断端状態が良好であるため早期に義手装着練習が開始可能 ・断端痛，幻肢痛のコントロールが必要 ・精神機能，睡眠状況の経過を見守る必要あり	・非切断肢を用いておおよそのADLが行える ・非切断肢のみで困難もしくは時間を要す活動の抽出が必要 ・能動義手を用いてADL・IADL修正自立を目指す	・能動義手を用いての復職は可能であるが職務内容の検討が必要 ・海釣りで使用する竿や仕掛けを用いて実動作で練習していく	・家族関係が良好であり退院後のサポートも受けやすい ・退院後に職場復帰を目指す

4 統合と解釈

● 精神面低下に配慮しながら能動義手操作の獲得を目指す．

● 能動義手の基本・応用操作の獲得後に復職に向けた職業前練習を実施していく．

● 復職は配置転換も考慮し，現在の職場への復帰を目指す．

5 作業療法プログラム

● 義手導入オリエンテーション：能動義手・筋電義手の説明．

● 作製義手の検討と適合検査：症例・リハビリテーション医・作業療法士で協議し，作製義手の検討．

● 利き手交換練習：左手でのADL練習を実施．

● 関節可動域練習・筋力増強練習：両側肩甲骨を中心に実施．

● 義手操作練習：基本・応用・ADL・IADL・職業前練習を段階的に実施．

2) 作製した義肢

能動義手は練習経過（初期・中期・後期）に合わせて3種類作製した．

①キャストソケット義手（初期）（図1B，C）

● 義肢の目的：断端成熟，能動義手操作の理解・学習，能動義手操作の力源の筋力強化．

● 構造：胸郭バンド式ハーネス．ソケットは弾力性ポリエステルキャスティングテープ（アルケア社製）．ユニバーサル肩継手，能動単軸肘ヒンジ継手，能動フック．

- 作製ポイント
  - ▶胸郭バンド式ハーネスにすることで，切断側・非切断側の肩甲骨外転の運動方向と水平に近い位置関係となり，ケーブルを引きやすい構造にする.
  - ▶切断側肩甲骨外転の動きを阻害しないよう，ソケットを段階的にトリミングする.
  - ▶肘継手のロック・アンロックは非切断肢で行うこととする.

②練習用仮義手（中期）（図1D，E）
- 義肢の目的：キャストソケット義手の目的に加えて，本義手に近い構造での能動義手操作の理解・学習を促す.
- 構造：胸郭バンド式ハーネス，固定式肩継手，能動単軸肘ブロック継手，面摩擦式手継手，能動フック・能動ハンド.
- 作製ポイント
  - ▶肘継手の屈曲効率向上のため，肘プーリーユニット（近畿義肢製作所製）を設置する.
  - ▶手先具の開大効率向上のため，ソケット背面にプーリー機構（橋本義肢製作社製）を設置する.

③本義手（後期）（図1F）
- 義肢の目的：ADL・IADLで使用できる義手操作の習得.
- 構造：基本構造は②の練習用仮義手と同様.
- 作製ポイント
  - ▶ソケット背面のプーリー機構の形状を円錐形状に変更する.
  - ▶肘継手屈曲効率向上のため，肘関節屈曲補助機構をもつリフトアシストユニット（HOSMER社製）を設置する.

3）経過（図2）

- ここでは，初期・中期・後期に分けて，練習経過を記載する.

◼ 作業療法プログラム

①初期（入院からキャストソケット義手作製まで）
- 断端形成術後4日目より作業療法を開始.
- 義手導入オリエンテーション
  - ▶初期評価で，「義手をつけて仕事に戻りたい.」という要望が聞かれたため，義手導入オリエンテーションを実施した.
  - ▶オリエンテーションでは，能動・筋電義手ユーザーの写真や動画を見せながら，手先具の開閉操作の方法，日常生活や仕事での使用方法，各義手の利点と欠点などを説明した.
  - ▶重量や材質，手先具の開閉操作を体験してもらうため，備品の義手に触れてもらい理解を促した.
  - ▶症例は，積極的に義手に触れることができ，ソケットの硬さや手先具の開閉などの確認ができていた.
  - ▶症例より「手先が動く義手が使いたい」，「仕事で汗をかくので壊れにくい義手がよい」との要望が聞かれた.

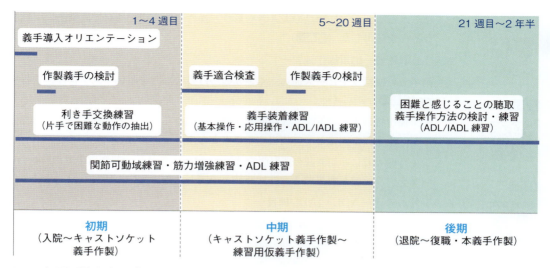

図2　経過（作業療法プログラム）

吉村 学，他：能動義手支援における多職種連携の実際．義肢装具学会誌，40：200-209，2024をもとに作成．

- ▶症例・リハビリテーション医・作業療法士で協議し，故障や誤作動が少なく，手先具が開閉可能な能動義手を作製する方針となった．
- ●関節可動域練習（ROMex）・筋力増強練習
  - ▶両側肩甲骨外転が手先具操作の力源となることを想定し，肩甲帯の関節可動域練習・筋力増強練習を実施した．
  - ▶能動義手の力源に利用できる身体機能の強化を図った．
- ●ADL練習
  - ▶左手での書字や箸操作，更衣（ボタン・ファスナー），整容（歯磨き）などの利き手交換練習・ADL練習を実施した．
  - ▶片手では時間を要す動作や難しい動作（ファスナーを閉める・靴紐を結ぶなど）を抽出し，能動義手を使用して獲得していくことを目指した．
- ●作製義手の検討（キャストソケット義手）
  - ▶キャストソケット義手（図1B，C）の作製に向け，リハビリテーション医・義肢装具士・作業療法士で作製する義手を検討した．
  - ▶義肢装具士が中心となり，義手の部品を選定した．
  - ▶力源は，作業療法士の評価・練習に基づき両側の肩甲骨外転とした．

②中期（キャストソケット義手作製から練習用仮義手作製まで）
- ●義手装着練習―基本操作練習―
  - ▶手先具の開閉操作から開始．
  - ▶手先具の力源ゴムを調整可能な輪ゴムとし，ケーブルを引く力の向上に合わせ輪ゴムの枚数を増やした．
  - ▶開始時は切断側肩甲骨外転のみでは手先具開大が困難で，非切断側の肩甲骨外転も利用して手先具開閉の感覚を学習．

- ▶積み木やペグなど，物品の大きさや形状，操作肢位を変化させて段階的に実施し，円滑な操作を獲得した（動画①）．
- 義手装着練習―応用操作練習―
  - ▶両手での紐結びやビーズ通し，くさりのつけ外しなどを用いて両手操作の習得を目指した（動画②）．
  - ▶両手操作時のポイントを，非切断肢が過緊張にならないこと，両手を協調して使用すること，義手側を固定として使用することとした．
  - ▶手先具開大時に非切断肢の過緊張を認めていたが，徐々に切断側肩甲骨の外転のみでケーブルを引く感覚が習得でき，非切断肢と協調した両手操作を獲得した．
- 義手装着練習―ADL・IADL練習―
  - ▶袋の開封・歯磨き粉をつける・靴紐を結ぶ・洗濯物・調理・掃除などの練習を実施した（動画③）．
  - ▶肘継手屈曲角度の増大に伴い，ケーブルがたるみ，ケーブルを引く力がうまく伝達できず，手先具の開大幅が狭くなる課題が見つかった．
  - ▶義肢装具士と協議し，練習用仮義手作製時にソケット背面にプーリー機構の設置を検討した．

- 作製義手の検討（練習用仮義手）
  - ▶キャストソケット義手の操作能力向上と装着時間の延長が図れたため練習用仮義手（図1D，E）作製について，リハビリテーション医・義肢装具士・作業療法士で協議した．
  - ▶ソケット背面のプーリー機構設置後は，肘継手屈曲位での手先具開閉操作も容易となった（動画④）．

- 義手操作練習―IADL練習・職業前練習―
  - ▶自宅退院に向け，洗濯や掃除，調理など家事動作練習（図3A～C）を実施した（動画⑤⑥⑦）．
  - ▶元の職場に戻ることが決定し，完成した製品の検品作業の業務に配置転換となった．
  - ▶ノギスや定規を用いた検品作業やネジ止めなどの練習（図3D）を実施した．作業スピードや耐久性を意識した．
  - ▶通勤に必要な自動車運転はドライビングシミュレーター（本田技研工業社製）を使用して評価した．
  - ▶ハンドル回旋ノブと方向指示器の左側への改造が必要であることを確認した（図3E）．

  - ▶入院5カ月目に自宅退院となった．

③後期（退院～復職・本義手作製）
- 自宅退院後，2週間に1回の頻度で生活場面で困難と感じることの聴取や義手使用状況を確認した．
- 勤務は週3回から開始し，退院後3カ月でフルタイムでの復職に至った．
- 園芸や料理，洗濯などの家事動作で積極的に義手が使用できていた．
- 趣味であった海釣りに挑戦したいとの要望を聴取した．
- 竿やリールなど道具一式を持参し，仕掛けを作る・投げる工程の方法を検討した（図3F）．
- その後の作業療法時に「イカ釣りに行ってきました」と写真とともに笑顔で報告してくれた．

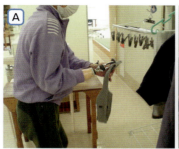
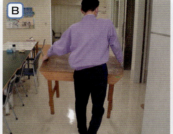
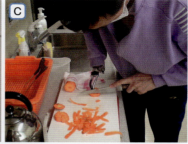
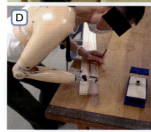
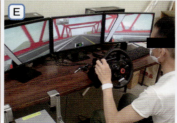
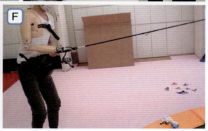

図3　練習用仮義手での操作練習

A）洗濯動作．義手で衣類を把持し，非切断肢で洗濯ばさみを開いて洗濯物を干す．B）机の移動．能動フックを机の天板にひっかけ持ち上げて移動する．C）調理動作．義手で食材を押さえて非切断肢で包丁操作．D）職業前練習．定規を使った検品作業．E）自動車運転練習．ドライブシミュレーターを用いた運転技能の評価．ハンドル回旋ノブを使用．F）釣り練習．義手で竿を把持し，非切断肢でリールを巻いていく．竿の端を腹部に当てて安定させた．
吉村 学，他：能動義手支援における多職種連携の実際．義肢装具学会誌，40：200-209, 2024 より許可を得て転載．

- 退院から約2年半後，本義手（図1F）を作製した．

4）まとめ

- 肩関節離断後の能動義手操作の力源は両側肩甲骨の動きのみである．
- 作業療法では，身体機能（特に肩甲骨の関節可動域・筋力）を高めること，身体機能を最大限に利用できる義手調整を行うことが必要である．
- 本症例においては，急性期から能動義手操作を意識した関節可動域練習や筋力増強練習を実施できたこと，義手装着練習を段階づけて行うことで身体機能の強化につながり，能動義手操作獲得につながった．
- 多職種連携を行い，肘プーリーユニットやソケット背面のプーリー機構など，症例の身体機能を最大限活用できるような義手調整を行えたことも有用であった．
- 異なる専門職種が共通認識を基に症例と向き合うことで，急性期から生活期で起こり得る，多岐の課題に対して情報共有や問題解決が行いやすくなり，結果として症例が求める「生活で使える義手」へとつながる支援になり得たと考える．

> **Point** > **幻肢痛の評価（SF-MPQ-2）**
>
> 幻肢痛の評価として，NRSやVisual Analogue Scaleで疼痛強度を評価することが多いが，疼痛の質と強度を評価できる尺度としてShort-Form of McGill Pain Questionnaire（SF-MPQ-2）がある．焼けるような痛みや貫くような痛みなど22種類の疼痛に対して0〜10点の11段階で評価する自己記入式評価法である．日本語版も作成されており信頼性・妥当性も高い[2]．

> **Point** > **断端痛と神経腫**
>
> 断端痛の原因となりやすいものとして神経腫があげられる．神経腫が義手装着時にソケットと接触することで強い疼痛を感じ義手装着が困難となる．神経腫は大きくても筋肉内に遊離していれば疼痛を伴うことは少ない．一方，神経腫を骨膜・瘢痕組織内に認める場合は，小さくても強い疼痛を伴うことがある．

■ **文献**

1）大塚哲也：切断に伴う幻肢・幻肢痛．義肢・装具療法．「整形外科MOOK No.40」，pp152-159，金原出版，1985

2）圓尾知之，他：痛みの評価尺度・日本語版Short-Form McGill Pain Questionnaire 2（SF-MPQ-2）の作成とその信頼性と妥当性の検討．PAIN RESEARCH，28：43-53，2013

■ **参考図書**

・吉村 学，他：能動義手支援における多職種連携の実際．義肢装具学会誌，40：200-209，2024

第Ⅱ章 疾患別にみる義肢・装具療法

3 前腕能動義手
復職希望を叶えた一例

学習のポイント

- 上肢切断のリハビリテーションを知る：作業療法初期評価から練習用仮義手の作製，作業療法アプローチまでの流れの実際を知る
- 訓練用仮義手の役割を知る：成熟断端の早期獲得や症例に必要な義手の機構をカスタマイズできる
- 基本操作練習からリハゴールに向けたアプローチの段階づけを知る：基本操作，応用動作，ADL・IADL，職業前練習の内容を理解する
- 上肢切断者へのかかわり方を知る：身体機能面だけではなく精神・心理面へのアプローチを理解する
- チームアプローチの重要性を知る：医師，PT，PO，看護師，ソーシャルワーカーの連携の重要性を理解する

症例 右前腕切断

患者背景

年齢・性別 40歳台，男性

生活歴 高校卒業後，製菓会社に就職する．30歳台で販売業に転職し40歳台に現職（土木業）に就く

家族状況 会社の寮で一人暮らし

趣味 パチンコ

主訴 仕事で義手を使用して復職したい

利き手 右

社会保障制度 労働者災害補償保険

医学的情報

疾患・障害名 右前腕切断　断端長23 cm（90％）（図1）

現病歴 ミキサー車の清掃中に右手を巻き込まれ受傷する

合併症 特記事項なし

既往歴 特記事項なし

断端形成術・断端状態 良好で植皮なし

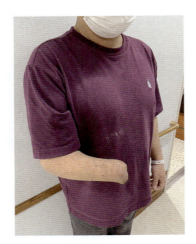

図1　右断端部

1）作業療法評価とプログラム

1 身体機能評価

①関節可動域：右前腕回内外に制限あり．
②筋力（MMT）：段階5．
③感覚障害：痺れ感あり（断端末に触れた際に認める）
④幻肢痛：なし
⑤断端痛：あり
⑥認知機能：特に問題なし
⑦ADL：左手片手動作で自立レベル（補助具などの使用なし）

2 問題点整理

①健康状態：左前腕切断，高血圧症．
②心身機能・身体構造：非切断肢の筋力問題なし，非切断肢の可動域制限なし，認知機能障害なし，高次脳機能障害なし，断端痛あり，左上肢筋力低下，左肘関節可動域制限あり，幻肢痛なし．
③活動：片手でできるADLは自立，両手活動を伴うADLはできないか，時間がかかる（ボタン，靴紐を結ぶ）義手の装着は自立，家事全般において経験が少ない．
④参加：自動車運転は片手で可能，公共交通機関の利用は可能，職場復帰には会社との話し合いが必要，配置転換が必要，趣味が特にない．
⑤個人因子：30歳台，男性，人当たりがよい，義手の受け入れがよい，義手を活用して獲得したいことが漠然としている．
⑥環境因子：会社の寮で一人暮らし．義手のフォローアップ体制がある．会社の理解がよく受け入れに前向きである．

3 目標

● 能動義手を活用して復職する．

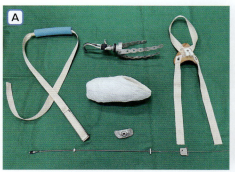
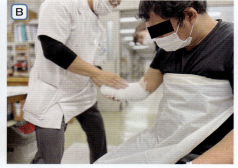

図2 練習用仮義手の作製
A) 構成パーツ（殻構造，面摩擦式手継手，能動フック，顆上支持式ソケット，三頭筋パッド，8字ハーネス，コントロールケーブル，ベースプレート）．B) 医師によるソケット作製．

4 統合と解釈

- 能動義手を作製し能動義手の操作練習を行う．
- 片手で行う日常生活活動は自立しているため，補助具などの作製はしない．
- 能動義手の操作習得・習熟を図り，日常生活における両手動作活動を再獲得する．
- さらに復職を目的に仕事で必要となる道具使用や現場の機器の片付けや清掃などの応用動作練習，ならびに日常生活および就労条件に適応する部品の評価および選択を行い，治療用義手を作製する．

5 作業療法プログラム

- 一般情報および身体機能評価（身体計測）をもとに練習用仮義手の適合を行う．
- その後，義手の基本操作練習，右手との協調動作練習（応用動作）を経て，ADL・IADL，病棟使用へと段階的に課題や環境の拡大を図る．
- 職業復帰にむけた職業練習および義手機構（手継手）の試用評価を行い，治療用義手を作製する．

2）作製した義肢

- 練習用仮義手を構成するパーツを図2Aに示す．

1 義肢の目的

- 当院では切断者の生活や就労，就学環境に応じて義手を構成するパーツをカスタマイズして練習用仮義手を作製する．

2 使用方法

- 早期に成熟した断端を獲得するために，医師が石膏ギプスでソケットを作製し（図2B），作業療法士がその他のパーツで組み立てた練習用仮義手で練習を実施する．

3 作製ポイント

- 今回は症例の断端周径の変動に応じて，ソケットを3回作り替え（チェックソケット含），また就労など仕事内容に応じて手継手（面摩擦→屈曲式，迅速交換式）や手先具（能動フック→能動ハンド，作業用）の試行を行った．そして，入院3カ月の時点で，断端が成熟し

表1　リハビリテーションの流れ

オリエンテーション (Dr, OT, PO)	ニーズの抽出. 練習の流れの説明		
装着前評価と未装着練習 (PT, OT, NS)	（評価）一般情報, 心身機能, ADL など（PT, OT） 関節可動域拡大, 筋力増強, 残存肢・体幹機能, バランス（PT, OT） 利き手交換（片手動作）, ADL 訓練, 自助具作製（OT） 断端ケア（NS）		
練習用仮義手製作	練習用仮義手の作製（Dr, OT）		
義手装着練習 (OT)	①基本操作練習	手先具の開閉, 物品把持（ペグ, 木片）, 移動（前後, 上下）
	②応用動作練習	六色三体, 紐結び, 木工, プラモデル
	③ADL・IADL 練習	食事, 整容, 家事動作（調理など）
	④職業前練習	現場の掃除や道具などの整理整頓

Dr：医師. OT：作業療法士. PO：義肢装具士. PT：理学療法士. Ns：看護師.

たと判断し医師の処方のもと義肢装具士と連携して労働者災害補償保険で治療用能動義手を作製, 適合判定を経て退院, リハビリテーションを終了とした.

3) 作業療法プログラム

- 上肢切断のリハビリテーションは, 医師, 義肢装具士, 理学療法士, 看護師とともにチームアプローチで行われる.
  - ▶医師はリハビリテーション全般の統括.
  - ▶義肢装具士は義肢の作製および備品管理.
  - ▶理学療法士は筋力増強やバランス練習などの身体機能管理.
  - ▶看護師は断端ケアや病棟生活における精神的な支援.
- 作業療法を中心にリハビリテーションの流れを**表1**に示す.

■1 オリエンテーション

- 練習初回にオリエンテーションを行い, 義手に関する情報提供と練習の流れなどについて説明した.
- 症例は, 義手を活用した日常生活や復職に対して具体的なイメージがなく, 目標設定も漠然としていた. そこで, 短期ゴールを「能動義手の機能を理解し能動義手の有効性を実感する」, リハゴールを「リハビリテーションを経て必要な義手を選択することができる」とした.

■2 義手装着前評価と未装着練習

- 練習用仮義手を作製するために, 作業療法評価および身体測定を行った.
  - ▶断端皮膚の状態は良好で近接関節の可動域や筋力に大きな問題はなかったが, 断端部の痺れと術後の浮腫は残存していた.
- 上記の結果をうけ, 看護師に断端の成熟を推進するための断端管理を依頼した.
- 理学療法士は, 義手の操作に必要な筋力増強練習や関節可動域練習, 体幹側屈や上部体幹の偏位の予防を目的にバランス練習を取り入れた（**図3**）.

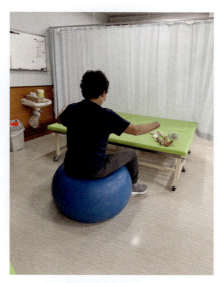

図3 理学療法（バランスボールでのバランス練習）

表2 練習経過

練習内容	練習期間			
	1M	2M	3M	4M
装着前（未）練習	←―――――――― PT・OT ――――――――→			
基本操作練習	←――→			
応用動作練習		←――→		
ADL・IADL練習		←―――――――→		
職業前練習				←――→
フォローアップ	退院後の外来受診時に在宅生活や復職状況などを問診する			

- そして，医師・作業療法士で練習用仮義手を作製した［**2）作製した義肢** 参照］．

3 義手装着練習

- 練習用仮義手が完成した時点で，義手本体の機構および機能について説明を行った．
- 同時に操作効率などの確認（チェックアウト）を行い，義手装着練習を開始した．
- 当院では，作業療法開始時に入院から退院までのリハビリテーションの流れ（表2）を図表で示し，症例が練習経過，各段階での達成ゴールをいつも把握できるようにようにしている．
- 主な練習項目は，①基本操作練習，②応用動作練習，③ADL・IADL練習，④職業前練習に大別される．

①基本操作練習

- 義手の基本的操作方法（手先具：能動フック）の教示と，手先具の開閉操作をするための肩甲帯および肩関節の運動を確認した．

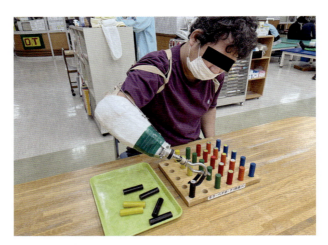

図4　基本操作練習（ペグボードを用いた把持練習）

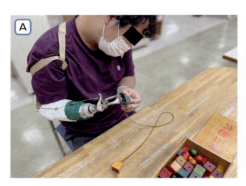
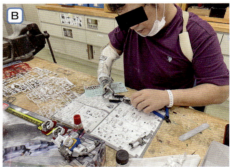

図5　応用（両手）動作練習
A）六色三体．B）プラモデル．

- その後，物品を用いた把持練習へと移行し，ペグ（図4）や木片，スポンジなど形や重さ，硬軟など素材の違いに合わせたフックの開閉練習やさまざまな部位での把持練習，さらに物品を落とさずに持ち運ぶなどの物品移動練習を行い，義手の操作および左上肢のボディイメージの再構築を図った．

②応用（両手）動作練習
- 義手操作（手先具の制御）がスムーズに行えてきた段階で，非切断肢との協調的な活動（両手活動）練習を開始した．
- 六色三体（図5A）や紐結び，木工活動や趣味のプラモデル（図5B）などのアクティビティを通じて，より細かい作業や自主練習を導入し，長時間継続して装着使用し続けるような課題へと移行した．
- さらに病棟での使用の要望があったため，両手活動の延長として日常生活活動の練習も開始した．

③ADL・IADL練習
- 当院では，日常生活における両手活動87項目で構成された「ADL操作習熟度評価表」を

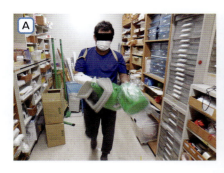
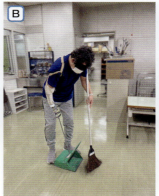
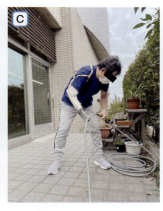

図6　職業前練習
A) 物品を片付ける．B) 箒と塵取りで掃除をする．C) すばやくホースを片付ける．

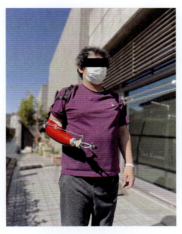

図7　完成した治療用能動義手
治療用能動義手適合時．

用いて，生活行為の評価および動作練習を行う．
- この練習で義手の特性を理解しながら義手の使い方と動作の再学習を図った．

④職業前練習と治療用義手作製
- 症例は会社との協議の結果，復職に際して配置転換が提示されていた．
- 仕事内容は現場での道具の準備や整理整頓が想定されたため，練習室の倉庫の整理や掃除（図6A，B），段ボールの組み立てなど，粗大かつ重量物を扱う内容を含む，職場環境を考慮した操作練習を導入した．
- 復職に向けた技能の獲得と体力，またおのおのの環境に応じて問題解決ができるように支援した．
- ADLおよび就労条件に適応した治療用能動義手（労働者災害補償保険）を作製した（図7）．

4）まとめ

- 上肢切断者が生活を再構築する手段の一つとして「義手」がある.

- 上肢切断者にとって義手が使いこなせる道具となるためには，その「ひと」に適応した義手を作製する必要がある.

- 加えて，繰り返し行う練習，リハビリテーション終了後のフォローアップが重要である.

- 症例は，受傷後，当院入院までは明確な生活および復職に向けたイメージがもてず，漠然と断端を動かす練習をするのみであった.

- そこで，練習プログラムを図表を用いて説明し，その内容を理解したうえで練習に取り組んだ.

- 練習が進むにつれ能動義手の有効性を実感できたことで病棟生活や復職に対して前向きな意見を引き出すことができた.

- その結果，自ら練習内容を提案し，また新たな課題に向き合い，義手の使い方を工夫するなど問題解決できるようになった.

- 症例の義手に対する要望を，医師をはじめとしたチームで共有し随時対応できたことが，義手装着，活用を促進できた要因と考える.

- 退院後も当院に定期受診を予定しており，その際に日常生活や就労の状況を確認し，義手のメンテナンスも含め今後も継続的な支援を継続して行う予定である.

第**Ⅱ**章　疾患別にみる義肢・装具療法

4 筋電義手（肩義手）
肩義手の使用により家事・職業動作が
可能となった一例

学習のポイント

- 肩義手症例の義手の適応を理解する
- 今後の生活を想定した評価を行い，義手の選定や調整を行うことを理解する
- 肩甲胸郭間切断症例の，各時期に応じた作業療法プログラムを理解する

症例　肩甲胸郭間切断

事例紹介（図1A）

年齢・性別 20歳台，男性

生活歴 体格は大柄，労災保険，鉄工所勤務

利き手 右

家族構成 独居，家族関係は良好

医学的情報

疾患・障害名 左肩甲胸郭間切断（鎖骨は残存）

現病歴 職場でローラーに左上肢を巻き込まれて受傷，左上肢引き抜き損傷による左肩鎖関節脱臼，左腋窩動脈損傷を受傷し，同日に緊急でコイル塞栓術が施行された．可能な限り左上肢を温存する方針であったが，左上肢の壊死の進行を認め，受傷から31日後に肩甲胸郭間切断術が施行された．
鎖骨周囲の側副血行路が発達していたため，鎖骨は取り除けずすべて残存となり，肩甲骨は除去となった．

既往歴 なし　　**併存疾患** なし

主訴 両手で行う動作が困る

デマンド 職場で義手を使いたい，自宅で家事の際に使用したい

1）作業療法評価とプログラム

❶ 評価

①心理状態：切断の受容はできている．義手操作獲得に向けて意欲的．

②断端評価：鎖骨は残存，抜糸済みで皮膚状態良好，術創部は完治，神経端痛なし．

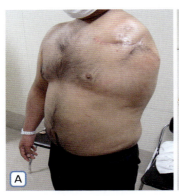 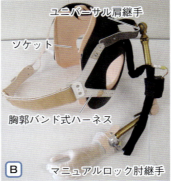 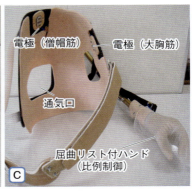
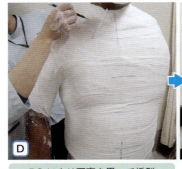 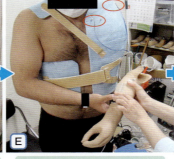 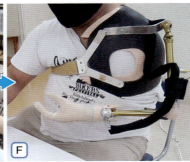

図1　事例紹介（作製義手）
A）断端．B，C）義手の各部名称．D～F）作製と調整の流れ．

③幻肢・幻肢痛：実大型，幻肢痛なし．

④関節可動域：非切断側は制限なし，脊柱の可動性問題なし．切断側は左鎖骨の挙上・下制問題なし．

⑤筋力：徒手筋力検査法（MMT）は非切断側はすべて段階5，切断側の僧帽筋上部線維と大胸筋の筋収縮を認めた．

⑥認知機能：問題なし．

⑦ADL

- 歩行自立，食事自立，整容は爪切り介助，トイレ自立，更衣自立（紐靴は困難）．
- 入浴はロングタオルをシャワーへ引っかけて右上肢で操作し右腋窩・背部清拭可能．
- 時間と労力を要すが片手動作で生活は可能，両手動作を伴う応用的な動作は介助が必要．

2 問題点整理（ICF）

ICFを用いて，利点・問題点・予後予測をまとめた（表1）．

3 目標

①自助具を用いて，義手なしでセルフケアが行える．
②義手を用いて家事動作が行え，独居での自宅生活が可能となる．
③義手を用いて職業関連動作が行え，配置転換を経て復職する．

表1　問題点整理（ICF）

	心身機能・構造	活動	参加	環境
利点	・断端部の状態が良好 ・幻肢痛や神経端痛なし ・鎖骨が残存しており，僧帽筋と大胸筋に筋収縮を認める ・右利き	・片手動作可能 ・入院生活は自立	・復帰できる職場がある ・配置転換が可能	・職場の理解が良好 ・家族関係良好
問題点	・ソケット内で鎖骨に当たりができる可能性あり ・大胸筋は骨停止しておらず，今後廃用してくる可能性あり	・両手動作困難 ・爪切り動作困難 ・家事動作困難 ・片手動作のみでは時間を要し労力も大きい	・現職復帰（鉄鋼作業）困難のため配置転換が必要	・独居，自宅内動作もサポートが得られにくい
予後予測	・ソケットの形状の工夫が必要 ・義手の使用により筋出力が維持できることが見込まれる	・義手を使用して両手動作可能 ・家事動作可能 ・職業関連動作可能	・事務職として復職	・職場や家族と連携し，必要な環境が整えられる

4 統合と解釈

- 症例は，職場や自宅で使用可能な義手を希望していた．
- 肩甲胸郭間切断においては，採取筋が限られることや，交互収縮が困難なため筋電義手操作の獲得に至ることは稀である．症例は鎖骨が残存したことから，僧帽筋と大胸筋の筋収縮が得られたため，筋電義手操作の獲得の可能性があった．
- 作業療法の方針を以下とした．
  ①採取筋の評価と交互収縮練習を行い筋電義手の適応について評価する．
  ②分離収縮の上達に合わせて仮義手を作製し，基本操作・応用操作練習を行い，家事動作獲得をめざす．
  ③職業関連動作練習を行い，配置転換を経て職場復帰を目指す．

5 作業療法プログラム

①非切断肢でのADL練習，義手導入オリエンテーション
- 自助具の導入や，肩義手における能動義手・装飾義手・筋電義手の特徴を説明する．

②採取筋評価・分離収縮練習
- 切断側の大胸筋部・僧帽筋部を触診し，筋収縮が得られやすい部位を確認する．
- 大胸筋と僧帽筋を交互に収縮する練習を実施する．

③練習用仮義手練習―基本操作練習―
- 練習用仮義手を装着した状態で，非切断肢による各継手の操作や，ハンドの開閉操作練習を実施する．

④練習用仮義手練習―応用操作練習―
- 練習用仮義手を補助手として使用し，両手動作練習を実施する．

⑤練習用仮義手練習―ADL/IADL練習―
- 練習用仮義手を装着した状態で，両手で行う動作や家事動作などを実施する．

⑥練習用仮義手練習―職業関連動作練習―

- 練習用仮義手を装着した状態で，事務作業など職業関連動作を実施する．

2）作製した義肢（図1B，C）

- ソケットは左肩甲帯と左胸郭を覆い，前後を胸郭バンド式ハーネスで固定する形で懸垂した．
- 電極はソケット内に埋め込み，ハンドを開く際は僧帽筋，閉じる際は大胸筋を利用した．
- ユニバーサル肩継手，マニュアルロック肘継手，手継手には屈曲リストを用いた．
- ハンドは MYOBOCK Hand（オットーボック社）を用い，制御方法は比例制御式とした．

1 義肢の目的

- 実際に装着して操作練習を行う中で，ハンドの制御方法や筋電義手の重量を体験し学習する．
- 仮義手を使用していく中で装着感や使用感を評価し，義肢装具士とソケットや部品の調整を行う．
- 評価→調整→練習をくり返し，最も適切な形を模索しつつ使用方法を学習していく．

2 作製ポイント（図1D，E，F）

- 電極位置は，仮義手作製前に作業療法士により筋出力が得られやすい箇所を確認し，義肢装具士と連携をしながら設定した．
- 肩甲胸郭間切断においては，義手の懸垂は切断側のみでは困難な場合が多く，ソケットを非切断側の僧帽筋と胸肋部に引っ掛け，胸郭バンド式ハーネスで懸垂した．
- ソケットと体幹部の接触面積が多く，装着感や発汗が問題となったためソケットサイズを可能な限り小さく，通気性をよくするため通気口を開けた．
- 症例は左鎖骨での懸垂が得られたため，ソケットは左肩甲帯と胸郭を覆い，胸郭バンド式ハーネスの使用で十分な懸垂が得られた．
- 左鎖骨部の当たりを防止するため，左鎖骨部に沿ってソケット内に窪みを作り，窪みの縁にクッションを設置し除圧した．

3）作業療法経過・作業療法プログラム

以下に，義手装着前練習，義手装着練習に分けて練習経過を記載する（表2）．

1 義手装着前練習

①非切断肢でのADL練習

- 非切断肢のみでも行えるような自助具を作製し提供した．爪切り台など．

②義手導入オリエンテーション

- 肩甲胸郭間切断における能動義手・装飾義手・筋電義手の特徴を，それぞれ写真で説明．
- 各義手の使用方法や利点・欠点を伝え，症例の理解を深める．
- ADLや仕事などを遂行するうえで，どのような義手が適しているか具体的なイメージを構築する．

③採取筋評価

- 切断側の大胸筋部・僧帽筋部を触診し，筋収縮が得られやすい部位を確認する．
- MyoBoy（オットーボック社）を用いて活動電位が得られやすい部位を探索し，電極を取り付ける．

表2 作業療法経過

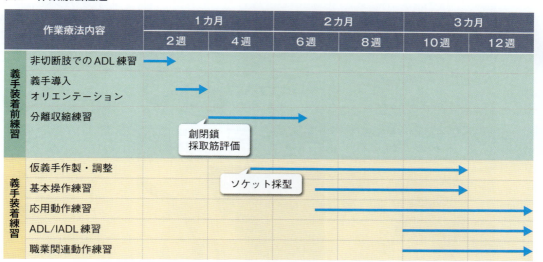

- 電極設置は，ハンドを閉じる際は大胸筋の第2肋軟骨部付近，ハンドを開く際は僧帽筋の鎖骨外側付近とした．

④分離収縮練習　動画②

- *MyoBoy* を用いて筋収縮強度と分離収縮を確認しながら実施した．
- 比例制御式ハンドを用いて，筋収縮の強さとハンドの開閉速度の関係を理解し，速度調整をする練習を行った．
- まずは大胸筋のみ，僧帽筋のみの収縮を練習し，一方の筋を収縮させる際にはもう一方の筋は脱力することを練習した．開始時は，力を抜くことができず，同時収縮となりハンドの誤作動が頻発した．
- 次に大胸筋と僧帽筋を交互に収縮する練習を実施した．最大出力では筋疲労が生じるため，ハンドが動きはじめる程度の筋収縮での制御を学習した．その中で，筋疲労なく制御できる練習を行った．
- 大胸筋と比べて僧帽筋の収縮は電極で拾いやすかったため，電極感度を大胸筋は7，僧帽筋は6に調整した．その結果，ハンドの誤作動は減少した．
- 筋疲労なくハンドの制御が可能となったため，仮義手の作製を開始した．

2 義手装着練習

①装着練習
- 自己で義手を装着できるように練習した．左肩甲帯にソケットを乗せて，右上肢で胸郭バンド式ハーネスを締める方法とした．
- 装着時には，電極位置が的確に採取筋を捉えるように練習を反復した．

②基本操作練習（図2A，B，C）
- 非切断肢による肩継手の操作練習・肘継手のロック・アンロック練習．
- ハンドの開閉操作練習では，筋収縮の強度によってハンドの開閉スピードが調整できることを確認し，自己でコントロールできるよう練習した．

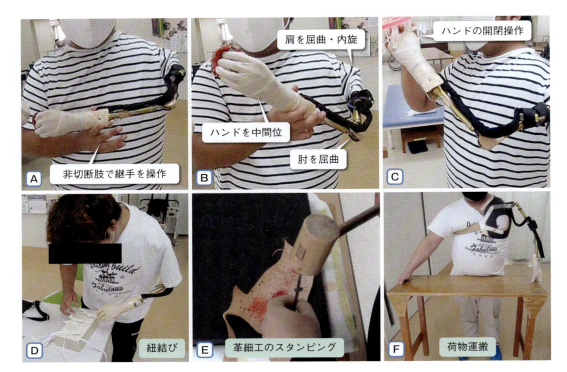

図2 義手装着練習
A〜Cは基本操作．D〜Fは応用操作練習．

- 座位や立位など姿勢を変化させながら実施した．
- 木片やブロックなど固い物の把持から開始し，スポンジなど柔らかい物を潰さないように把持することへと進めた．
- 立位で机上の物品移動→座位で机上の物品移動→上肢挙上位で物品移動などを行い，自身の姿勢や物品に合わせて，各継手の角度やハンドの開閉幅を調節し，誤作動なく操作可能となった．

③応用操作練習（図2D, E, F）
- 練習用仮義手を補助手として使用し，非切断肢と協調した両手動作となるよう実施した．
- 紐結びでは机上，上肢挙上位，足元で行い段階付けを行った．
- 革細工などの作品作りを導入し，長時間の義手操作が可能となった．

④ ADL/IADL練習
- 筋電仮義手装着下での上着着脱練習．
- 前開き服から開始し，かぶり服の着脱も可能となった．
- 靴紐結び（動画③）．
- 実際にスニーカーを履いた状態で片膝立ちにて実施し，自分の姿勢に対して各継手の角度を調整したり，解けないように結ぶためにハンドの開閉操作のタイミングを学習した．
- 調理動作（動画④）．
- 実際に野菜を切る動作を行う中で，各継手の角度やハンドの操作，非切断肢での包丁操作

時の力加減などを学習した．
- 洗濯動作（動画⑤）．

- 衣服をハンガーへ通し，物干し竿へかける動作を練習した．
- 職業関連動作（動画⑥）．

- 座位での事務作業を練習，封筒をハンドで把持して非切断肢で書類を通すよりも，書類をハンドで把持して封筒を非切断肢で通すほうが行いやすく，実際に行う中で行いやすい方法を学習した．

⑤上肢切断 ADL 評価表[1]
- 全87項目のうち，普段行っている72項目で評価．
- スムースに可能な項目は39項目78点，時間をかければ可能な項目は32項目32点，不可能な項目は1項目0点．
- 合計は110点で，習熟度は76％であり，実用的ユーザーであると評価．
- 居住地の適合判定実施医療機関に紹介し，判定の結果，本義手の作製に至った．

4）まとめ

- 本症例は肩甲胸郭間切断となったが筋電義手操作を獲得することができた．
- 要因として，鎖骨が残存したことで，僧帽筋と大胸筋の分離収縮が得られたことがあげられる．
- しかしながら，大胸筋は骨停止しておらず，今後も現状の筋活動量が維持できない可能性や，僧帽筋の収縮により鎖骨が転位してくる可能性も考えられる．
- 長期的に経過を追い，検証する必要があると考える．
- 肩甲胸郭間切断例において義手の操作を行う体内力源としては，非切断側の肩甲帯や体幹の側屈が重要．また，ソケットの体幹接触面積が広いため，長時間の装着が難しい場合が多く，実用性に乏しい．
- 装飾用義手では，肩甲帯を補完することで外観の向上や，上肢欠損に伴う姿勢の左右非対称性を予防する．
- 本症例は鎖骨がすべて残存したため，僧帽筋と大胸筋の分離収縮が得られ体内力源として利用可能であった．また，ソケットの面積も最小限に小さくすることが可能であった．

文献

1）陳 隆明：筋電義手用 ADL 評価表．「筋電義手訓練マニュアル」（陳隆明／編），pp44-45，全日本病院出版会，2006

第Ⅱ章　疾患別にみる義肢・装具療法

5 前腕筋電義手
復職のために多様な手指機能を可能にする多関節筋電義手の一例

学習のポイント

- 症例を通して前腕筋電義手のリハビリテーションの流れを理解する
- 前腕筋電義手のリハビリテーションに必要な評価および練習プログラムの組み立て方を理解する
- 前腕筋電義手の活用例を理解する

症例　非利き手の前腕切断

事例紹介

- **年齢・性別** 50歳台前半，男性
- **利き手** 右
- **仕事** 食肉工場で加工形成の業務を担当

医学的情報

- **診断名** 左前腕切断
- **現病歴** X年4月24日，仕事中に左手をミンチ機械に巻き込んで受傷．同日地域の救急医療センター形成外科にて断端形成術が施行された．

  X年9月7日，義手作製および義手のリハビリテーションを目的に当院回復期リハビリテーション病棟に入院した．左前腕練習用仮能動義手を作製し，能動義手のリハビリテーションを経て，X年10月17日に自宅退院となった．

  X+1年2月5日，筋電義手作製のためのリハビリテーションを目的に当院回復期リハビリテーション病棟に入院となった．

1）作業療法評価とプログラム

❶ 評価

①心身機能の評価

- 形態計測：右前腕長28 cm，左前腕断端長21 cm（健側比75 %），前腕中断端切断．
- 関節可動域：左前腕回内30°，回外70°．その他制限なし．
- 筋力：徒手筋力検査（MMT）で左肘関節屈曲，伸展段階4．その他段階5．

● 感覚：表在感覚，深部感覚ともに正常．

● 断端の皮膚状況・疼痛：良好．発赤や皮膚の脆弱性はなかった．断端痛なし．

②活動と参加の評価

● Functional Independence Measure（FIM）：125/126点．洗体のみ自助具使用のため修正自立．

● 義手用ADL・IADL表*：紐やごみ袋の端を結ぶ，小袋をちぎって開ける，タオルを絞るといった作業は片手ではできなかった．その他，多くのIADL・職務作業は片手でなんとかできるものの，姿勢が不自然で過剰な努力を要したり，時間がかかったりと質的な問題があった．

　　＊当院では上肢切断者のADL・IADLの評価およびADL・IADL練習の項目に抜けがないようにするため，片手ではできなかったり，非効率であったりする作業を具体的にリストアップした64項目の評価表を用いている．

● Assessment of Capacity for Myoelectric Control（ACMC）[1]：筋電義手を装着した状態での基本操作練習終了後に初回評価実施．

● Canadian Occupational Performance Measure（COPM）[2, 3]：重要度が高い順に調理，読書，ごみ出し，ファスナーの開け閉め，洗濯物干しが作業の問題としてあげられた．遂行度スコア4.8/10，満足度スコア4.6/10であった．

● Assessment of Motor and Process Skills（AMPS）[2, 4]*：初期評価は義手なしで行った．観察された主な問題点は，課題遂行中の持続的な身体の傾き（Aligns），身体の2カ所を使って物を固定する際の拙劣さ（Grips, Coordinates），物に対する不適切な身体の位置付け（Positions），物を支え安定させることの遅れ（Handles），課題遂行中の停止や中断（Continues）であった．運動技能1.6ロジット，プロセス技能1.8ロジットであった．

　　＊AMPSは標準化されたADL・IADLの評価法であり，対象者に馴染みのある2課題を観察し運動技能とプロセス技能を評価するものである．

2 問題点整理（ICF）

①**健康状態**：左前腕切断．

②**心身機能・身体構造**：左手の把握機能，操作機能喪失．

③**活動**：結ぶ，ちぎる，絞るといった両手動作ができない．多くのIADL，職務作業の遂行の質が低い．

④**参加**：復職困難．趣味など受傷前の習慣が行えていない．

⑤**環境因子**：（特になし）

⑥**個人因子**：（特になし）

3 目標

● 長期目標：筋電義手を用いてADL・IADL・職務作業ができるようになり，仕事と趣味を再開する．

● 短期目標：筋電義手の操作を習熟する．

4 統合と解釈

● ほとんどの基本的ADLは健側手のみで遂行可能であるが，多くのIADLや職務作業は片手では遂行の質が低い．

● 筋電義手の操作を習熟することで片手ではできない作業を可能にするとともに，遂行の質向上を図る．

● 作業の可能化および質向上により，仕事や趣味の再開を支援する．

5 作業療法プログラム

- **筋電信号の制御練習**：マイオソフト（オットーボック社製）を用いて，手関節屈筋の収縮と手関節伸筋の収縮を反復する練習．
- **物品を用いた筋電義手基本操作練習**：筋電義手を装着した状態で，さまざまな訓練用物品を把握・運搬する練習．
- **ADL・IADL・職業前練習**：筋電義手を使って一連のADL・IADL・職務作業を行う練習．
- **多関節筋電義手の操作練習**：多関節筋電義手の基本的な操作方法を学び，一連のADL・IADL・職務作業において多関節筋電義手を使う練習．

> **Point** ハンド開閉の運動イメージの確認の重要性
> 前腕筋電義手のハンド開閉操作は手関節屈筋・伸筋から筋電信号を拾う．手指屈曲・伸展のイメージでハンド開閉を行うと，屈筋・伸筋どちらのセンサーからも筋電信号を拾ってしまい，エラーになる．練習を進めていくうちにハンド開閉の運動イメージが変わってしまっていないか，時折確認する必要がある．

2) 作製した義肢

ソケットは顆上支持式とし，手先具は多関節筋電義手であるÖssur社製の*i-Limb Quantum*（以下，i-Limb）を用いた（図1）．

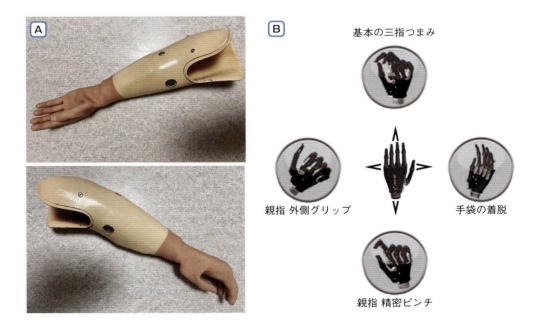

図1　作製した前腕筋電義手
A）外観．B）設定したi-Limbグリップ・ピンチパターン．母指と他指の指尖部分を用いて「点」で把持する動作をピンチと表現し，手掌部分や母指側面などを用いて「面」で把持する動作をグリップと表現する．Bの画像はi-Limbをモバイルコントロールするアプリ（My i-Limb™）で，使用するグリップパターンを登録した画面のスクリーンショット（Össur Japan合同会社より許可を得て掲載）．

3) 経過（作業療法プログラム）

1 1週目〜2週目

- マイオソフトを用いた筋電シグナルの制御練習を行いつつ，最適な屈筋・伸筋の電極位置を模索し，チームで評価したうえで電極位置を確定した．
- その後，一般的な筋電ハンドであるオットーボック社製のマイオボック8E38を使用し，筋電義手装着下での筋電信号制御練習を行った（図2）（動画①）．

2 3週目〜4週目

物品を用いた筋電義手基本操作練習を行い（図3）（動画②〜⑥），その後ACMC初回評価を行った．スコアは52.8であった．主に以下のような問題点が観察された．

- ハンドを閉じる/開く操作のために行為の流れを止めることがあった（Gripping/Releasing-Timing）．
- 操作する高さによっては，ハンドを閉じる/開く動きが明らかに遅れることがあった（Gripping/Releasing-In different positions）．
- 物を把持したままハンドを直視せず動いているとき，物を落とすことがあった（Holding-In motion, without visual feedback）．
- 把持した物を放すときは必ずハンドを直視する必要があった（Releasing-Without visual feedback）．

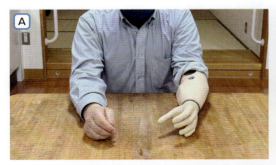
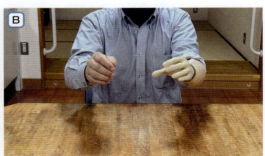
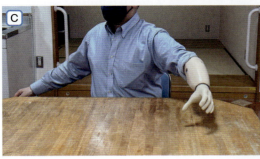
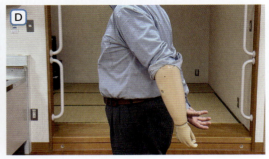

図2　筋電義手を装着した状態での筋電信号制御練習

A）前腕支持ありでのハンド開閉．B）前腕支持なしでのハンド開閉．C）さまざまな肢位でのハンド開閉．D）視覚外でのハンド開閉．

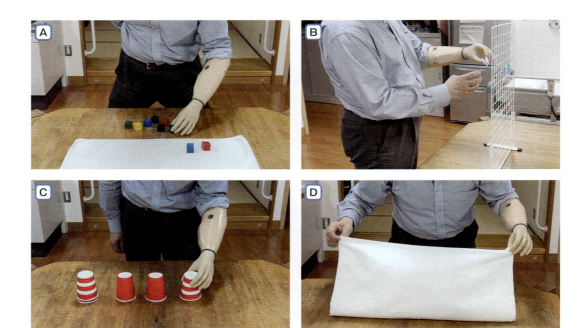

図3 物品を用いた筋電義手基本操作練習の一例
A）ブロックなどつかみやすい物品の把持．B）洗濯バサミなどつかみにくい物品の把持．C）紙コップなど柔らかい物品の把持．D）タオルをたたむなど基本的な両手動作．

❸ 5週目〜6週目

- ACMCでみられた問題点を踏まえ，必要に応じて基本操作練習を取り入れつつ，ADL・IADL・職務作業練習を進めた（動画⑦〜⑬）．
- AMPSでみられた作業遂行上の問題点に対して，効率的な義手の使用方法を指導したり，症例自身での問題解決を促したりした．
  - ▶持続的な身体の傾き（Aligns）に対しては，できるだけ身体の中央に近い位置で作業するように指導した．
  - ▶物の固定についての問題（Grips, Coordinates, Handles）は，健側手のみで行おうとせずはじめから義手で押さえることを促した．

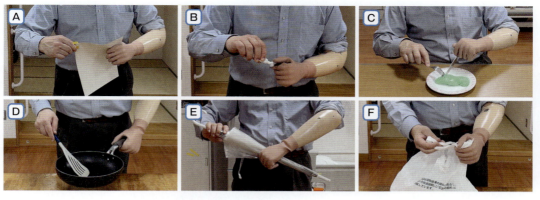

図4 i-LimbでのADL・IADL・職業前練習の一例
A）書類をホチキスでとめる．B）歯ブラシに歯磨き粉をつける．C）ナイフとフォークを扱う．D）フライパンとフライ返しを使う．E）傘を閉じる．F）ビニール袋の端を結ぶ．

> **Point** 筋電義手のリハビリテーションの評価と介入の視点
> 筋電義手のリハビリテーションでは，単に作業が「できる・できない」というレベルで考えるのではなく，「自然な姿勢で」，「楽に」，「スムーズに」できるかどうかを追求することが大切であると考える．このような作業遂行の質の改善を促進するためには，本項で用いたAMPSの視点が役に立つことが多い．

4 7週目～8週目

- 多関節筋電義手であるi-Limbのデモ機をレンタルし，操作練習を行った．
- まず36種類のグリップパターンから症例に必要な作業に適したグリップパターンを4つ選択し，ジェスチャーコントロールで適宜切り替えられるように練習した（動画⑭）．
- その後，マイオボックでの練習と同様にi-LimbでのADL・IADL・職業前練習を行った（図4）（動画⑮～㉑）．

5 練習の結果と筋電義手作製後の生活

①再評価結果

- 義手用ADL・IADL表：筋電義手を用いてほぼすべての項目を自然に，効率よく行うことができるようになった．
- ACMC：ハンド開閉のタイミング（Gripping/Releasing-Timing），特定の高さ・肢位でのハンド開閉の遅れ（Gripping/Releasing-In different positions），動きの中でのハンドを直視しない保持（Holding-In motion, without visual feedback），視覚外でのハンドの開き（Releasing-Without visual feedback）は改善され，スコアは72.3となった．
- COPM再評価：遂行度スコア8.6/10，満足度スコア7.6/10となった．

- AMPS再評価：初回評価で観察されていた持続的な身体の傾き（Aligns）や，物の固定についての問題（Grips，Coordinates，Handles）は改善され，運動技能2.2ロジット，プロセス技能2.4ロジットとなった．

②筋電義手作製とその後の生活

- 最終的に，ADL・IADLにおいての有用性に加え，職務に厨房での調理作業が含まれていることを考慮し本義手としてi-Limbを作製した．

- 本義手作製後，現職復帰に至った．

- 日常生活においては起床後から就寝前までほぼ常に筋電義手を装着しており，調理や通勤中の読書など趣味活動にも筋電義手を活用している．

4）まとめ

- 労災事故により前腕切断となった50歳台前半の症例に対して，前腕筋電義手のリハビリテーションを行った．

- 筋電義手を活用することで片手ではできない作業が可能になり，さらに片手では非効率であった作業の遂行の質が改善した．

- 最終的に，多関節筋電義手i-Limbを作製し，仕事や趣味を再開することができた．

> **memo**
>
> **多関節筋電義手**
> 現在国内で入手可能な多関節筋電義手には，本項で取り上げたÖssur社製のi-Limb Quantumのほか，オットーボック社製のミケランジェロハンド，同じくオットーボック社製のbebionicハンドがある．それぞれの機種の詳細についてはÖssur社，オットーボック社のホームページや，多関節筋電義手を紹介している文献[5, 6]を参照してほしい．これらのハンドはそれぞれグリップパターンの切り替え方や，重量，大きさ，ハンド開閉のスピードなどに違いがあるため，対象者により適したハンドを選択するにはライフスタイルや価値観などを含めて多面的に検討する必要がある．また，対象者にとって多関節筋電義手が必ずしも最適であるわけではないことも覚えておきたい．

■ 文献

1）Hermansson LM, et al：Intra- and inter-rater reliability of the assessment of capacity for myoelectric control. J Rehabil Med, 38：118-123, 2006

2）「COPM・AMPSスターティングガイド」（吉川ひろみ／著），医学書院，2008

3）「COPM—カナダ作業遂行測定 第4版」（Law M，他／著，吉川ひろみ／訳），大学教育出版，2007

4）「Assessment of motor and process skills 7th edition」（Fisher AG, Jones KB），Three Star Press, 2010

5）田中洋平：筋電義手・電動義手の現状と課題．日本義肢装具学会誌，34：110-114，2018

6）溝部二十四，他：最新の筋電義手の動向．日本義肢装具学会誌，36：110-112，2020

第**Ⅱ**章　疾患別にみる義肢・装具療法

6 小児義手（就学に用いる義手）
成長発達により変化する身体機能やニーズに応じて支援した一例

学習のポイント

- 成長発達により変化する身体機能やニーズに応じて作業療法を行うことを理解する
- 義手を使用し"楽しかった"経験を積み重ねていくことが大切であることを理解する
- 親と情報共有を十分に行いながら進めることを理解する
- 児が義手を活用しやすい環境作りを提案していくことを理解する

症例　上肢形成不全

事例紹介

年齢・性別 7歳の男児

生活歴 小学生，性格は少し恥ずかしがり屋，友達と遊ぶことが好き

家族状況 父親，母親と生活

医学的情報

疾患・障害名 左上肢形成不全：橈骨完全欠損，肩甲帯・胸郭の低形成，手関節以遠の完全欠損（図1）

合併症 先天性心疾患

作業療法の経過 生後9カ月より作業療法を開始.

3歳0カ月時，前腕能動義手を使用.

5歳0カ月時，小学校就学の準備として両手動作によるADLの向上をめざした能動義手操作練習を開始. 体育でマット運動や鉄棒を他児と一緒に行うための運動用義手の製作と運動用義手使用練習を実施.

主訴 友達と一緒にマット運動や鉄棒に挑戦したい.

（家族：登校準備を1人でできるようになってほしい. 小学校の活動に合わせた能動義手の操作能力を習得してほしい）

1) 作業療法評価とプログラム

❶ 評価（5歳0カ月時）

①コミュニケーション：会話可能，指示理解良好.

②筋力：徒手筋力検査（MMT）にて右上下肢 段階5，左肩関節屈曲・伸展 段階4，左肘関

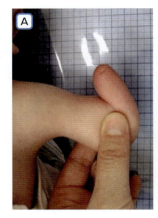 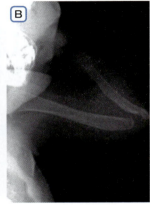

図1 左上肢形成不全
A）患側前額面. B）レントゲン画像（患側前額面）.

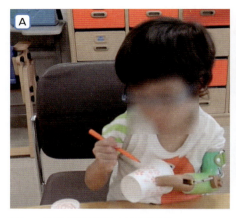 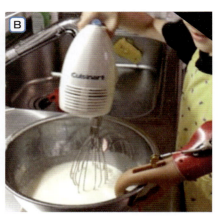

図2 前腕能動義手の使用場面
A）作業場面での活用. B）調理場面での活用.

節屈曲 段階2・伸展 段階1，左下肢 段階5.
③関節可動域：患側の肘関節に強い屈曲拘縮あり，肘関節屈曲110°／伸展−60°.
④前腕能動義手の使用状況と操作能力.
- 3歳7カ月時：手先具の開閉操作と適切な力による物品の把持能力を獲得.
- 5歳0カ月時：日常生活動作で8時間装着．工作時に紙をちぎる，お菓子の袋を開封する，お菓子作りで材料をかき混ぜるなどの両手作業や活動で活用（図2）.

⑤マット運動，鉄棒運動
- 鉄棒を両手で把持することが困難.
- 患側上肢でぶら下がる経験がない.
- マット運動時，両側上肢の長さが異なるため均等な両側上肢荷重が困難.
- マット運動時，患側肩甲帯と上肢に体幹を支持するための十分な筋力がない.

❷ 問題点整理（ICF）（表1）

- ICFを用いて利点，問題点，予後予測をまとめた（表1）．

❸ 統合と解釈

- 就学後必要となる動作の獲得を目指す．
- 運動用義手を用いてマット運動や鉄棒に取り組める身体機能の獲得と使用練習を行う．
- 自宅や小学校で義手を活用できるよう親や学校教員と連携する．

❹ 目標

- 長期目標：
  - ▶活動範囲の拡大と社会参加の促進．
- 短期目標：
  - ▶就学後必要となる動作の確認と獲得．
  - ▶運動用義手を使用してマット運動と鉄棒に取り組むことができる．
  - ▶小学校で義手を活用することができる．

Ⅱ-6

小児義手（就学に用いる義手）

表1　問題点整理（ICF）

	心身機能・構造	活動	参加	環境
利点	・断端の状態が良好 ・感覚障害がない ・疼痛なく荷重が可能 ・健側上肢，両下肢の運動機能障害はない	・指示理解良好 ・紙をちぎる，お菓子作りで材料をかき混ぜるなどの両手作業で能動義手を活用している ・義手の着脱が自立	・小学校へ就学する ・友だちと一緒に遊ぶことが好き	・両親と同居 ・両親は義手の使用，訓練に協力的 ・3歳から能動義手を使用
問題点	・左肩甲帯・胸郭の低形成 ・橈骨と手関節以遠の完全欠損 ・肘関節可動域制限 ・両手で荷重し体幹を支持できるだけの十分な筋力がない	・両上肢を使用した荷重動作の経験がほとんどない ・手関節以遠の欠損のため，患側で棒を握ることは不可能 ・両側上肢の長さが異なるため均等な両側上肢荷重が困難	・就学後に必要な両手を使った作業の習得が不十分 ・体育でマット運動，鉄棒運動に参加することが難しい ・就学後に介助が必要となる可能性がある	・就学後の新しい環境での生活に不安がある ・運動用義手を使用した経験がない
予後予測	・患側上肢での荷重に耐えうるだけの筋力が必要 ・身体機能を向上させることで，運動用義手の活用が可能	・義手を用いて荷重動作，把持動作の習得を目指す	・就学後に行う作業を明確にすることが必要 ・能動義手を用いて，就学後必要となる動作の自立を目指す ・運動用義手を用いて，マット運動，鉄棒を習得し，体育への参加を目指す	・学校教諭とも協力することで，就学後に義手を活用できる環境を構築する

315

2）作製した義肢

- 使用用途に合わせ，能動義手と運動用義手の2種類を作製した（図3）．

1 前腕能動義手

- 目的：患側機能の向上と活動範囲の拡大．
- 構造：9字ハーネス，ソケットは上腕部と前腕部一体とし肘関節固定型の形状，随意閉じ式（VC式）手先具，ケーブルロック機構*．

  *VC式ではハーネス操作によりケーブルを引くことで手先具の指先が閉じ，物を把持し続けるにはケーブルを引き続けることが必要である．ケーブルロック機構を使用することで，手動でロックを掛けた後にケーブルを引くと任意の場所で手先具の閉じた状態を維持することができるようになり，ハーネス操作なく物を持続的に把持することが可能となる．

- 作製ポイント：
  - 本児は患側の肩甲帯および上肢から得られる能動義手の操作に必要な力源が小さい．手先具にVC式手先具を用いることで，力源が小さくても手先具の随意的な開閉操作が可能．
  - ケーブルロック機構を用いることで，VC式手先具で持続的な把持が可能．
  - 義手の前腕部は断端長軸上とした．
  - 前腕長は健側手との両手動作が身体の正中位で行いやすい長さとした．

2 運動用義手

- 目的：小学校の授業でマット運動や跳び箱，鉄棒に挑戦することを可能にするため．
- 構造：ソケットは上腕部と前腕部一体とし肘関節固定型の形状，マット運動用，鉄棒用に特化した手先具．
- 作製ポイント：
  - 義手の全長は両手をマットにつき，荷重支持した両肩の位置が床面に対して水平となる長さとした．
  - 手先具はマット運動用と鉄棒用を運動内容に合わせて交換できるようにした．

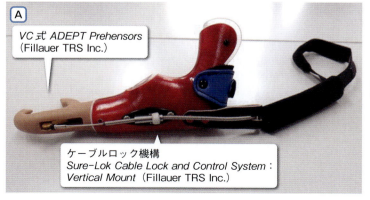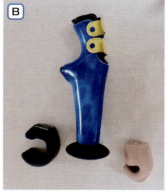

図3 作製した義手

A）前腕能動義手．B）運動用義手，手先具は左から鉄棒用（今仙技術研究所：プエルハンドタムタム），マット運動用（今仙技術研究所：プエルハンドアーモ），装飾用（今仙技術研究所：プエルハンドグリッピー）．

3）経過

1 小学校就学に向けた前腕能動義手の使用練習

- 前腕能動義手を用いて教科書を両手でもつ，体操着を袋に片付けるなど小学校入学後に必要となる両手動作の作業について確認を行った．
- 作業療法士の介助なく目的の動作が実施できると「できた！」と笑顔がみられた．
- 苦手な作業は，義手で把持する位置やケーブルロック機構を使用するタイミングなどを確認したり，本児が実施しやすい方法を一緒に模索したり，動作練習をくり返したりした．
- 小学校入学後は運動着を袋に入れるなどの登校準備をしたり，ノートへ記入を行う際に義手で紙を押さえたり，さらに工作や調理実習などで義手を活用している．

2 運動用義手を用いた練習 （図4）

①マット運動用手先具を使用した練習

- 義手を装着した患側上肢に，荷重による断端部の疼痛がないことを十分に確認した．
- 身体を支持し両上肢で荷重する練習から開始した．
- 当初，本児だけでは荷重時に手先具を適切な位置に置くことが難しく，そのたびに作業療法士が義手の接地位置を誘導した．
- 荷重に耐えうる筋力の獲得に向けた運動プログラムを自宅でも実施するよう本児と親に指導した．
- 両手で荷重ができるようになると本児は楽しそうにマット運動に自ら取り組むようになった．
- 本児の身体機能に応じて，足を蹴り上げる練習，高這い，手押し車，壁倒立へと段階的に練習内容を移行した．
- 小学校入学後，体育の授業におけるマット運動や跳び箱運動で義手を活用するに至っている．

②鉄棒用手先具を使用した練習

- 義手を装着し，両手で鉄棒にぶら下がる動作から練習を開始した．
- ぶら下がった際に義手が牽引されて脱げないか，ソケット内トラブルがないか，疼痛の有無などの確認を行った．
- 本児はぶら下がった際に身体的な新たな体験に「ぶら下がれた！」と嬉しそうな様子がみられた．
- 本児の身体機能に応じて両上肢で鉄棒にぶら下がる"豚の丸焼き"，"こうもり"などの練習を行った．
- 実施する際に，義手を使用し"楽しかった"経験を積み重ねていくことができるよう簡単な技から複雑な技へ練習内容を移行した．
- 前回りや逆上がりの練習はスポーツ指導員が作製した運動プログラムを用いて"つばめ"，"布団干し"などの練習を段階的に実施し習得をめざした．
- はじめは回転する際に鉄棒用手先具が鉄棒から外れることがあった．
- 義手を鉄棒に押さえつけることを意識しながら回転するよう口頭で伝え，この練習をくり返すことで，鉄棒用手先具が鉄棒から外れなくなった．
- 前回りを習得し，逆上がりも軽介助で実施可能となった．

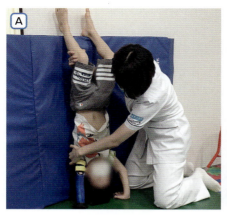 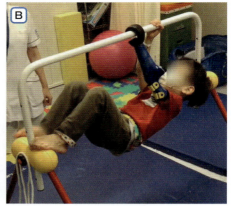

図4　運動用義手の使用場面
A）三点倒立の練習でマット運動用手先具を使用．B）鉄棒で鉄棒用手先具を使用．

❸ 家族や学校との情報共有

- 親からは本児の家での過ごし方や成長に伴い変化するニーズと現在の課題などについて毎回聴取し解決策を提示した．
- 親には，作業療法場面での課題とその遊びを選択し実施している理由について説明し，自宅でも同様の内容を実施するよう指導を行った．
- 学校教諭に対して義手の取り扱いや装着方法，日常生活での使用方法，病院での練習の様子についての情報提供を行った．

4）まとめ

- 小児義手の作業療法では，成長発達に伴って変化する児の身体機能やニーズ，作業活動に応じた目標設定と課題の選択が重要である．
- "義手を使ってできた"という成功体験とともに"楽しかった"経験の積み重ねが，義手の有用性を児に見出させるきっかけとなる．
- 児の日常生活をよく知る親から家での様子やニーズを十分に確認しながら進めていくことが大切である．
- 通っている保育園や幼稚園の保育士または幼稚園教諭，小学校の教員とも連携することで，児が生活の中で安心して義手を活用できる環境を整えていくことが日常生活での義手の活用につながっていく．

> **Point　上肢形成不全児の親に対する関わり方について**
> 児が日常生活で義手を使用できるようになるためには，多くの時間を児と過ごす親の協力が不可欠である．親が作業療法士と同様の役割を担い，現在取り組んでいる課題を自宅でも実施できるよう，遊びの選択方法や遊び方の指導を行う．そして，自宅での過ごし方や課題・不安な点を確認し，その解決策を提示するなど十分なコミュニケーションを図っていくことが重要である．

Point ▶ 児が生活で義手を活用できる環境を整える

児が通う保育園や幼稚園の保育士，幼稚園教諭，小学校の教員，さらに習い事の指導者に対して，義手に関する注意点や取り扱い方法，現在児が取り組んでいる作業療法について情報を提供する．これにより，児の生活にかかわる人々とともに児を支え，児が安心して日常生活で義手を活用できる環境を整えていくことが重要である．

Point ▶ 医師と義肢装具士との連携

児の義手に対するニーズは，成長と発達に伴い日々変化する．その変化に適切なタイミングで対応し，より良い義手と作業療法を提供していくためには，医師と義肢装具士とそれぞれの専門性を尊重しながら，児に対して共通の認識をもち，同じ目標に向かって知識や技術を共有することが大切である．

第Ⅱ章　疾患別にみる義肢・装具療法

7 大腿義足
大腿義足の使用により，家庭や地域での役割を再獲得できた一例

学習のポイント

- 下肢切断者の歩行能力は非切断肢や併存疾患など，切断肢以外の状態に大きく依存することを理解する
- 下肢切断の原因は，末梢動脈疾患（PAD）の割合が最も多く，この場合には歩行をはじめとした動作能力が低くなりやすいことを理解する
- 大腿切断者の義足歩行は膝継手を用いるため，下腿義足よりも膝折れによる転倒の危険が高いことを理解する
- 義足を装着したらすぐ歩けるのか？　「歩けたらOK」なのか？　下肢切断者のリハビリテーションにおいて作業療法士が果たすべき役割を理解する

症例　交通事故による右大腿切断（長断端）

事例紹介

年齢・性別 60歳台，男性

医学的情報

疾患・障害名 右大腿切断（長断端）

現病歴 X年9月上旬　交通事故で右下腿挫滅創を受傷．B病院に救急搬送され，同日右大腿切断術施行（図1）．断端管理はsoft dressingで行った．

9月下旬　抜糸後，シリコーンライナーを用いた断端管理を開始（図2）．ギプスソケットを用いた練習用義足の装着練習開始．

既往歴・合併症 特記事項なし

他職種情報 Dr：術後断端の創治癒良好．抜糸後すみやかに義足装着練習を開始可能．屋外応用歩行を再獲得して自宅退院することを目標とする．

PT：術翌日から非切断側の片脚立位保持可能．廃用予防のため義足装着開始までの病棟内移動は松葉杖歩行とする．

1）作業療法評価とプログラム

1 義足装着開始時の評価

- 心理状態：切断術について否定的な発言はみられず，義足歩行獲得に向けて意欲的である．

320　作業療法 義肢・装具学

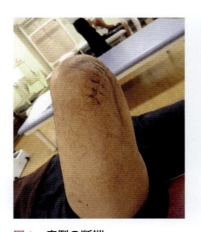

図1　症例の断端
抜糸後すぐの撮影．断端長は23 cmで長断端．

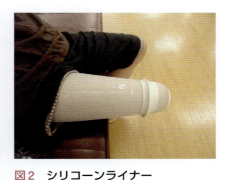

図2　シリコーンライナー
断端管理は抜糸まではsoft dressingで行われていたが，抜糸後からシリコーンライナーによる管理に変更された．

- 義足非装着の起居移乗動作および院内ADL，起居移乗動作はすべて自立．移動は両松葉杖か左下肢での跳躍移動で行う．
- 社会復帰のために必要な動作：製造業に従事していたが受傷を期に退職予定．自宅は山間部にあり生活のためには不整地歩行や自動車の運転が必要．
- 形態測定：身長170 cm，体重55 kg（切断肢除く）．非切断側下肢長75 cm．
- 関節可動域：非切断肢，切断肢とも制限なし．
- 筋力：非切断肢および右股関節の徒手筋力検査（MMT）はすべて段階5．両上肢，体幹の筋力も問題なし．
- 断端評価：断端長23 cm．創治癒良好で皮下組織との癒着もみられない．断端皮膚の表在感覚は問題なし．断端周径の週内変動は1〜2 cm程度．

2 問題点整理（ICF）

①心身機能・身体機能
- 右大腿切断．
- 非切断肢と体幹・上肢機能に問題なし．
- 断端の創治癒良好で疼痛もない．

②活動
- 歩行能力低下．
- 立位動作能力低下．
- 自動車運転への影響（右足でペダル操作不能）．
- 義足非装着での起居動作やADLが自立．
- 受傷前の活動性が高い．

③参加
- 職業復帰への影響．
- 家庭や地域での役割の制限．

❸ 目標

- 大腿義足装着下での屋外応用歩行の自立.
- 立位動作の安定性向上.
- 自宅での ADL，IADL の安定性向上.
- 自動車運転の再獲得.

❹ 統合と解釈

切断以外に大きな問題点がなく，義足の良好な適合が得られれば立位動作や歩行の再獲得は可能である．しかし，自宅復帰し生活するためには不整地での歩行や作業，自動車運転の再獲得を目的とした作業療法介入が必要である．

❺ 作業療法プログラム

①義足装着練習：義足の正しい装着方法を獲得する．シリコーンライナーの洗浄など義足管理を自立する．

②立位動作練習：義足装着下立位で作業を行う，地面にある荷物を持ち上げるなど自宅でのADL，IADL において求められる動作の安定性を向上させる．

③義足歩行練習：平地だけでなく，屋外不整地で膝折れを防いで安全に移動や作業を行える歩行能力を獲得する．

④自動車運転の再獲得への援助：右側の切断者が運転する場合に用いる左足用アクセルへの改造について情報提供を行う．

2) 作製した義肢

❶ 義肢の目的

- 屋外応用歩行が膝折れを防いで安定して行えること．
- 自然な歩容で長距離の歩行ができること（歩行速度の変化に対応できる，安楽に歩行できる）．
- 義足装着下で立位作業が断端の疼痛なく安楽に行えること．

❷ 使用方法

①座位で断端にシリコーンライナーを装着した後，ソケットに断端を挿入.

②座位のまま両手で挿入できるところまで挿入した後，非切断側で立ち上がる.

③立位でソケット遠位のバルブを押しながら義足に体重負荷し，断端末とソケット末端の空間にある空気を押し出す.

④ソケット末端まで断端を挿入できたら，足先の方向や鼠径部とソケット内側上縁の接触などから正しく装着できているかをチェックする．また，立位で義足を持ち上げて懸垂が十分行えているかもチェックする.

⑤義足を脱いだ後は，シリコーンライナーが汗で汚れていることが多いので，ハンドソープなどで洗浄して手入れをする.

❸ 作製ポイント

義足は骨格構造で，中～高活動の大腿切断者に適応できる構成とした．

- ソケット：坐骨収納型ソケット（図3）

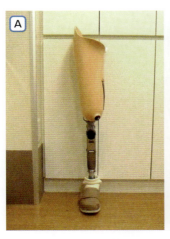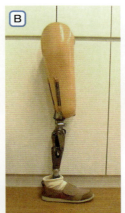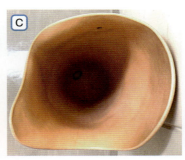

図3 作製された仮義足
Aは前から，Bは外側から見た様子．Cはソケットを上から見た様子．左下のせり出した部分の内側に坐骨が入る（坐骨収納型ソケット）．

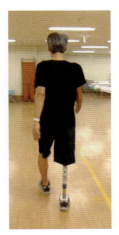

図4 義足歩行の様子
歩行の習熟度が増して，体幹側屈や外転歩行などの歩容の異常は少なくなっている．

- 懸垂方法：シリコーンライナー（オットーボック社製 シールインライナー）
- 膝継手：バウンシング付き多軸式膝継手（オットーボック社製 3R60）
- 足継手：エネルギー蓄積型足部（今仙技術研究所製 J-Foot）

3) 経過

- 10月中旬：断端周径の減少に合わせてギプスソケットを再作製し立位および歩行練習を進めた．
- 10月下旬：屋内での階段昇降，スロープ歩行など応用歩行が自立した．屋外歩行練習を開始した．シリコーンライナーの洗浄など，義足の管理も自立し病棟でも歩行練習を開始した（図4）．また，義足を装着した状態での下衣の着脱の練習を開始した．
- 11月中旬：大腿周径の週内変動が1 cm程度となる．仮義足が処方され，義肢装具士がソ

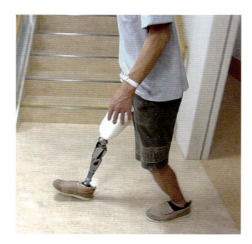

図5 膝折れしやすいタイミング
膝継手を遊動させて歩く大腿切断者が，膝折れにより転倒するのは義足側の踵接地のタイミングである．この時，写真のように膝継手が伸展している状態で荷重をかけないと膝折れを生じやすくなる．

- ケットの採型を行った．義足を装着した状態での床上動作練習を開始した．
- 11月下旬：仮義足完成．義足を装着した状態で洋式便座に座ってトイレ動作を行う練習を開始した．自宅退院に向け自動車を左足用アクセルに改造するなどの準備を進めた．また，庭仕事や地域での奉仕作業など，不整地で義足歩行を行う場合のリスクの確認を行った．
- 12月下旬：自宅退院．退院時の歩行能力は屋外舗装路の歩行が連続1km以上可能．外来通院で経過観察．自動車を自分で運転して通院し，買いものや家族の送迎も行えていた．自宅周囲の不整地での歩行や庭仕事も再開できていた．屋内の活動時にも義足を使用していたが，入浴後は義足を外してキャスター付きの椅子でトイレ移動などを行っていた．

4）まとめ

- 症例は合併症なしの外傷性一側切断で，切断肢以外の問題がなく歩行や動作能力が高いレベルで獲得できた．
  - ▶ 末梢動脈疾患（PAD）などの疾病による下肢切断の場合は，同じ年齢や切断高位でも獲得できる動作レベルは低くなることを念頭に目標設定を行う必要がある．
  - ▶ このような例では，義足歩行だけでなく，装着していない場面での動作やADLをどうするのか，義足の装着と自己管理をどうするのかなど，歩行以外の生活場面のことを作業療法士として考えないといけない．
- 一方で大腿切断者の歩行には高活動例であっても膝折れのリスクを伴う（図5）．
  - ▶ 同じ下肢切断であっても下腿切断者とは転倒リスクが大きく異なることに注意が必要．
  - ▶ 義足歩行に慣れてきて歩行速度が上がり，人とのすれ違いなど配慮する対象が増えてきた頃に転倒事故が起こることを作業療法士は忘れてはならない．

第**Ⅱ**章　疾患別にみる義肢・装具療法

8 回旋筋腱板損傷
回旋筋腱板損傷患者のスポーツ復帰に向けて
支援を行った一例

学習のポイント

- ● 回旋筋腱板損傷の装具について理解する
- ● 回旋筋腱板損傷の装具の目的を理解する
- ● 回旋筋腱板損傷の作業療法のプログラムを理解する

症例　テニスによる右回旋筋腱板損傷

事例紹介

年齢・性別 50歳台，男性

仕事 会社員

医学的情報

疾患名 右回旋筋腱板損傷

現病歴 X年Y月Z日にテニスを行った以降から，肩関節の挙上が困難となり様子をみていたが改善せず，近医のクリニックを受診．右回旋筋腱板損傷と診断され，手術目的に前医受診Y＋1月に右回旋筋腱板損傷（大断裂）に対して，左側大腿筋膜を用いて修復術（Patch法）を行った．術後2週間前医で作業療法を行った後に，リハビリテーション目的で当院に外来通院となった．

他職種情報 自動運動はすべて禁忌で，他動運動は内転のみ禁忌．

1）作業療法評価とプログラム

❶ 評価

- ● 他動運動では肩関節屈曲可動域は右160°，左160°で，痛みも認めなかった．
- ● 肩関節外転運動は，修復された腱板の組織を考慮して，屈曲90°以上から測定した．結果は右150°，左150°と左右差は認めなかった．
- ● 術後2週目であり，筋力評価は禁忌のため実施しなかった．
- ● 身辺動作は時間がかかるが自立し，外転装具の着脱も自己にて習得していた．
- ● 作業療法面接では，手術を受けた理由として「定年も近いため，また，スポーツを行いたい．テニスをしたい」と趣味のテニスについて話していた．

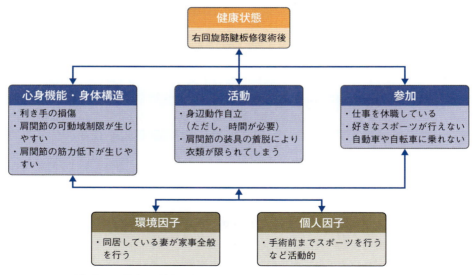

図1　ICFに基づく問題点と利点の整理

2 問題点整理（ICF）

- ICFに基づき問題点と利点を図1のように整理した．

3 目標

- 作業療法の目標を以下の2点とした．
    ①再断裂の予防を行いながら，肩関節の可動域制限を予防する．
    ②肩関節の筋力を向上させ，趣味のスポーツに復帰すること．

4 統合と解釈

- 本症例は現在他動運動のみが許可されており，筋力測定や自動関節可動域測定は禁忌．
- しかし，後療法の方針から肩関節外転装具を使用しており，肩関節の可動域制限が予測されることと，長期間の固定により筋力低下が予測される．
- 回旋筋腱板損傷は痛みが出現しやすい疾患であり[1, 2]，痛みにより自動運動が困難なことも予測される．

5 作業療法プログラム

- 術後の後療法と予後予測，回旋筋腱板損傷のプロトコルを鑑みて，以下のようにプログラムを作成した．
    ▶ 術後2週より他動肩関節屈曲・外転運動を行い，術後4週より他動肩関節外旋運動を行う．
    ▶ 術後7週間までは他動運動のみ練習を行い，再断裂に留意しながら関節拘縮が生じないようにする．
    ▶ 他動で肩関節を内転・外旋・内旋する際は，修復された腱板の抵抗感（張力）や痛みを確認しながら他動関節可動域練習を行い，過度に腱板が伸長されないように留意する．
    ▶ 肩関節外転装具の角度が変更された際は，装具のフィッティングと着脱方法を確認し，適切に使用できているかチェックする．また，装具の着脱方法は腱板再断裂を配慮して，肩関節周囲から固定を行うように指導する．

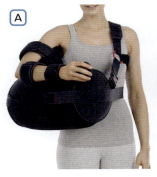 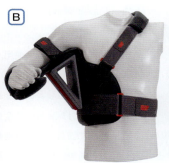 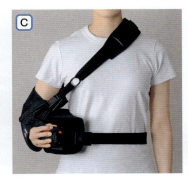

図2 肩関節外転装具の種類
A) エアバック式外転装具medi SAK（画像提供：メディ・ジャパン株式会社）．B) オモ インモビル（画像提供：オットーボック・ジャパン株式会社）．C) ウルトラスリングⅢ（DJO Global社製DONJOY製品，画像提供：日本シグマックス株式会社）．

- ▶筋力練習開始時期では等尺性筋力強化から開始し，再断裂が生じないようにする．
- ▶趣味の活動に参加するため，筋力強化練習開始時期では，時期をみてテニスの素振りといった模擬動作練習を行うこととする．

2) 作製した装具

- 一般的な肩関節の外転装具を図2に示す．
- 本症例は，義肢装具士が肩関節外転装具を提供した．
- 主治医の装具の方針として，肩関節の外転角度が調整可能な装具を使用した．

❶ 装具の目的

- 本症例は，術後であり腱板筋群に収縮が加わることで再断裂が生じやすいため，肩関節の自動運動を生じさせないことが目的である．
- また，縫合糸に張力が加わると，縫合糸が切れ断裂が生じるため，創傷治癒の目的で肩関節を外転位（内旋・外旋中間位）で固定する．

❷ 作製ポイント

- 今回は角度調整式の肩関節外転装具（図2B）を使用した．
  - ▶回旋筋腱板損傷例や回旋筋腱板を修復する他の疾患にも用いられる装具．
  - ▶時期に応じて角度を調整することにより再断裂することを防ぐ．

3) 経過

❶ 作業療法プログラム

表1に本症例の後療法の一例を示す．表2に一般的な回旋筋腱板損傷の装具使用期間と自動運動による肩関節可動域練習開始時期について示す．

- 本症例は表1の作業療法プログラムに沿って，外来作業療法を実施した．
  - ▶術後4週目より肩関節外転角度が変更となった際，外転60°から外転する際は修復組織の抵抗感はなかったが，外転90°から60°まで内転をする際に，抵抗感を認めたため痛みを確認しながら緩徐に実施した．

表1　本症例（回旋筋腱板損傷）の後療法の一例

時期	後療法内容
術後翌日から	肩関節外転装具を使用
術後1週目〜	肩関節の他動運動開始（内転禁止）
術後4週目〜	肩関節外転装具の角度を60°変更，他動外旋運動許可
術後6週目〜	肩関節外転装具の角度を45°変更
術後8週目〜	肩関節装具終了，自動運動開始（自己介助運動から）
術後12週目〜	自動運動許可，筋力練習許可

表2　回旋筋腱板損傷の自動肩関節可動域練習開始時期

腱板断裂のサイズ		肩関節外転装具使用期間	自動肩関節可動域練習の開始時期
小・部分断裂	0〜1 cm^2	術後6週間*	4週まで禁止
中断裂	1〜3 cm^2	術後6週間*	6週まで禁止
大断裂	3〜5 cm^2	術後8週間*	8週まで禁止
広範囲断裂	>5 cm^2	術後8週間または12週*	12週まで禁止

＊装具使用期間は手術状況によって変更される．
「リハビリテーションプロトコール第2版」（Brotzman SB, Wilk KE／著，木村彰男／監訳），pp274-308，メディカル・サイエンス・インターナショナル，2010を参考に作成．

- ▶術後4週目から，修復した腱板に収縮が入らない目的で，入浴時に三角巾を使用することを指導した．
- ▶術後6週目より肩関節外転角度が変更となり，内旋・外旋も許可された．
- ▶術後8週目では，肩関節外転装具が終了となった．また，他動運動で肩関節屈曲・外転・外旋の全可動域を獲得した．後療法として，自動運動が許可されたため，自己介助運動（Active Assistive）より肩関節の屈曲・外転・外旋運動を実施した．
- ▶術後10週より肩関節の自己介助運動から自動運動へ変更した．自動運動で行う際は，関節可動域練習を座位で行った．開始当初は筋力低下の影響で，肩関節自動屈曲50°，外転40°だった．そのため，肩関節の屈曲・外転・外旋の自主トレーニングを指導した．練習を行うことにより，術後11週目では座位で肩関節屈曲90°，外転90°可能となった．
- ▶術後12週より肩関節の筋力練習を実施した．肩関節の筋力練習は，等尺性筋力強化から開始した．
- ▶術後14週よりテニスの素振り運動を開始し，術後5カ月目でテニスの実践練習に復帰し，外来作業療法が終了した．

2 装具装着練習

- ●装具装着練習は，義肢装具士と一緒に実施した．装具の着脱方法は肩関節外転90°の指示（術後3週間）までは，妻の協力のもと，外転枕を肩関節に当て，体幹のベルトを付けた後に，肩関節に近い位置の面ファスナー（マジックテープ）から腕を止めることとした．

● 術後4週目から，外転角度が変更となったため，自分で装着する練習を実施した.

　▶ まず，テーブルに前腕をおき，外転枕を腋窩に入れ，体幹のベルトを装着する.

　▶ 次に，前腕や上腕の面ファスナーを付けることを指導した.

4）まとめ

● 今回は回旋筋腱板損傷の装具と作業療法の一症例の経過を記した.

● 図2には肩関節の外転装具の種類を記載したが，複数の種類があり使用方法も異なる.

● 回旋筋腱板損傷の作業療法の工夫として，再断裂を生じさせないことが重要であり，再断裂を予防する目的でも肩関節外転装具が用いられる.

● 回旋筋腱板損傷は記載したように，断裂の程度が異なり，断裂の程度により肩関節外転装具の種類が選択されるため，装具の種類も熟知する必要がある.

● さらに，断裂の程度により装具使用期間が異なることや肩関節の可動域練習が許可される時期が異なるため，後療法を確認しながら作業療法を進め，対象者の作業の復権に貢献する.

■ 文献

1）Berton A, et al：Delayed Rehabilitation Protocol after Rotator Cuff Repair. Osteology, 1：29-38, 2021

2）井樋栄二：腱板断裂の治療とリハビリテーション. Jpn J Rehabil Med, 56：650-655, 2019

■ 参考図書

・「リハビリテーションプロトコール 第2版」（Brotzman SB, Wilk KE/編, 木村彰男/監訳），メディカル・サイエンス・インターナショナル，2010

第Ⅱ章 疾患別にみる義肢・装具療法

9 末梢神経損傷
橈骨神経麻痺による機能障害を補助し，生活する手を導くスプリントの一例

学習のポイント
- 末梢神経損傷の病態と予後を理解する
- 上肢の末梢神経で発生する典型的な変形とそのメカニズムを理解する
- 末梢神経損傷の変形に対するスプリントの適応を理解する

症例　圧迫による利き手の橈骨神経麻痺

事例紹介
- **年齢・性別**　50歳台，男性．
- **利き手**　右
- **職業**　会社員　　**職務内容**　事務職（管理職：PC操作中心のデスクワーク）
- **趣味**　釣り
- **家族構成**　家族と同居（妻：パートタイマー勤務，子供：社会人）

医学的情報
- **現病歴**　3日前，自宅で飲酒後にソファーでうたた寝をしてまった．その夜に，体の下敷きになっていた右腕の強い痛みとしびれで一度覚醒したが，そのまま寝室に移動して朝まで就寝した．翌朝，「右の肘よりも少し上の部分の鈍い痛みと肘から下のしびれ，手首が挙げられない」状態になっていた．現在は「上腕の痛みは軽減しているが，肘から下のしびれ，手首が挙げられない」ことを主訴として来院した．
- **他職種情報**　医師が契機・状態から「圧迫による右橈骨神経麻痺」と判断し，作業療法（OT）の指示がされた．

1）作業療法評価とプログラム

- 上記の指示より，右橈骨神経麻痺の状態把握と作業療法プログラムの立案を行った．

1 評価
- 手関節が掌屈して自動背屈は不全で下垂手の状態であった．
- 評価は徒手筋力検査（MMT）と感覚検査を実施した．
- MMTは反対側の橈骨神経支配筋の評価と同側の上腕二頭筋（C5：筋皮神経）と橈側手根

表1 初期評価時のMMT

MMT	初回
上腕三頭筋	5
腕橈骨筋	5
橈側手根伸筋	0
指伸筋	0
尺側手根伸筋	0
長母指外転筋	0
長母指伸筋	0
短母指伸筋	0
示指伸筋	0
上腕二頭筋（筋皮神経：C5）	5
橈側手根屈筋（正中神経：C7）	5

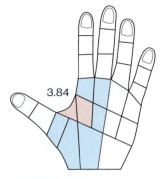

図1 初期評価時のSemmes-Weinstein Monofilament Test結果

評価用紙はFess EE : Documentation : essential elements of an upper extremity assessment battery.「Rehabilitation of the hand : SURGERY AND THERAPY 3rd edition」(Hunter JM, ed) ,pp53-81, MOSBY, 1990より引用.

屈筋（C7：正中神経）を確認した.
- 感覚検査は手部背側の橈骨神経固有支配領域を中心に感覚閾値検査としてSemmes-Weinstein Monofilament Test（SW：セメス-ウェインステイン モノフィラメント テスト）を行った.
  - ▶機能損傷度分類を確認するために低周波刺激で刺激して脱神経筋状態にあるかの確認をした.
  - ▶低周波刺激は2週以降に再度実施した.

> **Point** 末梢神経と他疾患との鑑別
> 末梢神経麻痺の評価は，頚髄疾患との鑑別が求められる．患側と健側の比較，髄節レベルが上位あるいは同じ支配筋を確認する必要がある．

- MMTの結果
  - ▶手関節背屈筋・手指伸筋・母指伸筋外転について患側は0・健側は5.
  - ▶上腕二頭筋と橈側手根屈筋は5（表1）.
- 感覚はSWで患側3.84・健側3.22で重度な感覚障害はないと判断した（図1）.
- 2週後の低周波刺激でも筋収縮が認められた.
- 以上より，本症例の機能損傷度分類は高位型の橈骨神経麻痺のneurapraxia（ニューラプラキシア）と判断した.

> **Point**
>
> **末梢神経による麻痺筋への電気刺激の意味**
> 末梢神経麻痺筋への低周波刺激は，ワーラー変性の起きている脱神経筋の場合には閾値の上昇により筋収縮が起きない．つまり，axonotmesis（アクソノトメーシス）以上の場合は，再支配されないかぎり低周波刺激で筋収縮が起きない．ただし，Waller（ワーラー）変性は軸索断裂後2週間で完成するとされており，症状発生後2週間以内では筋収縮が起きる可能性もある．
>
> **Neurapraxiaの特徴**
> Neurapraxiaでは運動麻痺は重度で感覚障害は軽度となることが多いとされる．また，回復は高位順ではなく順不同で完全回復するとされている．

- Neurapraxiaは数週から3カ月以内に回復するとされている．
- 麻痺の持続は完全型でも最大6週で，7週で神経機能回復がみられる[1]ともされている．
- Neurapraxiaでの麻痺筋は脱神経筋ではないため脱神経性筋萎縮は生じないと考えられる．

2 問題点整理（図2）

- 予後は良好とされるものの筋収縮回復までの間に廃用症候群による筋萎縮と不動による関節拘縮の発生が懸念される．
- 社会的因子および参加：仕事は会社員で事務職としてPC操作が主なものであり，右手の麻痺はキーボードのタイピングとマウスの使用に支障がある．
- 生活機能の活動・参加では片側手の運動障害であり，通勤や本人の家庭での役割に大きな支障がない．

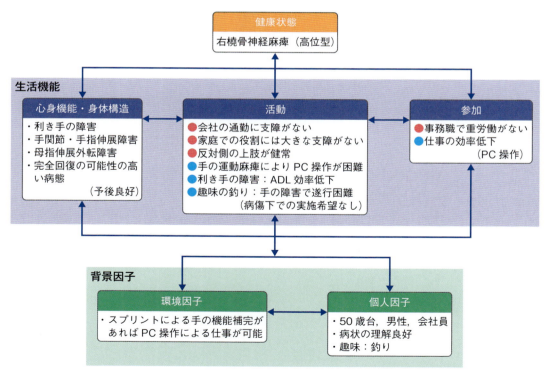

図2 ICFによる評価のまとめ
●：プラス面．●：マイナス面．

3 目標

- 廃用症候群（筋萎縮・関節拘縮）の予防をする.
- 社会生活，特に職業に必要なPC操作にはスプリントを作製し麻痺手の参加を継続させる.

4 統合と解釈

- 片側手部の障害であり，生活全般においては大きな支障を及ぼさない状態である.
- 神経の機能損傷度分類としてはneurapraxiaと判断しており，予後良好で完全回復が見込める.
- 麻痺の回復までの期間の廃用症候群の予防による機能低下を防ぐ.
- スプリント装着して職業であるPC操作を継続してもらう.

5 作業療法プログラム

- 初期は筋萎縮の予防のために筋の随意収縮が認められないうちは低周波による電気刺激により筋収縮維持を行う. 関節拘縮予防については関節可動域練習を行う方針とした.
- その後の計画としては，MMTを経時的に行い筋機能の回復に合わせて訓練内容・目標を変更する（表2）[2].
- 現症の原因と予後：患者本人に理解が得られ，仕事に影響が出ない範囲の週1回の通院として評価・練習を行うこととした.

表2 MMTによる練習（A）と目標（B）

A）MMTによる練習

MMT	練習内容						
0	ROM練習						
1	ROM練習	電気刺激 （低周波など）	EMG biofeedback (positive biofeedback)	除重力位 自動運動			
2	ROM練習	電気刺激 （低周波など）	EMG biofeedback (positive biofeedback)	除重力位 自動運動			
3⁻	ROM練習	電気刺激 （低周波など）	EMG biofeedback (positive biofeedback)	除重力位 自動運動	他動的 肢位保持	抗重力 運動	
3	ROM練習				他動的 肢位保持	抗重力 運動	
4	ROM練習					抗重力 運動	抵抗 運動
5	ROM練習						抵抗 運動

B）MMTによる目標

MMT	目標
0	拘縮予防と解離
1	筋収縮の再学習と除重力位での関節運動
2	抗重力位での関節運動
3⁻	抗重力位での関節運動
3	
4	筋力増強：より強い抵抗に抗することが可能な筋力の獲得
5	

333

2) 作製したスプリント

1 スプリントの目的
- 橈骨神経麻痺(下垂手：高位型)のスプリントの目的は，手関節と手指の伸展・母指の伸展と外転の機能補完である．
- 一般的には用いられる橈骨神経麻痺のスプリントは，トーマス懸垂型スプリント・オッペンハイマー型スプリント（図3）である[3]．

2 使用方法
- 初回のOT室来室は下垂手による負担が大きいと考えられる手関節の背屈位保持のためにカックアップスプリントを作製した（図4）．
- 仕事用にはPC操作のために手指の分離運動が必要であることから，トーマス懸垂型スプリント・オッペンハイマー型スプリントは不向きと考えた．
- 仕事のために手指伸展補助付きの前腕ベースのアウトリガースプリント（図5）を作製した．
- 仕事用のアウトリガースプリントの作製の後は，前出のカックアップスプリントは安静時・夜間の装着とした．

3 作製ポイント
- トーマス懸垂型スプリント・オッペンハイマー型スプリントは手指を1つのパーツにまとめて伸展させる仕組みになっているため手指を分離して動かす（屈曲する）のは難しいが，手指伸展補助付きの前腕ベースのアウトリガースプリントは手指1本ずつを伸展させて分離して動かせるようにデザインできる．手指を1本ずつ動かすことはPC操作に必要な要素であると考えて作製した．
- トーマス懸垂型スプリント・オッペンハイマー型スプリントの手指伸展パーツは，手指伸展補助付きの前腕ベースのアウトリガースプリントの伸展カフと比べて大きくかさ張るため，手掌で物を操作するには不都合であると考えた．

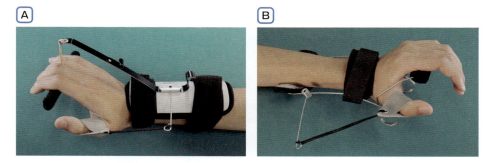

図3 トーマス懸垂型スプリント（A）とオッペンハイマー型スプリント（B）

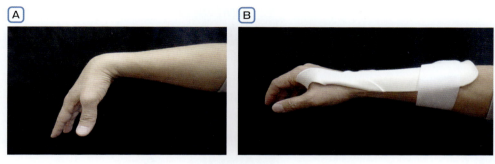

図4 下垂手（A）と背側型カックアップスプリント（B）

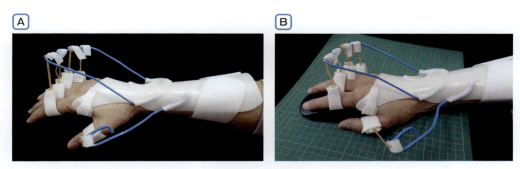

図5 手指伸展補助付きの前腕ベースのアウトリガースプリント

麻痺手でタイピングならびにマウス操作などのPC操作が行いやすいように，手関節を20°程度の背屈位，手指は10°程度の屈曲位としてマウスを包み込んで把持できるように調整した．また，母指は橈側外転・掌側外転の中間の位置にくるようにデザインした．

3）経過（作業療法プログラム，スプリント装着練習など）

- 作業療法開始後の手関節背屈筋力と手指・母指の筋力の回復経過を表3に示す．
- 仕事用のアウトリガースプリントは，8週の手関節背屈筋のMMT4への筋力回復により手関節背屈の機能補完を終了し，手指の伸展・母指の伸展と外転用のハンドベースのスプリント（図6）に変更した．
- 8週をもって安静時・夜間のカックアップスプリントは終了した．
- 10週で筋力はほぼ回復したことから，ADL上の支障はないと判断してスプリントを終了し作業療法も終了となった．

4）まとめ

- 末梢神経麻痺に対する作業療法は機能損傷度分類を確認し予後予測を行い作業療法プログラムを立案する．
- 練習やスプリントの変更はMMTなどの機能回復を経時的に評価して行う．
- 機能残存している部分を使用できるように機能を補完して，ADLに参加させ廃用症候群を最小限にとどめるように配慮して検討する．

表3　MMTの経過

MMT	4週目	6週目	8週目	10週
橈側手根伸筋	2	3	4	5
指伸筋	1	2	2	4
尺側手根伸筋	1	2	2	4
長母指外転筋	1	2	2	4
長母指伸筋	1	2	2	4
短母指伸筋	1	2	2	4
示指伸筋	1	2	2	4

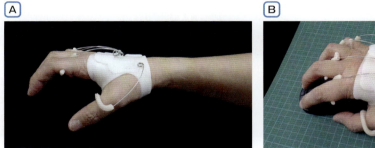
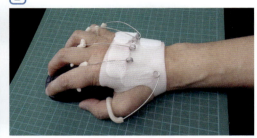

図6　手指の伸展・母指の伸展と外転用のハンドベースのスプリント

手関節の背屈筋力が回復し手関節支持性が得られたため，手関節の背屈の機能補完を削除してハンドベースのスプリントとした．また，手指伸展・母指伸展外転の機能補完の力源をかさばらないようにゴム牽引からスプリングワイヤーを用いたバネにしてコンパクトにした．図5のスプリントと同様にマウスを包み込んで把持できるようにデザインした．

■ 文献

1）末梢神経の損傷と障害．「末梢神経の臨床」（山野慶樹／著），pp17-31，医歯薬出版，2007
2）奥村修也，高橋勇二：上肢の障害；外傷性損傷．総合リハビリテーション，34：333-341，2006
3）岡野昭夫：末梢神経損傷．「義肢装具と作業療法」（大庭潤平，他／編著），pp334-352，医歯薬出版，2017

第**II**章　疾患別にみる義肢・装具療法

10 手指屈筋腱損傷
スプリントを使った腱滑走による癒着防止が復職につながった一例

学習のポイント

- 手指腱損傷術後のKleinert法に用いられる背側装具と掌側スプリントの役割を理解する
- Kleinert変法に掌側滑車を用いた際の利点と欠点を理解する
- Joint Jackスプリントの適応を理解する

症例　示指深指屈筋腱損傷

事例紹介

年齢・性別 60歳台，男性

利き手 左

基本情報 酒蔵に季節労働者として1年のうち6カ月間ほど勤め，酒造りをしていた．
酒蔵に勤めていない時期は，地元で農業をしていた．
酒蔵では管理業務が主であったが，後進指導のために酒造りの作業も行っていた．

医学的情報

疾患・障害名 左示指深指屈筋腱 zone II 損傷．
左第1総掌側指神経と第1総掌側指動脈損傷．

現病歴 〔受傷日〕仕事中に洗っていたガラス管が破損し，左示指基部掌側に刺さって受傷した．
同日，A医院を受診し，創閉鎖された．
〔受傷後4週〕左示指の他動屈曲は可能だが自動屈曲ができない屈曲不全，左示指尺側および左中指橈側の知覚脱失に気がついて再度病院を受診した．
左示指深指屈筋腱 zone II 損傷，左第1総掌側指神経損傷，左第1総掌側指動脈と診断された．
〔受傷後14週〕地元での手術を希望し，仕事が落ち着いてから帰郷してB病院を紹介受診した．
B病院では，深指屈筋腱は他部位から腱を採取して移植する橋渡し腱移植（bridge tendon graft），第1総掌側指神経には神経縫合術が必要であることを説明され，手術を勧められた．
〔受傷後15週〕手術を受けた．

既往歴と合併症 特記事項なし．

> **医師からの情報**
> - 深指屈筋腱は第1虫様筋が残存し，腱近位端が腱の浮き上がりを防止するA1 pulley内に留まっていた．
> - 遠位と近位の腱断端を新鮮化して端々縫合（腱内に縫合糸が4本通過する4 strand suture＋連続かがり縫合）し，第1総掌側指神経は8-0ナイロン糸で神経上膜縫合した．
> - 手関節背屈と手指伸展防止を目的とした背側ギプス・シャーレは，手関節20°掌屈位，手指MP関節70°屈曲位，PIP関節とDIP関節は軽度屈曲位で作製した（手指の肢位は，拘縮予防のための安全肢位に近似）．
> - 術翌日からの早期運動療法の開始と着脱式の掌側スプリントの作製を処方した．

1）作業療法評価とプログラム

1 術前評価

- 左示指の総自動運動域180°，指尖-手掌間距離38 mm，伸展不足角0°，総他動運動域245°，深指屈筋腱機能度0％，浅指屈筋機能度70％で，関節拘縮は認められなかった（図1）．
- 徒手筋力テストでは，示指深指屈筋が段階0，浅指屈筋が段階4であった．
- Semmes-Weinstein Monofilament Testでは左示指尺側と中指橈側が測定不能で，刺傷部の5 mm遠位にTinel徴候が認められた．
- ADLは，左示指を伸展位にして母指と中指で把持するいわゆる"指外し"ですべて自立していた．
- IADLは，左手を使用しなければならない物品の運搬・移動・操作，記録のためのペンの把持に困難さを自覚していた．
- 左示指の屈曲障害が，家庭での役割や報酬を得るための仕事に影響していた．

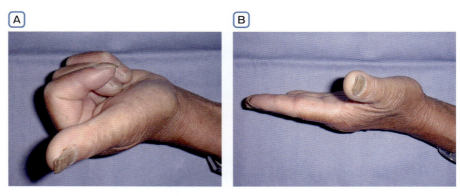

図1　術前の手指自動運動（受傷後14週）
A）手指の自動屈曲．B）手指の自動伸展．

❷ 問題点整理（ICF）

①健康状態

- 左示指深指屈筋腱 zone Ⅱ 損傷，左第1総掌側指神経損傷，左第1総掌側指動脈損傷.
- 病前は農業と酒造りに従事していたが，発症後は実施していない.
- ADL は自立しているが，その他の活動で左手の実用的使用が不十分である.

②心身機能・身体構造

- 左示指の自動屈曲制限，左示指尺側および中指橈側の知覚脱失.

③活動

- ADL は，すべて自立している.
- 両手を使って重量物を把持することや，持ち上げて移動することができない.
- 左手での書字の際，ペンが安定せず書きにくい.
- ADL や IADL で"指外し"が習慣化されているため，左示指をぶつけて損傷するリスクがある.

④参加

- リハビリテーションに積極的に参加している.
- 両手を使った重作業が困難であるため，酒造りや農作業は行っていない.

⑤環境因子

- 酒造りの職場からは，復職を強く望まれている.
- 家族（妻，息子）は協力的で，支援が受けられる.
- 季節労働以外の時期は，治療に専念できる.
- 居住地が寒冷地であるため，冬期間は低温による痛みや不快感を生じる可能性がある.

⑥個人因子

- 本人は障害を受け入れており，治療に積極的に取り組もうとしている.
- 「好きな農業を続けたい」という希望をもっている.
- 生きがいとも言える酒造りを続けたいが，「受傷前と同じ作業ができなければ退職するしかない」と考えている.

❸ 目標

- 〔最終目標：1年後〕受傷前と同様の動作で作業ができる状態で酒造りに復職する.
- 〔長期目標：6カ月後〕酒造りと農業をするために，重量物を左手で把持して運搬できる.
- 〔短期目標：3カ月後〕左手指の十分な自動屈曲と，作業工程を記録するためのペン把持が安定してできる.

❹ 統合と解釈

- 復職に必要となる左手での重量物の把持や安定した書字が行えるように，左示指の十分な自動屈曲と母指・示指・中指による3指つまみの獲得を作業療法方針とした.
- 深指屈筋腱の端々縫合ができたが，年齢や力仕事に従事していたため関節拘縮を生じる可能性が高いことを考慮し，良好な成績が得られて再断裂のリスクも低い早期運動療法である Chow 法[1] を基本として Four finger mobilization[2] と place and hold[3] を併用することとした.

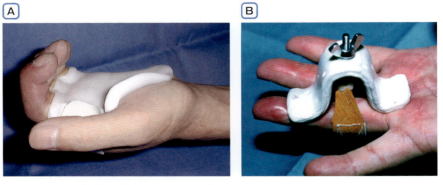

図2 使用の可能性を考慮していたスプリント
A) ブロッキング練習スプリント．B) Joint Jackスプリント．本症例には使用しなかったが，深指屈筋腱と浅指屈筋腱の癒着にはブロッキング練習スプリント（A），手指屈曲拘縮が生じた場合にはJoint Jackスプリント（B）の使用を予定していた．

- 不活動によって示指深指屈筋と第一虫様筋に筋力低下が生じている可能性が高いため，自動運動の際は通常よりも強い筋収縮をするように声かけする．
- "指外し"でADLやIADLを行っていた期間が長いため，左示指を日常生活で積極的に使用させる．

5 作業療法プログラム（手術の翌日を術後1日，術後8日目を術後1週と定義）

①早期運動療法開始法

- 術後1日より，ラバー・バンドで手指を屈曲方向に牽引するKleinert変法[4]とPIP関節とDIP関節のゆるやかな他動運動を行うDuran法[5]を併用するChow法による早期他動伸展運動を，ラバー・バンドを示指から小指まで装着するFour finger mobilizationにより行う．
- Four finger mobilizationでは，爪に糸をかけるフックを瞬間接着剤で貼り付け，PIP関節とDIP関節を十分に屈曲させるためにMP関節の近位掌側に掌側バーを付けた掌側スプリントを装着する．
- 近位方向への腱滑走のために手指他動屈曲位で深指屈筋を軽く随意収縮させ，手指屈曲位を2〜3秒間保持するplace and holdを開始する．
- 4週から示指の自動屈曲運動を開始し，6週から浅指屈筋腱との交差癒着の防止を目的とした腱滑走訓練[6]を追加する．
- 背側ギプス・シャーレは6週まで装着し，腱交叉癒着が生じた際はブロッキング練習スプリント（図2A），示指PIP関節に屈曲拘縮が生じた際にはstatic progressive splintであるJoint Jackスプリント（図2B）を使用する．

②知覚再教育

- 知覚脱失領域における熱傷などの防止を目的とした患者教育，30 Hzの振動覚がPIP関節近位に達した時点から脱感作やDellon法[7]に準じた知覚再教育を実施する．

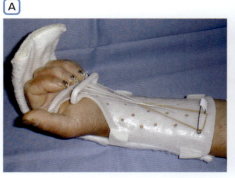 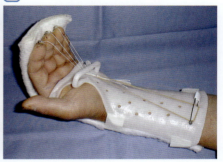

図3　術後3週のFour-finger mobilization
A) 手指の他動屈曲．B) 手指の自動伸展．4本の爪に付けた糸を手掌部の滑車となるバーに通して，ラバー・バンドで手指の他動屈曲を行う．手指の伸展は自動運動により行う．

2) 作製したスプリント

- Chow法のためにKleinert変法に準じた掌側バー付掌側スプリントを作製した（図3）．

❶ スプリントの目的

- ラバー・バンドによる手指他動屈曲，手指自動伸展によって深指屈筋腱を滑走させ，安静時に手指を屈曲位に保持する．

❷ 使用方法

- 前腕掌側に掌側スプリントをストラップで固定し，示指から小指の爪に付けたフックに糸をかけ，糸につながったラバー・バンドを掌側バーに通して前腕近位の安全ピンに引っかける．
- 示指から小指の手指屈曲は，ラバー・バンドの牽引力で他動屈曲させる．
- 示指から小指の手指伸展は，PIP関節とDIP関節の自動伸展によって虫様筋を筋収縮させ，腱縫合部を遠位方向に滑走させる．
- ラバー・バンドの牽引力によって手指自動伸展が不十分である場合は，ラバー・バンドを健手で遠位方向に緩ませたり，近位の安全ピンに引っかけたラバー・バンドを外すなどして手指を伸展させる．

❸ 作製ポイント

- 手指他動屈曲から自動伸展する際，爪に接着したフックからラバー・バンドの間に付ける糸が掌側バーに引っかからないように糸とラバー・バンドの長さを調整する．
- 損傷指を含む手指の十分な屈曲を得るためには張力が強いラバー・バンドを使用すればよいが，張力が強くなると手指の自動伸展が困難となるため長さや張力の異なるラバー・バンドを複数用意して適切なものを選択する．

3）経過と結果

1 作業療法プログラムと経過

①術後1日から（術後4週まで背側ギプス・シャーレを装着したままで運動）
- Four finger mobilization のために示指から小指の爪にラバー・バンドを取り付けるためのフックを瞬間接着剤で貼り付けた．
- 背側ギプス・シャーレ装着下でDuran法によるPIP関節とDIP関節の他動運動，ラバー・バンドによる手指他動屈曲と手指自動伸展運動を開始した．
- 手指他動屈曲位での place and hold を開始した．
- 練習以外は，ストッキネットを使用して手指を屈曲位に保持した．

②術後4週から（ラバー・バンドを除去．背側ギプス・シャーレは作業療法時のみ除去）
- DIP関節とPIP関節のゆるやかな自動屈曲運動を開始した．
- 練習時は背側ギプス・シャーレを外して手指他動屈曲位での手関節背屈運動を開始した．

③術後7週から（背側ギプス・シャーレを完全に除去）
- 示指の他動伸展を軽い負荷から開始した．

④術後8週から
- 示指深指屈筋への軽い抵抗運動，リスト・ラウンダー[8]により手指屈曲位での手関節背屈運動を開始した．

⑤術後10週から
- 示指と母指によるつまみ動作練習，プリング・ウエイト運動[9]による握力増強訓練を開始した．

⑥術後12週（短期目標の達成）
- Strickland評価[10]とBuck-Gramcho法は，両方とも優（excellent）となった．
- 左示指を使用した3指つまみでの書字において，筆圧は若干弱かったものの可能となった．
- 農作業を開始したが，左手を冷水につけると「手が冷たくなって痛い．温まるまで時間もかかる」との訴えがあった．

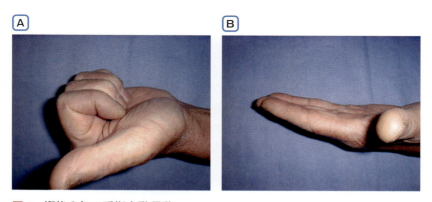

図4　術後2年の手指自動運動

A）手指の自動屈曲．B）手指の自動伸展．示指の自動屈曲（A）は十分であるが，自動伸展（B）でPIP関節にわずかに屈曲拘縮が認められる．

⑦術後6カ月（中期目標の達成）

● 左手での重量物の把持や運搬に不自由さは感じていたが，酒造りの仕事に復帰した.

⑧術後1年（長期目標の達成）

● 酒造りと農作業は，受傷前と同様の動作で行えるようになった.

❷ スプリント装着練習

● 入院時は医師や医療スタッフが，背側ギプス・シャーレや掌側スプリントの着脱を管理した.

● 術後2週からは縫合腱に離開張力をかけることが禁忌であることを説明したうえで，前述したスプリントの「使用方法」に沿って作業療法士が指導しながら掌側スプリントの着脱と早期運動療法を練習した.

● 前腕以遠を洗う際は，手関節と手指を屈曲位とし，手指を自動屈曲している最中に突発的な他動伸展が加わるようなことを避けるように指導した.

❸ 結果（術後2年，図4）

● 左示指の総自動運動域は240°，指尖−手掌間距離は17 mm，伸展不足角はPIP関節に5°，総他動運動域は245°，深指屈筋腱機能度96％，浅指屈筋機能度87％であった.

● 腱機能評価であるStrickland評価は83％で優，Buck-Gramcho法でも優（15点満点で15点）であった.

● 徒手筋力テストでは，示指深指屈筋は段階5，浅指屈筋は段階5であった.

● 手関節の自動背屈角度は71°（健側比100％），握力は左手42.4 kg（健側比110％）であった.

● Semmes-Weinstein Monofilament Testでは中指中節部橈側に防御知覚脱失が残存し，測定不能となっていた領域に局在の低下が認められた.

● 術後12週で訴えがあったCold intolerance様症状は，「良くなってきた」とのことであったが残存していた.

4）まとめ

● 腱の端々縫合が可能であったことから，縫合腱の再断裂を防止しながら縫合した腱の修復促進と癒着を防止して腱滑走を獲得するために，背側スプリント装着下でのChow法が選択された.

● 早期自動伸展開始法であるChow法を実施するために，掌側バーを付けた着脱式掌側スプリントを作製した.

● 術後の作業療法プログラムは，Chow法にFour finger mobilizationとplace and holdを併用した早期運動療法を行った.

● 一般的に，陳旧例では損傷筋や損傷腱の退縮によって治療成績が低くなるが，本症例では虫様筋が残存していたために筋腱の退縮が抑えられて端々縫合が可能であったことが，良好な成績につながった要因と考えられた.

Point **背側ギプス・シャーレ**

腱縫合術後は，縫合した腱の再断裂を防止するために手指・手関節の伸展をブロックする必要がある．手指・手関節の伸展をブロックにするために，背側ギプス・シャーレではなく背側スプリントを作製してもよい．しかし，現在のギプス材料は軽くて，耐久性もある．そのため，適切な背側ギプス・シャーレが作製されていれば作業療法士の作製負担を減らすだけでなく，医療費の削減にもつながる．一方，動的腱固定運動（dynamic tenodesis action）にplace and holdを組合わせた早期運動療法では，手指MP関節屈曲位・PIP関節とDIP関節伸展位として手関節にヒンジ継手を付けて手関節運動が可能な手関節運動スプリント（wrist motion splint）[11]が使用されることもある．

Point **手指屈筋腱損傷後の背側装具の固定角度**

手指屈筋腱損傷後に使用する背側装具の固定角度は，さまざまである．DIP関節とPIP関節を軽度屈曲位から完全伸展位とする点は共通しているが，手関節の掌屈角度は0°から30°，手指MP関節の屈曲角は70°から90°と報告によって幅がある．背側装具の固定角度については，手関節掌屈角度とMP関節屈曲角度を合わせて90°と覚えると理解しやすい．また，手指MP関節と手関節角度の決定には，損傷腱の欠損部の長さを考慮する必要がある．損傷腱の欠損が大きい場合，手関節の掌屈角度を大きくすると腱縫合部の離開張力を弱められるメリットがある．しかし，手関節の屈曲拘縮が生じやすくなるデメリットも生じる．

Point **緊急手術された手指屈筋腱損傷におけるKleinert変法**

本症例は計画された待期的手術で術前からセラピストが介入できたことから，術前にラバー・バンド装着のための掌側スプリントを作製できた．しかし，一般的に腱縫合は緊急手術であるため事前にスプリント作製を行うことは困難である．緊急手術後に掌側滑車を設置する場合は，手掌部に装着した面ファスナー（マジックテープ）・ストラップに刺入した安全ピンに糸を通したり，いつでも使用できるようにスプリント材に滑車を設置したものを手掌部にストラップで固定するデバイスなどをあらかじめ作製して使用する．

memo **Kleinert法の変遷**

Kleinert原法[12]は手指屈筋腱損傷Zone Ⅱの早期自動伸展運動開始法として発表された．その後，手掌部に掌側バー，回転する滑車（pulley），ぜんまい式ミニカーのゼンマイ[13]を用いて手指の屈曲角を増加させるKleinert変法へと発展した．その後，Kleinert法と早期他動運動であるDuran法の併用法であるChow法あるいはWashington regimenとしてZone Ⅱ損傷以外の手指屈筋腱損傷の早期他動伸展開始法においても広く用いられるようになった．

344　作業療法 義肢・装具学

> **最も治療成績が良い手指屈筋腱縫合術後の早期運動療法は？**
>
> 手指屈筋腱Zone Ⅱ損傷に対する術後の運動療法は，さまざまな方法が行われている．Neiduskiら[14]は手指屈筋腱損傷治療におけるランダム化比較試験のシステマティック・レビューで，place and holdが早期他動運動開始法よりも良い成績をもたらす中等度から強いエビデンスがあることが示されたと報告している．その後，Chevalleyら[15]はplace and holdと早期自動屈曲開始法をランダム化比較試験で比較しているが，3カ月後・6カ月後・12カ月後のStrickland評価や握力などに有意な差はなかったと結論している．しかしながら，これらのランダム化比較試験による研究では，運動療法の方法や時期，アウトカムとする評価や評価時期などが異なっている．そのため，どの方法が優れているのかを簡単に結論づけることは難しい．臨床においては，先行研究を参考としながら施設ごとに術者とセラピストが事例の損傷程度・縫合方法・自身の経験などをもとに基本となるプログラムを一緒に考えていく必要がある．

文献

1) Chow JA, et al：A combined regimen of controlled motion following flexor tendon repair in "no man's land". Plast Reconstr Surg, 79：447-455, 1987

2) May EJ, et al：Controlled mobilization after flexor tendon repair in zone II: a prospective comparison of three methods. J Hand Surg Am, 17：942-952, 1992

3) Silfverskiöld KL & May EJ：Flexor tendon repair in zone II with a new suture technique and an early mobilization program combining passive and active flexion. J Hand Surg Am, 19：53-60, 1994

4) Slattery PG & McGrouther DA：A modified Kleinert Controlled Mobilization Splint following flexor tendon repair. J Hand Surg Br, 9：217-218, 1984

5) Zone Ⅱの屈筋腱損傷に対する制限下の他動運動を用いた術後管理．「ハンター・新しい手の外科」（Hunter JM, 他/編著，津山直一，田島竜也/監訳），pp476-479, 協同医書出版，1994

6) Wehbé MA & Hunter JM：Flexor tendon gliding in the hand. Part Ⅱ. Differential gliding. J Hand Surg Am, 10：575-579, 1985

7) 「知覚のリハビリテーション」（Dellon AL/著，内西兼一郎/監訳，岩崎テル子，中田眞由美/訳），pp193-234, 協同医書出版，1994

8) 大山峰生，他：ハンドセラピーに用いる訓練器具と自助具．整形・災害外科，34：1405-1411, 1991

9) プリングウエイトエクササイズ．「作業療法士のためのハンドセラピー入門 第2版」（中田眞由美，大山峰生/著），pp74-45, 三輪書店，2006

10) Strickland JW & Glogovac SV：Digital function following flexor tendon repair in Zone II: A comparison of immobilization and controlled passive motion techniques. J Hand Surg Am, 5：537-543, 1980

11) Trumble TE, et al：Zone-II flexor tendon repair: a randomized prospective trial of active place-and-hold therapy compared with passive motion therapy. J Bone Joint Surg Am, 92：1381-1389, 2010

12) Kleinert HE, et al：Primary repair of flexor tendons. Orthop Clin North Am, 4：865-876, 1973

13) 牧 信哉，他：手指屈筋腱縫合後にチョロQゼンマイを用いた早期運動療法．骨・関節・靱帯，9：891-896, 1996

14) Neiduski RL & Powell RK：Flexor tendon rehabilitation in the 21st century: A systematic review. J Hand Ther, 32：165-174, 2019

15) Chevalley S, et al：Passive Mobilization With Place and Hold Versus Active Motion Therapy After Flexor Tendon Repair: A Randomized Trial. J Hand Surg Am, 47：348-357, 2022

第**Ⅱ**章　疾患別にみる義肢・装具療法

11 脳血管障害
スプリントの活用が痙縮の改善につながった一例

学習のポイント

- 脳血管障害における麻痺側上肢に生じる機能障害を理解する
- 痙縮の軽減や手指機能の補助に対応する上肢スプリントについて理解する
- 治療目的に応じた上肢スプリントの構造や特徴を理解する

症例　脳梗塞後右片麻痺

事例紹介

年齢・性別 80歳台，男性

生活歴 退職前は重機オペレーター．退職後は新聞を読むことが日課

家族構成 妻，息子夫婦の4人暮らし

家屋環境 2階建て住宅で生活スペースは1階．ベッド利用，トイレ洋式，必要箇所に手すり設置済

生活状況 要支援2，デイサービス週3回，訪問リハビリテーション週1回．入院前のADLは修正自立．入浴のみデイサービスで介助を受けていた

医学的情報

疾患名 一過性脳虚血発作

現病歴 出血性胃潰瘍の治療で10日間入院加療し，抗凝固薬を休薬していた．退院直後に自宅で右下肢感覚鈍麻，構音障害を認め，救急搬送．脳画像検査で急性期像は認めなかったが，再検査のため入院．ADL介助量軽減，廃用症候群予防，認知機能低下予防目的で理学・作業療法が開始となった

既往歴 X年前，脳梗塞（延髄左側）後右片麻痺．他に，心房細動，高血圧，脂質異常症

他職種（理学療法部門）からの情報 起居・移乗動作は修正自立．歩行は4点杖を使用し中等度介助レベル．転倒リスクが高いため，病棟での移動手段は車椅子

1）作業療法評価とプログラム

❶ 評価

①**主訴**：動かしていくうちに右手の指が曲がって伸びなくなるから使いづらい．

②**全体像**：明るく社交的な性格．難聴があるが，理解や表出は良好．食事や更衣，整容，ト

イレ動作は非麻痺側上肢で行い，麻痺側上肢の参加はほとんどみられない．起居動作は修正自立レベル．出血性胃潰瘍で入院する前と比べて立位での動作や歩行において介助量が増加している．

③上肢機能：BRSは上肢Ⅳ，手指Ⅳ，下肢Ⅳ．表在感覚軽度鈍麻．Modified Ashworth Scale（MAS）は肘関節伸展1＋，手関節背屈2，手指伸展2．示指PIP関節に軽度の屈曲拘縮．Fugl-Meyer Assessment（FMA）の上肢運動項目は45/66点．Motor Activity Log（MAL）はAmount of Use（AOU）が0.71/5点，Quality of Movement（QOM）が0.64/5点．麻痺側上肢は，前ボタンがかけにくい際や服の袖に手を通す際にまれに参加がみられる程度．把持動作で手関節・手指屈筋群の筋緊張が亢進しやすく，特に示指は伸展困難となり，連続的な作業が困難である．

❷ 問題点整理（ICF）

症例はX年前に脳梗塞を発症し，右片麻痺が生じている．上肢・手指の運動麻痺に加え，手関節・手指屈筋群の筋緊張亢進や慢性的な上肢・手指の不使用に伴う深指・浅指屈筋の短縮，示指PIP関節の屈曲拘縮が生じていた．また，繰り返しの把持動作では手指が屈曲し，自動伸展が困難になる．そのため，物品の形状に合わせた把握形態が作れず，麻痺側上肢はADLで使いづらい状況であり，学習性不使用が示唆された．作業療法における問題点と目標を表1に示す．

❸ 目標

①示指の屈曲拘縮改善：関節周囲軟部組織の伸張性低下に対して関節可動域練習やスプリント装着による持続伸張を行い，示指PIP関節の屈曲拘縮を改善する．

②手関節・手指屈筋群の痙縮軽減：手関節・手指屈筋群に対して関節可動域練習やスプリント装着による持続伸張を行い，痙縮を抑制する．これにより手関節背屈や手指伸展を行いやすくし，物品操作における把握形態を作る準備を行う．

③麻痺側上肢の自己管理：退院後もスプリント装着下で筋の持続伸張を継続できるように，スプリントの自己装着が行えるようになる．

④ADLでの麻痺側上肢の参加：ADLで麻痺側上肢を補助手として使用できるようになる．

❹ 統合と解釈

- 症例は脳梗塞後右片麻痺となり，手関節・手指屈筋群の筋緊張が亢進した．使いづらさから麻痺側上肢の不使用が常態化したことで筋自体の短縮や示指PIP関節に軽度の屈曲拘縮が生じ，さらに使いづらくなる負の循環が生じていた．

表1　問題点整理（ICF）

	心身機能・構造	活動
問題点	・BRS上肢Ⅳ，手指Ⅳ ・手関節・手指屈筋群の筋緊張亢進 ・示指PIP関節に軽度の屈曲拘縮 ・深指屈筋，浅指屈筋の短縮	・物品の形状に合わせた把握形態が作れない ・麻痺側上肢の使いづらさ ・慢性的な麻痺側上肢の不使用
予後予測	・示指屈曲拘縮の改善 ・痙縮の改善	・麻痺側上肢が補助手として参加できる

- 関節可動域練習やスプリントによって関節拘縮の改善と痙縮の軽減を図る．手関節背屈や手指伸展が行いやすくなると物品の形状に合わせた把握形態が作れ，麻痺側上肢の使いづらさを軽減できる．
- 症例とともに麻痺側上肢が補助手として参加可能な動作を選考して上肢機能練習を行い，ADLでの麻痺側上肢の参加を促す．
- 退院後の生活でも麻痺側上肢の管理や補助手としての使用を継続していくためには，スプリントの装着練習やアフターフォローだけでなく，実生活での目標設定や定期的なモニタリングが必要となる．

5 作業療法プログラム

- 関節可動域練習やスプリント作製・装着，上肢機能練習，ADL練習を行い，麻痺側上肢の機能改善と補助手としての使用促進を図る．

①関節可動域練習：肘関節，手関節，手指関節のストレッチングを行う．

②スプリントの作製と装着練習：手関節・手指屈筋群の持続伸張と物品操作時の手指伸展補助を目的に2種のスプリントを作製する．また，症例自身が装着できるように装着の練習を行う．

③上肢機能練習：スパイダースプリント装着下で手指伸展の補助を得ながら物品操作や両手動作，ADL練習を行う．

④ADLでの麻痺側上肢の使用：食事では食器に手を添える，更衣ではボタンかけや裾を把持して整える，非麻痺側の袖を把持して引き抜きやすくする，新聞を読む場面ではページをめくったり広げたりするなど，症例との面談で目標を決めて補助手としての使用を促す．

2）作製したスプリント

1 スプリントの目的

①安静時スプリント

- 筋緊張亢進を認めた手関節・手指屈筋群を持続伸張させる目的で安静時スプリントを作製した（図1A）．
- 痙縮の亢進している筋に対しては，筋の防御収縮を避けて弱い負荷で長時間持続的に伸張するスプリント療法が有効とされている[1]．
- 最終関節可動域での持続伸張が痙縮や拘縮の改善に効果的[2]であり，痛みを伴う伸張は装

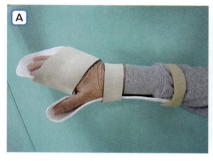
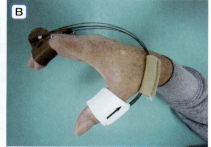

図1　作製したスプリント
A) 安静時スプリント．B) スパイダースプリント．

着時間を保てないばかりか，かえって筋緊張のさらなる亢進を招く可能性がある[3] ため，スプリントは痛みのない範囲で手関節・手指屈筋群を持続伸張させ，最終関節可動域に矯正できる肢位で作製した．

②スパイダースプリント

- 物品操作時の手指伸展を補助する目的でスパイダースプリントを作製した（図1B）．
- ピアノ線の弾性が手指伸展機能の補助をすることで物品の把握形態を作りやすくなり，把持したものを離しやすくなる．

② 使用方法

- 安静時スプリントは，主に夜間に装着することとした．
- スパイダースプリントは，作業療法で上肢機能練習を行う際や病棟で食事，更衣をする際，新聞を読む際などに装着することとした．
- 翌日に装着時の痛みや不快感の有無，皮膚障害が生じていないかを確認した．
- スパイダースプリント装着下で物品操作がどの程度できたか，麻痺側上肢のADLでの使用状況をモニタリングした．

③ 作製ポイント

①安静時スプリント

- 母指外転，手指伸展，手関節軽度背屈位で作製した．
- スプリント材は固定性に優れた熱可塑性素材（イージーフォーム）を使用した．
- 前腕ベースのスプリントは前腕支持部の長さが前腕長に対し2/3程度が望ましく，側面の高さは1/2が理想的である[4] ため，手指から前腕遠位2/3までを側面の1/2の高さで覆うように作製した．
- 3点で固定となるようにデザインした．PIP関節からMP関節部と手関節部の固定には，伸縮性のある熱可塑性素材（ネオプレン）を使用し，筋緊張の変化に適応できるようにした．

②スパイダースプリント

- 示指には太さ1 mm，中指から小指には0.8 mmのピアノ線を使用した．
- ピアノ線は，把握形態を作る際に手指伸展の補助となり，把持動作時に手指屈曲を邪魔しない程度の強度となるように太さと長さを調節した．
- ピアノ線が接触しやすい部分には緩衝材としてフェルトを巻いた．

3) 経過

① 作業療法プログラム

①関節可動域練習

- 右肘関節，手関節，手指関節にストレッチングを行った．
- MASは肘関節伸展1，手関節背屈1＋，手指伸展1＋となり痙縮の軽減を認め，示指に生じていた屈曲拘縮は改善した．

②スプリントの作製と装着練習

- 初期評価実施後，安静時スプリントとスパイダースプリントを作製した．調整を含めて完成には1週間を要した．

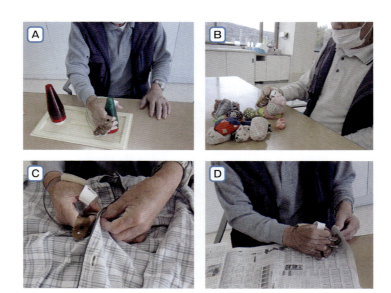

図2 スパイダースプリントを装着しての上肢機能練習
A）コーンの移動．B）お手玉の把持．C）ボタンかけ．D）新聞のページめくり．

- 装着については，症例自身が行えるように方法を説明し，繰り返し練習を行った．病棟看護師と連携し，装着の補助を依頼した．
- どちらのスプリントも装着開始から1週間程度で自己装着が可能となった．

③**上肢機能練習**（図2）
- 関節可動域練習を実施後，スパイダースプリントを装着した状態で上肢機能練習を行った．
- スパイダースプリントによって連続的な手指の屈伸が可能となり，把持動作が行いやすくなった．
- ADL練習は症例とともに選考し，補助手として参加可能な活動を中心に行った．
- 退院時ではスパイダースプリントの装着なしでも手指伸展における努力性が軽減した．

④**日常生活での麻痺側上肢の使用**
- 症例は，病棟で食事や更衣，新聞を読む際に積極的にスパイダースプリントを装着した．
- 更衣で袖を通す際にはスプリントが引っかかり邪魔になっていた．そのため，途中から更衣でのスプリント装着を取りやめたが，装着がなくても麻痺側上肢の意識的な参加がみられた．
- 新聞を読む場面ではページをめくったり広げたりする際に両手動作がみられた．

2 スプリント装着練習

- 安静時スプリントでは，ストラップを巻き付ける際に痙縮が増強されやすかったため，装着開始時は病棟看護師が補助していた．そのため，装着方法を変更し，PIP関節からMP関節部のストラップを外さずに手指を差し入れ，その後手関節，前腕の順に固定するように指定した．
- スパイダースプリントでは，母指のフックを差し込む際に向きを間違えやすかったため，矢印をつけてわかりやすく工夫した．

❸ 退院後のフォローについて

①スプリント装着に関するアフターフォロー

- 退院後も麻痺側の管理を継続していくために，スプリントの装着方法や用途に関して写真やわかりやすい文章にまとめた冊子を渡し，症例と家族に説明した．
- 破損が生じた場合の修理や修正については退院後も行うこととした．

②定期的なモニタリング

- 退院後の実生活でも麻痺側上肢の使用を促すために，MALを用いて定期的なモニタリングを行うこととした．
- 症例にとって必要かつ麻痺側上肢が参加可能な動作を症例とともに選考し，麻痺側上肢の使用頻度や使いやすさを確認する．

4）まとめ

- 痙縮に対する上肢装具の目的には，筋の持続伸張によって筋緊張を抑制し変形や関節拘縮を改善するためと，手の機能の代償としての使用がある[1]．
- 筋自体が短縮している場合は安静時の装具なども導入し，痙縮や筋の短縮の改善を図っていく必要がある[5]．
- 症例は，ストレッチングや安静時スプリントによって示指の屈曲拘縮や手関節・手指屈筋群の筋緊張に改善を認め，スパイダースプリントによって物品操作が行いやすくなった．しかし，把持動作を繰り返すと手指が伸展しにくくなる傾向は残存したため，2種のスプリントは退院後も使用を継続し，痙縮のコントロールや関節拘縮予防を行う．
- モニタリングやスプリントのアフターフォローを定期的に行うことで上肢機能を維持し，ADLでの麻痺側上肢の使用を促進する．

> **Point** ▶ **モニタリングの目的**
> MALは，生活での麻痺手の使用頻度（AOU）や主観的な使いやすさ（QOM）を患者の自己申告によって示す評価である[5,6]．退院後も定期的にMALの採点を実施してもらうことで症例のモニタリングを向上させ，実生活での麻痺側上肢の使用を促していく．

文献

1）猪狩ともみ：痙縮に対する装具療法の最近の知見―上肢装具を中心に，バイオメカニズム学会誌，42：231-236，2018

2）勝谷将史：装具療法―長下肢装具，短下肢装具，肩装具，手指対立装具について，MEDICAL REHABILITATION，282：68-78，2022

3）「義肢装具と作業療法　評価から実践まで」（大庭潤平，他/編），医歯薬出版，2017

4）「臨床ハンドセラピィ」（坪田貞子/編），文光堂，2011

5）「行動変容を導く！上肢機能回復アプローチ　脳卒中上肢麻痺に対する基本戦略」（道免和久/監，竹林崇/編），医学書院，2017

6）「上肢運動障害の作業療法　麻痺手に対する作業運動学と作業治療学の実際」（竹林崇/著），文光堂，2018

第Ⅱ章 疾患別にみる義肢・装具療法

12 関節リウマチ
変形を抑制し，目標達成を後押ししたスプリントの一例

学習のポイント
- 関節リウマチのスプリント作製のタイミングについて理解する
- 関節リウマチのスプリント作製のポイントについて理解する
- 関節リウマチの変形予防について理解する

症例　複数指に変形を呈する関節リウマチ

事例紹介

年齢・性別　40歳台，女性

医学的情報

疾患・障害名　関節リウマチ

現病歴　X年，関節リウマチ（以下RA）を発症する．薬物治療を受けていたが，子宮筋腫および卵巣腫瘍にて子宮全摘・卵管切除術後にRA治療薬の内服を中止していた．その間にRAの炎症状態が不安定となり，X＋3年に生物学的製剤導入目的で当院入院となる．約1カ月後に退院となり，外来通院でのリハビリテーションを継続する．

既往歴　子宮筋腫，卵巣腫瘍

合併症　骨粗鬆症

環境　夫と息子の3人暮らし．時折，実母が家事の手伝いに訪問していた．専業主婦であるが，大学に通学し，論文作成などのパソコン作業で1日を過ごすことが多かった．

1）作業療法評価とプログラム

動画①
動画②

1 評価

①観察
- 各関節の腫脹の有無を左右の手指で比較し，環指PIP関節の腫脹を確認する．
- 環指はボタンホール変形が完成しており，母指は母指Z変形が完成する前段階のIP関節過伸展位の状態である（図1）．
- 示指と母指でつまみ動作を確認すると，指腹つまみは可能だが，母指IP関節が過伸展となる（動画①②）．

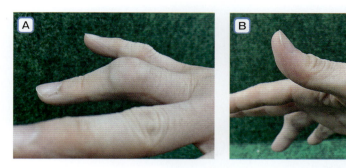

図1　ボタンホール変形（A）と母指Z変形となる前段階のIP関節過伸展変形（B）

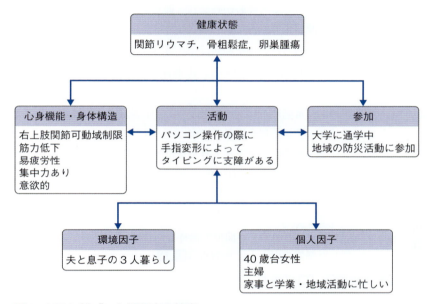

図2　ICFに基づいた問題点の抽出

②触診
- 母指IP関節を他動的に左右に動かし，関節の緩みを確認すると動揺性あり（動画③）．

③手指関節可動域
- 母指IP関節：自動屈曲60°，自動伸展30°
- 環指PIP関節：自動屈曲90°，自動伸展−48°，他動伸展−20°

2 問題点整理（ICF）

- ICFを用いて，利点・問題点・予後予測をまとめた（図2）．
- 薬物療法にて関節リウマチの状態は安定していたが，論文作成などのパソコン作業の際に手指変形の影響でタイピングに支障をきたしていた．
- 自主練習なども意欲的でスプリントの作製と併せて自主練習を指導した．

3 目標

① パソコンなどで論文作成しながら手指変形を抑制する

② 大学卒業

4 統合と解釈

① 母指

- 母指の関節可動域テストの結果より，母指IP関節の過伸展がみられ，指腹つまみにおいても過伸展位となっていた．
- 変形の要因
  - ▶ MP関節の炎症により，短母指伸筋付着部が腫脹によって伸長される．
  - ▶ 炎症が落ち着くと腫脹が軽減し，伸長された付着部は弛緩状態となり，MP関節への伸展力が減弱する．
  - ▶ 尺側に脱臼した長母指伸筋はMP関節の屈曲およびIP関節の過伸展に作用する[1]．
- IP関節を軽度屈曲位で固定し，IP関節の屈曲運動をすることで過伸展への予防を図った．

② 環指

- 環指の関節可動域テストの結果より，PIP関節の伸展制限が生じており，パソコン操作時のタイピングに不便を感じていた．
- ボタンホール変形によって人目を気にすることが多かった．
  - ▶ ボタンホール変形はPIP関節炎により側索が掌側に転位し屈曲変形となることで生じる変形である[2]．
  - ▶ まずはスプリントを使用してPIP関節を伸展位に保持する．
  - ▶ その後，PIP関節を中間位で保持した状態でDIP関節の屈曲練習をすることで掌側に転位した側索の引き上げを図る（動画④）．

5 作業療法プログラム

① スプリント作製

② 自主練習指導

- ▶ 母指：MP関節を中間位で固定しIP関節屈曲運動．
- ▶ 環指：PIP関節を伸展位で固定し，DIP関節屈曲運動[2]．

> **Point** スプリントと運動
> 手指変形のある場合には，スプリントによる関節の固定と併せて運動をすることでより効果が発揮される．スワンネック変形には，MP関節を伸展位で固定して行うPIP関節の屈曲運動が効果的である（動画⑤）．

2) 作製したスプリント

- ボタンホール変形用スプリント（図3）
  - ▶ 素材は環指は掌側にオルフィットを使用し，背側にオペロン素材のベルトを使用し，面ファスナー（ベルクロ）で着脱可能とする．
- 母指Z変形用スプリント（図4）
  - ▶ 母指の素材はアクアフィットのみでIP関節を軽度屈曲に保つようにする．

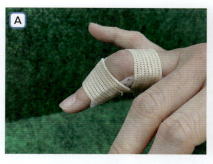 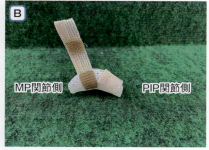

図3 ボタンホール変形用スプリント
A）装着時．B）非装着時．

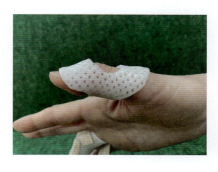

図4 母指Z変形用スプリント
母指IP関節を軽度屈曲位で固定する．

1 スプリントの目的

①母指スプリント：IP関節を固定することによって，つまみ動作時に安定性向上を図る．
②環指スプリント：中間位で固定することによって屈曲拘縮のみられるPIP関節を矯正する．

2 使用方法

- 注意点
  - はじめて装着する際は装着して矯正されることによる疼痛の確認を1～2時間後に行う．
  - その際に皮膚の発赤が出現していないかを確認する．
  - 疼痛がなければ，徐々に日中の装着時間を延長していく．

3 作製ポイント

①環指スプリント

- 環指は屈曲拘縮が80°と重度の場合には，3点固定によるスプリントの装着が困難となる．
  - その際には，掌側に熱可塑性素材（アクアフィット），背側に伸縮性のあるベルト（オペロン素材）を2本，それぞれ中節骨部，基節骨部（面ファスナーにて着脱）に固定することで装着が容易となる．

②母指スプリント

- IP関節の過伸展に対してはリングスプリントでよいが，側方動揺がみられていたので，アクアフィットを外側に多めに残し，側方への安定化を図った．

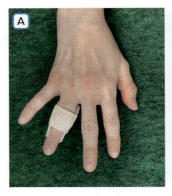 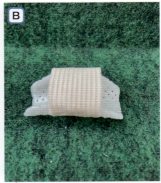

図5 変更後のボタンホール変形用スプリント
A）装着時．B）非装着時（3点固定）．

3）経過

◼ 1カ月後

①関節可動域
- 環指は自動屈曲−48°から−30°へ改善された．

②スプリントの変更（図5）
- 屈曲拘縮が改善したため，ベルト固定のスプリントから着脱が容易となる3点固定のスプリントに変更した．
- 使用素材は掌側に熱可塑性素材（アクアフィット），背側は伸縮性の高い素材（オペロン）をベルト状にして接着剤でオペロンに固定することで，着脱が容易となるようにした．

◼ 3カ月後

①関節可動域およびつまみ動作
- 環指PIP関節の自動伸展−30°から−10°（他動伸展−10°）に改善がみられ，母指IP関節もつまみ動作時に軽度屈曲位でつまむことが可能となった．
- 変形が矯正されたことでパソコンなどでのタイピングにも支障がなくなり，論文作成にも以前よりも時間がかからなくなった．

4）まとめ

　　RA診療における薬物療法の進歩により，健常者と変わらない生活を送ることができるようになってきている．そのため，重度の変形を有するRA患者をみる機会は減少している．しかし，疾患活動性のコントロールが可能となった現在においても，手指変形が発生しないわけではない．そのため，作業療法士は関節炎により関節破綻の経時的変化を熟視することによって，手指変形の兆候に対する予見能力を高め，その予防および方策を図っていく必要がある．

Point **変形予防のため早期からのスプリント作製を意識する**
RA の手指では関節破壊が生じる前段階，すなわち関節が腫脹した時点で軟部組織バランスに破綻が生じており，変形につながる[1] といわれている．そのため，関節の緩みや動作時に対象となる関節の捻じれが生じているとスプリント作製のポイントとなる．

Point **重度の手指変形への対応**
RA という疾患の特性上，手指変形が重度の場合には手指の状態に合わせてスプリントを複数作製するなどの調整が必要な場合もある．

Point **長期的な装着率向上をめざして**
スプリントは作製して対象者に手渡したら，終了というわけではない．装着３カ月以降より手の器用さが改善する[3, 4] との報告もあり，１カ月後や３カ月後に可動域テストや握力などを評価をして状態を確認する．数値を可視化すると対象者に「スプリントを装着すると改善する」という認識をもってもらうことができ，長期的な装着につながる可能性が高い．

memo **趣味が再開できたことへの感謝の気持ち**
68 歳女性，RA 発症から 13 年経過，疾患活動性は安定していたものの，X 線像では右母指 IP 関節は関節破壊がみられ，触診すると母指 IP 関節の動揺性や母指 CM 関節の関節可動域も低下していた．以前に趣味として手芸（縫物）を熱心にしていたものの，針をつまんで作業をしていくうちに動揺性のみられた IP 関節が次第に過伸展および外側偏位するようになり，手芸が困難となっていた．そのため，熱可塑性素材（イージーフォーム）で IP 関節を固定するリングスプリントを作製した．リングスプリントを装着することによって，IP 関節が安定し，針をつまむことが容易となり，３年ぶりに手芸ができるようになった．退院後に趣味が再開できたことへの喜びの手紙とともに自身の手で一針一針縫いながら作ってくれたクリスマスリースを贈っていただいた[5]．

II-12
関節リウマチ

■ 文献

1）岩本卓士：関節リウマチによる手指変形に対する軟部組織再建．日本関節病学会誌，38：91-97, 2019

2）中川夏子：リウマチボタン穴変形の治療．関節外科，32：404-409, 2013

3）Zijlstra TR, et al：Silver ring splints improve dexterity in patients with rheumatoid arthritis. Arthritis Rheum, 51：947-951, 2004

4）Formsma SA, et al：Effectiveness of a MP-blocking splint and therapy in rheumatoid arthritis：a descriptive pilot study. J Hand Ther, 21：347-353, 2008

5）佐藤信治，赤松和紀：関節リウマチにおける手指変形への対応．MB Medical Rehabilitation，288：59-65, 2023

| 第**II**章 | 疾患別にみる義肢・装具療法 |

13 熱傷
熱傷後に起こる皮膚性の変形や拘縮を予防するためのスプリントの一例

学習のポイント

- 熱傷の疾患特徴を理解する
- 熱傷後の瘢痕による変形や拘縮を理解する
- 症状に合わせた熱傷用スプリントの適応を理解する

症例　爆発事故による上肢の重度熱傷

事例紹介

年齢・性別 50歳台，女性

医学的情報

疾患名 重症広範囲熱傷（爆発事故による上肢の重症熱傷）

重症度 熱傷皮膚（Burn Surface Area）：30％，熱傷指数（Burn Index＊）：30，予後熱傷指数（Prognostic Burn Index†）：80

＊Burn Index：BIとは熱傷面積と熱傷深度を組合わせた指標（III度熱傷面積＋1/2×II度熱傷面積）.

†Prognostic Burn Index：PBIとはBI＋年齢で表現され，年齢により救命率が異なることから考えられた指数で80以上は数値が高いほど救命率が低下する.

障害名 植皮術後の瘢痕拘縮

現病歴 令和X年11月下旬　交通事故により自動車が爆発し受傷，救急搬送

前胸部，背部，両上肢（上腕，前腕，手背部）にIII度‡の広範囲熱傷受傷し，挿管管理となる

‡Artzの基準では，III度10％以上は重症熱傷であり総合病院で治療すべき症例と判断される.

11月下旬：浮腫によってコンパートメント内圧上昇し減張切開術，熱傷部位のデブリードマン，人工真皮による被覆実施

12月上旬：正常皮膚の採皮術，熱傷部位への自家皮膚移植（分層網状植皮術）

1月下旬　：正常皮膚の採皮術，皮膚瘢痕部位への自家皮膚移植（分層植皮術）

既往歴 特記事項なし　　　　**合併症** 特記事項なし

家族構成 夫と2人暮らし

職業 主婦

デマンド 家事ができるようになりたい

他職種との情報交換

Dr　　：植皮術の内容，創部の状態を確認

植皮部位の生着に合わせて関節可動域練習・スプリント作製の指示あり

358　作業療法 義肢・装具学

Nr ：病棟で実施する上肢ポジショニング方法，スプリントの装着方法について検討
PT ：全身状態に合わせ廃用予防，離床
MSW：家族情報，ADLや活動，リハビリテーションの状況について情報交換
　　　リハビリテーション継続のため転院先など検討

1）作業療法評価とプログラム（熱傷部位の評価と治療）

◼ 創部の確認

- 植皮術前：熱傷部位（面積）と深度，植皮予定部位の確認（図1）．
- 植皮術後：自家分層植皮術後の状態を確認（図2，3）．
- 熱傷部位に合わせた上肢のポジショニングとスプリントの適応や種類を検討．

◼ 初期評価（心身機能とADL評価）

①関節可動域（熱傷部位のため角度計を当てた計測は困難な場合あり）．
- 肩関節は明らかな可動域制限なし．
- 肘関節：左右ともに屈曲135°，伸展−10°．
- 前腕：左右ともに回内90°，回外45°．
- 手関節：左右ともに屈曲45°，伸展−20°．
- 手指：左右ともにMP関節は軽度伸展位，PIP，DIP関節は屈曲位（屈曲伸展ともに自動運動は困難），母指内転位（外転や対立位困難）．変形予測：手背熱傷は鷲手変形を起こす可能性あり．

②筋力
- 植皮部の安静による筋力低下著明（表1）．

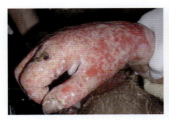

図1　右手部（術前）
術前の熱傷部位確認．

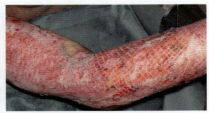

図2　右上腕（術後）
熱傷部位への自家皮膚移植（分層網状植皮術）後．

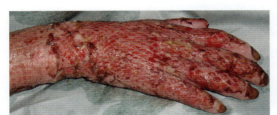

図3　右手部
熱傷部位への自家皮膚移植（分層網状植皮術）後．

表1 MMT 結果

		右	左
肩	屈曲	3	3
	伸展	3	3
	外転	3	3
	外旋	3	3
	内旋	3	3
肘	屈曲	3	3
	伸展	3	3
前腕	回内	3	3
	回外	2	2
手	屈曲	2	2
	伸展	2	2
手指	屈曲	1	1
	伸展	1	1

表2 FIM 得点

大項目	中項目	小項目	得点
運動項目	セルフケア	食事	1
		整容	1
		清拭	1
		更衣・上半身	1
		更衣・下半身	3
		トイレ動作	1
	排泄コントロール	排尿管理	1
		排便管理	2
	移乗	ベッド・椅子・車椅子	1
		トイレ	1
		浴槽・シャワー	1
	移動	歩行・車椅子	1
		階段	1
認知項目	コミュニケーション	理解	7
		表出	7
	社会的認知	社会的交流	5
		問題解決	5
		記憶	7
		合計点	47

③ADL
- FIM：運動項目16点，認知項目31点，合計47点（表2）．
- セルフケア項目では，上肢の熱傷に加え，筋力低下と疼痛により手が使えないため，ほぼ全介助．

④心理状態
- リハビリテーションに対する意欲あり．
- 突然の事故による障害の受容はできていない．
- 整容面を気にする場面あり
  - ▶熱傷では突然の事故による障害の受容は容易ではなく，皮膚の植皮や瘢痕などの理由から整容面での配慮が必要であり，心理状態の把握が重要である．

3 問題点整理（ICF）

①健康状態：重症熱傷，植皮術後．
②心身機能・身体構造：植皮部位の瘢痕化，上肢運動時の疼痛，上肢関節可動域制限あり，上肢筋力低下あり，下肢機能良好，認知機能良好，既往歴なし．

③活動と参加：ADL 全般に介助を要する．医療従事者とのコミュニケーション良好．

④環境因子：医療スタッフによる援助あり．家族の協力あり．

⑤個人因子：50 歳台，女性，専業主婦，同居家族あり，リハビリテーション意欲あり．

- 熱傷は植皮部が時間の経過とともに変化するため，問題点は後から顕在化してくることがある．現時点では瘢痕化は起こっていないが，一番注意が必要な問題点となる．

4 目標

①関節可動域の改善と筋力向上

- 他動運動と自動運動を行いセルフケアに必要な関節可動域と筋力を獲得する．

②上肢機能改善

- 関節可動域と筋力に加え，操作性や巧緻性を獲得する．

③食事，整容，清拭，更衣，トイレ動作介助量軽減

- セルフケアの中でも上肢使用頻度が高く，1 日で回数が多い食事動作から練習し，介助量軽減を図る．

- 上肢機能の改善に合わせ整容や更衣動作練習なども進めていく．

5 統合と解釈

①手が使えない理由

- 重度の熱傷により植皮術を行っており，その後の安静期間に筋力低下や関節の柔軟性の低下を起こしている．

- 運動時には創部に強い疼痛があるため，手が動かせない状態である．

②今後起こりうる変形と拘縮

- 動かせないことで，関節拘縮のリスクが高い（拘縮を予防することが一番大事）．

- 植皮した皮膚は 1〜3 カ月にかけて徐々に瘢痕化が起こり，肥厚性瘢痕へと変化することがある．その場合，手指は皮膚性の変形や拘縮を招く．

- 時間の経過とともに瘢痕が顕著となるため，手背熱傷の場合は徐々に鷲手様変形が起こる可能性がある．

③必要なスプリントは何か

- 良肢位保持のためのスプリント．

- 熱傷部位（植皮部位）が瘢痕化していくため，皮膚性の変形や拘縮を予測して予防するスプリントが必要．

④スプリントをつけたまま生活の中で手が使えることが理想

- 変形予防を考慮した良肢位をとる．固定するだけではなく，手指の運動を妨げない，手が使いやすくなる装具を検討する．

6 作業療法プログラム

- 変形・拘縮予防のために以下を行う．

①植皮部生着後以降：ポジショニングや他動関節可動域練習を開始する（図 4，5）．

- 植皮後およそ 1 週間程度で皮膚が生着するため，その頃より，医師の許可を得て関節可動域練習を開始する．

- 病棟看護師と協力してポジショニングを実施する．

②創部が上皮化し，安定した時期以降：熱傷部位に合わせて良肢位保持用のスプリントを検討する（図6）．
- 通常植皮後3〜4週間程度で上皮化するため，術後2週間から本格的にスプリント作製を検討する．
- 仮のスプリントを作製し，関節可動域や適応を確認する．
- 十分な関節可動域や適応が確認できた段階でスプリントを作製する．
- 瘢痕に合わせて装具の角度や種類を変更する（図7）．

③離床が進んだ段階以降：実用的な使用を目指した上肢機能練習
- 上肢の関節運動や，筋力増強練習，巧緻動作練習を行う．
- 日常生活の中で装着したまま生活できるスプリントを検討．

④スプリントを装着しADL練習
- 生活の場面での練習を行う．
- 食事や整容動作練習を行う．
- 必要に合わせて自助具を導入する．

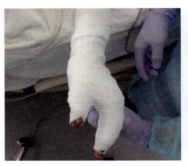

図4 手指のポジショニング（包帯のみ使用）
包帯を使用した良肢位保持．

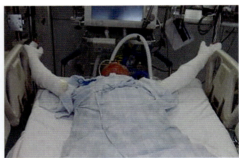

図5 上肢ポジショニング
両肩関節屈曲・外転・外旋，肘関節伸展による拘縮予防（必要に合わせクッション使用）．

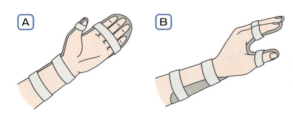

図6 熱傷部位に合わせたスプリント
A) 手背熱傷用．B) 手掌熱傷用．
菅野敦哉，石川 朗：急性期理学療法．MB Medical Rehabilitation, 69：9-14, 2006より引用．

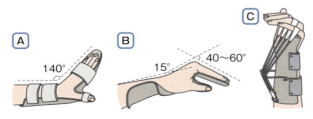

図7 瘢痕による変形予防スプリント
A) 手関節・手指屈曲拘縮予防用．B) MP関節過伸展予防・PIP関節屈曲予防用．C) 拘縮予防を伴う動的装具．
普天間朝上，金谷文則：手の熱傷治療とリハビリテーション．MB Medical Rehabilitation, 69：28-34, 2006より引用．

2）作製したスプリント

❶ 安静時スプリント〜日常生活で使用するスプリントへ

Ⓐ植皮部生着後〜創部が上皮化し，安定した時期まで（プログラム①〜②）：熱傷部位に合わせて良肢位保持用の装具を検討する（図8，9）．

Ⓑ植皮部の上皮化後は装着下で手が使用できるスプリントを検討（プログラム②〜③）（図10，11）．

❷ スプリントの目的

- スプリントを使用し，予防することは以下の通り．
  - ▶熱傷後の瘢痕による皮膚性の変形や拘縮．
  - ▶手指機能低下（手指の可動域制限，母指内転拘縮など）．

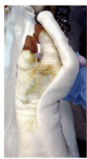
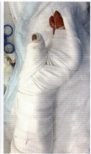

図8　背側型（術後の安静時）

手関節背屈，母指外転・対立位，MP関節屈曲，手指伸展位を保持する．

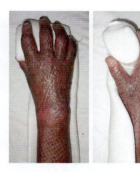

図9　掌側型タイプ
　　　（創部が上皮化後）

母指外転，手指伸展位を保持する．

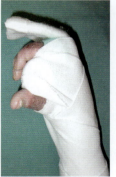

図10　背側型変形予防スプリント
　　　（仮スプリント）

母指内転拘縮，MP関節過伸展変形予防用．

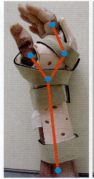
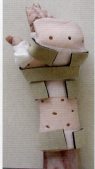

図11　背側型変形予防スプリント
　　　（日常で装着し使用）

母指外転（内転予防），対立位．手関節45°背屈位．MP関節45°〜60°屈曲（過伸展予防）．

❸ 使用方法

①使用時間

- 日中，夜間ともに常時装着を推奨する．
- 状況に合わせた装具の着脱は病棟看護師と協力して行う．

②管理方法

- 初期は自己管理困難な場合が多く，療法士や看護師で管理する．
- 必要性を説明し，使用方法を指導することで，自己管理へ移行する．
- 上肢機能が向上してきたら，着脱は自己管理とし，日中は装着したまま生活する．

❹ 作製ポイント

- 瘢痕による皮膚性の変形や拘縮を予測する．
- 手背の瘢痕，手指の変形．
  - ▶熱傷部位から起こりうる変形を予測した機能的肢位となるように作製する．
  - ▶手背の植皮部が瘢痕化するとMP関節は過伸展，PIP関節は掌屈位となり鷲手様の変形をきたす．
  - ▶また母指は内転位となるため，それらを予防する必要がある（図12）．
- 熱傷範囲にも影響されるが，手関節周囲も受傷している場合は手関節屈曲位となりやすいため，手関節の変形や拘縮予防も必要である．
- 皮膚の状態や時期に合わせてスプリントは適宜修正必要．定期的なスプリントのチェックアウトは重要．

3）経過

❶ 植皮術後3～5カ月経過

①熱傷部位の変化

- この時期，植皮部位は瘢痕化が進行，皮膚性の変形や拘縮が生じやすい状況となる．しかし，スプリントの使用を継続し，装着下で日常生活を過ごしており，皮膚性の変形は軽度で可動域制限などは起こさず経過している．
  - ▶瘢痕は徐々に肥厚性となることが多い．それに伴う変形は進行する可能性があるため，スプリントは植皮術後半年以上継続する．

②上肢機能

- ROMは肩，肘，前腕，手関節に明らかな可動域制限なし．手指は軽度の屈曲制限があるが日常生活で支障のない程度の可動域に改善した（図13）．
- MMTは肩，肘，前腕，手関節，手指ともに5レベルに改善した．

③ADLの変化

- FIM：セルフケアは清拭のみ軽度介助を要するが，その他は改善した（監視～自立レベル）（表3）．

❷ 作業療法プログラム（上肢機能練習やADL練習）

- スプリント装着下での練習継続
  - ▶上肢機能練習（リーチ動作，巧緻動作練習，筋力増強練習）．

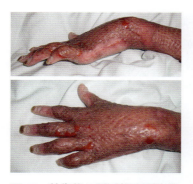

図12 熱傷後の鷲手様変形拘縮
手関節屈曲，MP関節過伸展，PIP関節屈曲位，母指内転位で拘縮している（別症例）．

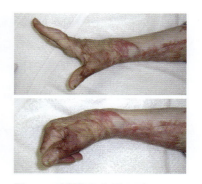

図13 受傷後5カ月の手
良好な手指機能獲得．

表3 FIM得点（作業療法プログラム後）

大項目	中項目	小項目	得点
運動項目	セルフケア	食事	5
		整容	5
		清拭	4
		更衣・上半身	5
		更衣・下半身	5
		トイレ動作	5
	排泄コントロール	排尿管理	7
		排便管理	7
	移乗	ベッド・椅子・車椅子	5
		トイレ	5
		浴槽・シャワー	5
	移動	歩行・車椅子	5
		階段	5
認知項目	コミュニケーション	理解	7
		表出	7
	社会的認知	社会的交流	7
		問題解決	7
		記憶	7
		合計点	102

▶ 食事動作，整容動作をはじめ，セルフケア全般の練習．
▶ 家事動作練習（本人の希望に沿った内容も追加）．

❸ スプリント装着練習（装着手順，位置確認）

- ずれないように装着することが重要である．
  - ▶ 本人だけでなく，病棟看護師や家族にもスプリントの装着の意図や着脱方法を説明した．
  - ▶ 皮膚の状態は日々変化するため，ずれに注意が必要であった．
- スプリント装着の継続．
  - ▶ 手の機能が改善し，スプリントが必要ない状態になっても，継続して装着した．

4) まとめ

- 熱傷は植皮後の皮膚の問題や受傷部位の変形によりADLに重篤な障害を起こしやすい．
- 機能障害が起こってからでは手遅れで，恒久的な後遺症を生じる可能性が高い（図14）．

❶ 変形・拘縮を予防する

- 予防的なアプローチから開始することが大切である．
  - ▶ 良肢位保持のためのポジショニングや，スプリント作製・装着による変形・拘縮を予防する．
- スプリント導入には病棟スタッフとの協力や，患者と家族への十分な指導が重要である．
  - ▶ スプリントの適切な使用が将来の上肢機能に大きな影響を与える．

❷ 熱傷部位に合わせてスプリントを作製する

- 積極的なスプリント療法を推奨．
- スプリントは熱傷部位の状況に合わせて適宜変更・調整していく．
- 関節可動域制限を起こさせないためには，リハビリテーション以外の時間にもスプリント装着を継続することが大切である．

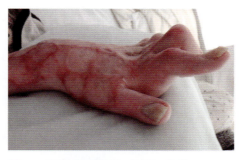

図14　熱傷後の変形・拘縮の実際
恒久的な変形拘縮をきたした熱傷後の手（別症例）．

■ 参考図書

・石田幸平，他：熱傷専門施設におけるリハビリテーション．熱傷，39：15-25，2013
・菅野敦哉，石川 朗：急性期理学療法．MB Medical Rehabilitation，69：9-14，2006
・普天間朝上，金谷文則：手の熱傷治療とリハビリテーション．MB Medical Rehabilitation，69：28-34，2006
・小林 毅，岩井晶子：熱傷患者に対する作業療法の役割．MB Medical Rehabilitation，69：41-47，2006
・石倉直敬，川上重彦：熱傷のリハビリテーション．熱傷，26：233-243，2000
・梶 彰吾：手指の熱傷．「救急医学No.31熱傷治療ガイド2007」，pp844-845，2007
・木所昭夫：熱傷の診断と重症度の判定・治療施設の選定について．「救急医学No.31熱傷治療ガイド2007」，pp748-752，2007
・「熱傷治療ハンドブック」（田中秀治/著），総合医学社，2004
・「脳卒中の機能評価―SIASとFIM［基礎編］」（千野直一，他/編著），金原出版，2012

第Ⅱ章　疾患別にみる義肢・装具療法

14 小児疾患（運動発達遅滞）
子どもの可能性を広げる装具の一例

学習のポイント

- 小児疾患における装具の目的を理解する
- 装具作製・使用時のチェックポイントを理解する
- 装具を使用するにあたり家族へ指導すべき点を理解する

症例　頚部リンパ管腫，精神運動発達遅滞

事例紹介

年齢・性別 3歳7カ月，男児

医学的情報

診断名 頚部リンパ管腫・精神運動発達遅滞

現病歴 胎児期から頚部腫瘤を指摘されていた

X年8月上旬	緊急帝王切開で出生（在胎33週6日，出生体重3,924 g） 重度新生児仮死あり気管内挿管下に集中治療開始（Apger score 出生後1分2点）
8月中旬	気管切開術施行
10月上旬	頚部リンパ管腫切除術施行
X+2年6月下旬	他院転院
X+3年9月上旬	他院退院し当院での外来リハビリテーション治療開始

家族構成 両親・兄2人の5人暮らし．母親は専業主婦

両親の要望 座位・立位の安定．車椅子操作の獲得．発達の促進

移動手段 バギーを使用，車椅子は未作製

生活状況 発達支援センターを週3回，訪問看護を週3回利用

1）作業療法評価とプログラム

❶ 評価

①粗大運動

- 両上下肢ともに運動麻痺は認められず．

368　作業療法 義肢・装具学

- 定頚は可能.
- 寝返りは左右ともに可能.
- 座位は両上肢支持があれば可能.
- 椅子座位は体幹が不安定であり長時間は不可能.
- 立ち上がり, 立位保持は不可能.
- 立位台での立位時には両膝関節は過伸展となり, 両足部は回内していた.
- 移動はバギーにて行っており, 車椅子は作製していなかった.

②微細運動
- 座位での物品へのリーチ動作は左右ともに可能であり, 物品を把持することも可能.
- しかし, 体幹が不安定でありリーチ動作は不正確.
- 把持した物品はすぐに投げてしまい, 持続した物品の把持は不可能.
- 左右の物品の持ち替えは不可能.

③言語
- 気管切開しており, 発声は不可能.

④認知・社会性
- 注視・追視は可能であり, 両親とその他の人の声を聞き分けることはできる.
- 模倣や要求を聞き分けることは難しい.
- 快・不快を表出することは可能.
- 身体認識は可能であり, 左右ともに手を口元にもっていくことや体を触れるなど, 身体へのリーチは可能.

⑤遠城寺式乳幼児分析的発達検査法
- 移動運動:6〜7カ月, 手の運動:5〜6カ月, 基本的習慣:4〜5カ月, 対人関係:7〜8カ月, 発語:0カ月, 言語理解:0〜1カ月

2 問題点整理 (ICF)

①健康状態:頚部リンパ管腫による新生児仮死. 精神運動発達遅滞.
②心身機能・身体構造:四肢運動麻痺なし. 体幹機能低下. 座位・立位保持不可能.
③活動:座位・立位での遊び不可能.
④参加:自宅や発達支援センターでの活動機会の減少.
⑤環境因子:発達支援センター, 訪問看護を利用. 下肢装具, 座位保持装置, 立位台, 車椅子未作製.
⑥個人因子:快・不快を表出することは可能.

3 目標

①座位安定性の獲得:座位保持時間を延長し, 日常生活や発達支援センターでの活動時間を延長させる.
②把握パターンの増加:座位・立位にて多くの遊びの種類を経験することで, 把握パターンを増加させる.
③車椅子操作の獲得:座位保持時間や上肢操作能力の改善と同時に, 車椅子操作を獲得し活

動範囲を拡大させる.

4 統合と解釈

①座位・立位保持に関して

- 正常では頭部から尾部，体幹から末梢，粗大から微細へ発達する[1].
- 本症例では定頸は可能であるが，体幹機能低下により座位安定性が不十分となっていた.
- 立位の経験が少なく，股関節周囲筋の筋力低下および体幹機能低下が生じていると考えられた.

②上肢操作能力の向上に関して

- 体幹機能低下による座位安定性の低下により，上肢操作が不十分となっていた.
- 物品を把持するとすぐに投げてしまい持続した物品把持の経験が少なく，持続した物品の把持が困難であり，押す，引くなどの把持パターンの少なさにつながっていると考えられた.

5 作業療法プログラム

①座位保持椅子を使用しての上肢操作練習

- 座位保持椅子にて体幹・下肢を安定させ，物品把持やリーチ動作などの上肢操作練習を実施する.
- 物品を掴むとすぐに投げてしまうため，まずは固定された玩具を使用しての持続的に物品を触れる練習を実施する.
- 物品に触れる時間が継続されてきた後，徐々に物品の把持時間を延長させる.
- 自宅でも座位保持椅子を使用した練習を継続してもらうよう家族へ指導する.

②立位台を使用しての上肢操作練習

- ニーブレース，プラスチック短下肢装具を装着し，立位台を使用しての上肢操作練習を実施する.
- 自宅でも立位台を使用した練習を継続してもらうよう家族へ指導する.

③車椅子駆動・操作練習

- 座位保持椅子を使用しての座位が安定し，さらに物品の持続的な把持が可能となってきた段階で，車椅子操作練習を実施する.

2) 作製した装具

1 装具の目的

- ニーブレース（図1）：立位台を使用した立位練習時の膝関節の安定を目的とする.
- プラスチック短下肢装具（図1）：立位台を使用した立位練習時に足関節の安定を目的とする.
- 座位保持椅子（図2）：食事時や遊び時に座位安定性の向上を目的とする.
- 立位台（図3）：立位練習時の立位安定を目的とする.

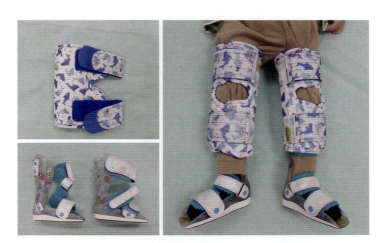

図1 作製したニーブレースおよびプラスチック短下肢装具

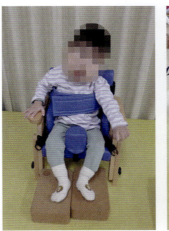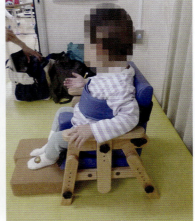

図2 座位保持椅子

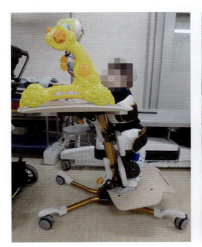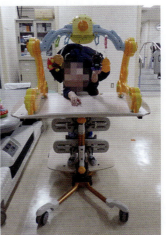

図3 立位台

2 作製ポイント

①ニーブレース
- 膝関節をしっかりと固定するように作製する．
- 近位や遠位にずれることで膝関節伸展位が保持できない場合があるので注意が必要である．
- 緩く装着すると膝関節過伸展（反張膝）となる場合があるので注意が必要である．

②プラスチック短下肢装具
- 足関節がしっかりと固定するように作製する．
- 緩く装着すると足関節底背屈が生じ，立位保持が不安定となるために注意が必要である．
- 長時間装着していると装具と皮膚が擦れ発赤が生じることもあるため，装着時間には注意が必要である．

③座位保持椅子
- 足底がしっかりと設置できるように高さを調整する．
- ベルトは骨盤部，体幹部をしっかりと固定できるようにし，体幹部のベルトは緩くなり体幹の側屈が生じないように調整する．

④立位台
- 骨盤部，体幹部のベルトの高さを合わせ，左右対称となるように留意する．

3) 経過

1 作業療法プログラム

①座位保持椅子を使用しての上肢操作練習

- 座位保持椅子を使用し，固定された玩具を使用して持続的に物品を触れる練習を継続した（動画①）．
- 徐々に持続的な物品の把持が可能となり，押す，引くなどの把握パターンの獲得が可能となった．
- 座位での遊ぶ時間が延長したことにより，体幹の安定性が向上した．
- 自宅でも座位保持椅子を使用した練習を継続してもらうよう指導した．

②立位台を使用しての立位練習

- ニーブレース，プラスチック短下肢装具を装着し，立位台を使用した立位練習を継続した．
- 立位時に上肢操作練習を行い，遊びを取り入れながら立位練習を継続した（動画②）．
- 立位持続時間が長くなると左下肢への荷重が不十分となり，左右対称での立位保持が困難となったため，その時点で立位練習は終了するよう家族へ指導を行った（図4）．

③車椅子操作・駆動練習

- 座位安定性の向上，上肢操作能力の向上を認め，車椅子の操作・駆動も可能となった（動画③）．

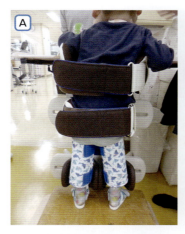 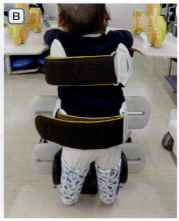

図4 立位台を使用した立位
A) 左右対称での立位練習．B) 左下肢への荷重が不十分となり左右非対称の立位となる．

4）まとめ

〔小児疾患における装具使用に関して〕

装具を使用した治療

- 本症例では座位保持椅子を用いた座位練習，ニーブレース，プラスチック短下肢装具を使用しての立位練習を実施し，体幹機能向上を目指した治療を行った．
- その結果，座位安定性が改善し把持パターンや遊びの種類が増えることにつながったと考えられる．

> **Point　小児患者における装具療法を行うポイント**
> 小児疾患患者には自宅以外にも保育園，通所施設，訪問看護など，家族のみではなくさまざまな職種がかかわることが多い．加えて自宅以外でもさまざまな環境で装具を使用することが想定される．その際に家族を含め，どのような職種にも装具の目的を理解して使用してもらう必要がある．その際はどの装具をいつ，どのくらいの時間装着し，どのような状況となったら外すべきかなどの詳細な情報を多職種で共有する必要がある．

文献

1) 「理学療法士・作業療法士のための小児の反射と発達の診かた」（前川喜平，他／編著），新興医学出版，2007

索引

数字

1サイト2ファンクション	60
2サイト2ファンクション	60
2サイト4ファンクション	60
2足1段	135
2動作歩行	255
3点固定の原理	184
3動作歩行	255
8字ハーネス	40
9字ハーネス	40

欧文

A

AAOS	17, 31, 143
AAOSの上肢切断分類と断端長の基準点	18
ACMC	73
ADLの評価	138
AFO	143, 144, 230
AHA	73
AMPS	307
ankle foot orthoses	144
AOU	351
APRLフック	49
ASHT	143
Assessment of Capacity for Myoelectric Control	73
Assessment of Motor and Process Skills	307
axonotmesis	332

B

BBT	76
BFO	163
BI	358
BMI	141
Box and Block Test	76
Box and Blocks	73
brace	142
Burn Index	358

C

Canadian Occupational Performance Measure	76
CAPP-PSI	73
Carlyle Index	66, 86
cervical orthoses	144
cervico thoracic orthoses	144
cervico thoraco lumbo sacral orthoses	144
Chow法	340
CHQ	73
Clothespin relocation test	77
CO	144
Cobb角	224
COPM	73, 76
CRT	77
CTLSO	144
CTO	144
Cバー	154

D～F

DASH	73
DISABKIDS	73
Dynamic splint	192
elbow orthoses	143
elbow wrist orthoses	143
EO	143
EWO	143
finger orthoses	143
FO	143, 144
foot orthoses	144
Four finger mobilization	340
Functional Splint	195

G～I

GAS	73
hand orthoses	143
hip knee ancle foot orthoses	144
hip orthoses	144
HKAFO	144
HO	143, 144
Hoffer座位能力分類	242
ICF	29, 89, 142, 148
ISOの切断分類	18

J～L

Jebsen	73
JIS	15
Joint Jackスプリント	337, 340
KAFO	143, 144, 228
KBM式ソケット	130
Kleinert変法	337
Kleinert法	337, 344
knee ankle foot orthoses	144
knee orthoses	144
KO	144
LLB	143
LSO	144
lumbo sacral orthoses	144

M～O

MAL	351
mallet finger	173
MP関節屈曲位伸展制限スプリント	182, 191
neurapraxia	331
OMC型	226
ON-OFF制御	59
OPUS-UEFS	73
orthosis	142

P～R

PBI	358
PedsQL	73
PIP関節屈曲拘縮	180

place and hold	340
PODCI	73
PODCI/POSNA	73
PRO	187
Prognostic Burn Index	358
PSB	163
PTB式ソケット	130
PTS式ソケット	130
PUFI	73
QOM	351
relative motion orthosis	181
RMO	181

S

sacro iliac orthoses	144
Semmes-Weinstein Monofilament Test	331
SEO	143
SEWHO	143
SEWO	143
SF-MPQ-2	290
SHAP	73, 75
shoulder elbow orthoses	143
shoulder elbow wrist hand orthoses	143
shoulder elbow wrist orthoses	143
shoulder orthoses	143
SIO	144
SLB	143
SO	143
Sollerman	73
SOMIブレース	220
Southampton Hand Assessment Procedure	75
splint	142
Static Progressive Splint	195
Static splint	190
SW	331

T〜V

TAPES	73
thoraco lumbo sacral orthoses	144
TLSO	144
Tストラップ	230

UBET	73
UNB Test	73
VC式能動フック	49
VO式能動フック	49

W〜Y

WHO	143
WHOQOL	73
WO	143
wrist hand orthoses	143
wrist motion splint	343
wrist orthoses	143
X-Finger®	38
Yストラップ	230

和文

あ〜う

アームスリング	161
アウトリガー	153, 209
アウトリガースプリント	335
足装具	144
足継手	126, 230
足継手付プラスチック短下肢装具	231
安静	179
安静時スプリント	348
アンダーアーム型装具	226
アンダーアームクラッチ（松葉杖）	251, 253
運動発達遅滞	368
運動用義手	313

え，お

エアバック型肩外転装具	163
エアプレーン型装具	163
腋窩支持型クラッチ	251
エスカレータ乗降動作	140
エネルギー蓄積型足部	131, 133
円座クッション	244
炎症性疾患	219
オッペンハイマー型スプリント	334
オッペンハイマー型装具	166
オリエンテーション	81
オルトップ短下肢装具	231

か

外骨格構造	23
介助用車椅子	238
回旋筋腱板	25
回旋筋腱板損傷	325
階段昇降動作	140
外反偏平足	233
外反母趾	233
カウンター	234
殻構造	23, 126
殻構造義手	32
下肢切断	123, 320
下肢切断後の良肢位	125
下肢切断者の体重測定	141
下肢切断レベル	123
下肢装具	143, 218, 228
下肢装具の分類	144
荷重ブレーキ膝	133
顆上支持式ソケット	39, 42, 68
下垂手	335
下腿義足	130
下腿切断	18, 123, 125, 135
肩外転装具	162
肩関節亜脱臼	161
肩関節回旋の関節可動域の測定	70
肩関節外転装具	327, 328
肩関節離断	18, 25, 283
肩義手	31, 283, 299
肩装具	143, 160
肩継手	44
肩肘装具	143, 160
肩肘手関節装具	143, 160
肩肘手関節指装具	143
カックアップスプリント	180, 335
カックアップスプリント（掌側型）	166
カックアップスプリント（全周型）	166
カックアップスプリント（背側型）	166
カッティング	200, 206
可動式手指義手	38
カナダ作業遂行測定	76
カプナー（Capener）型スプリント	173
仮義肢	263
感覚検査	138

環境因子	29
患者立脚型の評価	187
関節炎	179
関節可動域	137
関節可動域制限	23
関節リウマチ	164, 172, 181, 352

き

利き手交換練習	93
義肢	14
義肢装具士	274
義肢装具の価格	263
義肢装具の耐用年数	264
義肢の定義	14
義手	31
義手検査	70
義手使用時の評価	72
義手操作適合検査	63, 71
義手装着前練習	81, 91
義手装着適合検査	71
義手装着練習	81
義手適合検査	63
義手の構成要素	31, 33
義手の長さ	66
義手の分類	31
義定	123
義定の構成要素	127
義定の種類	127
機能的スプリント	195
機能的装具	145
機能評価	187
ギプス包帯法	91
基本的構成要素	22
逆ナックルベンダー	171
吸着式ソケット	126, 127
胸郭バンド式ハーネス	40
矯正	179
矯正用装具	145
胸椎バンド	155
胸腰仙椎／腰仙椎装具	219
胸腰仙椎装具	144, 222
胸腰椎圧迫骨折	223
胸腰椎椎間板ヘルニア	222

魚口状切開	20
筋萎縮性側索硬化症	163
筋ジストロフィー	163
筋電義手	31, 33, 39, 50, 54, 58, 63, 104, 306
筋電義手操作習熟度	77
筋電義手の構成要素	39
筋電義手の誤作動	118
筋電義手の装着が好ましい条件	61
筋電義手のリハビリテーション過程	84
筋電義手用 ADL 評価表	77
筋電電動義手（筋電義手）	31, 33, 58
筋肉形成術	20
筋肉形成部分固定術	20
筋肉固定術	20
筋肉の処理	20
筋膜縫合術	20

く

クイックチェンジ手継手	47
靴型装具	232
屈曲用手継手	47
靴の着脱の評価	138
クライナート (Kleinert) 変法用スプリント	169
クラッチ	253
クラビクルバンド	161
クルーケンベルグ切断	20
車椅子	236
車椅子シーティング	236, 240
車椅子選定のポイント	244
車椅子と身体の適合	245
車椅子のアームサポートの適合	248
車椅子の駆動方法	249
車椅子の種類と特徴	237
車椅子の背張りの適合	248
車椅子のブレーキ	239
車椅子の分類	237
クレンザック	230
訓練用義肢	263

け

| 頸胸椎装具 | 144, 219, 221 |

頸胸腰仙椎装具	144
痙縮	179, 346
頸髄損傷	163, 167, 170, 221
頸椎手術	220
頸椎症性脊髄症	220, 221
頸椎装具	144, 219
頸椎 (ソフト・ポリネック) カラー	219
頸椎・体幹装具	218
頸椎脱臼骨折	221
頸椎椎間板ヘルニア	220
頸椎捻挫	219
頸部の外傷	220
血管の処理	20
牽引方向	212
牽引用カフ	211
牽引用ベース	210
腱滑走	340
肩甲胸郭間切断	18, 23, 299
肩甲骨バンド	155
肩甲上腕関節の亜脱臼	161
肩甲上腕リズム	26
幻肢	87, 138
幻肢痛	87, 93, 290
減張位	182
腱板断裂	162

こ

コイル式指伸展スプリント	213
高額療養費制度	264
後期高齢者医療制度	266
交互2点1点支持歩行	255
後骨間神経麻痺	171, 172
拘縮	179, 358
硬性コルセット	223
硬性装具	145
更生用義肢	263
構成要素	31
更生用装具	144, 263
公的医療保険制度	264, 269
後面支柱型プラスチック短下肢装具	231
股関節離断	18, 124
国際生活機能分類	29, 89

国民健康保険	266
骨格構造	23, 126
骨格構造義手	32
骨折	178, 218
骨盤帯	155
骨盤帯付き長下肢装具	144
固定	179
固定用装具	145
こども医療費助成制度	267
コントロールケーブルシステム	36

さ

採型法	198
座位能力	242
座位保持椅子	371
サイム義足	126
サイム切断	18, 125
作業用義手	31, 33, 48, 62, 63
作業療法評価	81, 83
削痩	91
座クッション	244, 245
鎖骨骨折	161
坐骨収納型ソケット	128, 323
差し込み式ソケット	41, 126, 127
左上肢形成不全	313
サッチ足	131
サムスパイカスプリント	180
三角筋麻痺	162
三頭筋パッド	52

し

シーティング	240
自家分層植皮術後	359
支給制度	262
支給制度の選択方法	268
持久力	138
軸摩擦式手継手	46
指骨骨折	174
四肢欠損	29
四肢の先天性奇形	29
支持部	14, 22, 31, 32, 33, 44, 153
自助具	88
自走用車椅子	238

支柱	153, 155
質問紙法	72
指導	149
四辺形ソケット	128
尺側偏位防止スプリント	172, 181
尺骨神経麻痺	170, 171, 181
斜面（坂道）の上り下り動作	140
シャンク	234
就学	313
周径	137
シューホーンブレース	231
手関節運動スプリント	343
手関節固定スプリント	180
手関節スプリント掌側型	184
手関節装具	143, 160
手関節背屈保持装具／スプリント	165
手関節指固定装具／スプリント	167
手関節指装具	143
手関節離断	18, 28, 104
手根管症候群	165
手根骨部切断	18, 28
手根中手義手	31
手指MP関節の屈曲拘縮	171
手指MP関節の伸展拘縮	171
手指PIP関節の屈曲拘縮	173
手指義手	31
手指義手用ソケット	43
手指屈筋腱損傷	169, 194
手指腱損傷	337
手指伸筋腱損傷	194
手指装具	160
術直後義肢装着法	91
手動単軸肘ヒンジ継手	45
手部義手	31
手部義手用ソケット	43
手部切断	276
手部装具	143
障害者スポーツ	132
障害者総合支援法	266, 271, 272
償還払い	268, 274
常時2点支持歩行	255
上肢スプリント	346
上肢切断	81

上肢切断レベル	14, 23
上肢装具	143, 160
上肢装具の分類	143
上肢の骨折	161
掌側カックアップスプリント	198
掌側滑車	337
掌側スプリント	337
小児義手	313
小児疾患	368
上腕義手	31, 38
上腕筋電義手	60
上腕切断	18, 26
上腕短断端	18, 26
上腕長断端	26
上腕長断端（肘関節離断）	18
上腕能動義手	37
上腕半カフ	52
上腕標準断端	18, 26
植皮	359
ショパール離断	18
処方箋	150
シリコーンライナー式ソケット	42
シリコーンライナー	321
シルバーカー	249, 259
伸筋腱損傷	182
神経腫	20, 290
神経障害	178
神経の処理	20
申請方法	267
身体機能検査	69
伸張	179

す

スイスロック式	229
スイッチ式電動義手	33
スタティックアライメント	131
ストラッピング	203
ストラップ	154
スパイダースプリント	172, 348, 350
スプリットソケット	41
スプリント	142, 160, 177
スプリント材料	189
スプリント作製	198

スプリント療法	177
ズボンの着脱の評価	138
スムージング	203
スムージング，ストラッピング	207
座り動作	139
スワンネック変形	174, 354

せ

生活保護法	266, 270
制御	179
整形靴	232
精神運動発達遅滞	368
正中神経麻痺	182
正中神経麻痺（高位型）	168
正中神経麻痺（低位型）	170
静的進行スプリント	195
静的スプリント	190
静的装具	145
脊髄損傷	218, 220
脊柱側弯症	224, 227
脊椎圧迫骨折	222
脊椎固定術	223
脊椎疾患	218
脊椎側弯症	218, 225
脊椎分離症	222, 223
設計	149
切断	17
切断肢の周径	137
切断術	19
切断の疫学	17
切断の部位と義肢の名称	124
切断レベル	17, 31
戦傷病者特別援護法	267, 273
仙腸装具	144
選定	149
先天性内反足	233
前方支持バンド	36
全面接触式（TSB）ソケット	131
全面接触の原理	185
前腕回旋機能のチェック	67
前腕回旋の関節可動域の測定	70
前腕義手	31, 38, 39
前腕極短断端	18, 26, 27

前腕筋電義手	58, 306
前腕切断	18, 26, 104, 291
前腕短断端	18, 26, 27
前腕中断端	18, 26, 28
前腕長断端	18, 26, 28
前腕能動義手	37, 313

そ

早期義肢装着法	82, 91
早期自動屈曲開始法	344
早期他動運動開始法	344
装具	142, 160
装具の分類と名称	143
操作・制御システム	33
装飾手袋	33
装飾ハンド	33, 48
装飾用義手	31, 33, 62, 63
装飾用義手の構成要素	34
相対的運動スプリント	181, 182, 191
足趾切断	18
足底装具	144
足部	126, 131, 155
側副靭帯損傷	164, 174
足部切断	125
側弯症	218, 224
ソケット	14, 22, 31, 33, 40, 66, 126
ソフトカラー	219
損害賠償制度	267, 270

た

ターミナルデバイス	14, 22
ダーメンコルセット	222
体外力源義手	31, 39
体幹装具	155, 218
体幹装具の分類	144
代償	179
大腿義足	126, 320
大腿切断	18, 123, 124, 134, 320
体内力源	36
体内力源義手	31, 36
ダイナミックアライメント	131
ダイヤルロック式	229
耐用年数	264

代理受領方式	272
対立バー	154
体力	138
楕円型手継手	47
多関節筋電義手	308
多脚杖	250
多軸足	131
多軸膝継手	129
多職種連携	81, 150
立ち上がり動作	139
立ち座り動作	139
脱臼	178
多点杖	250
ダブルクレンザック	230
タマラック継手	231
たわみ肘継手	46
短下肢装具	144, 218, 230
単脚杖	250
短靴	233
単式コントロールケーブルシステム	54
単軸および多軸肘ヒンジ継手	45
単軸足	131
単軸膝継手	129
弾性包帯法	91
短対立装具／スプリント	170
断端	14
断端形成術	19
断端周径	86
短断端	125
断端長	85, 137
断端長の基準点	17
断端痛	20, 290
断端の運動	23
断端の運動学	123
断端の長さ	19
断端袋	94
断端部の筋力増強練習	93
断端部の評価	87
断端練習	92

ち

チェックアウト	204
チェックソケット	97

知覚再教育	340	トーマス懸垂型スプリント	334	ハイブリッド義手	39
チャッカ靴	233	特殊靴	233	ハイブリッド長下肢装具	229
中指基節骨骨折	182	徒手筋力検査	137	把持装具	167
中手骨部切断	18, 28	トリミング	202, 207	パッシブハンド	33
中足骨切断	18	トレーシング	199, 205	バディストラップ	174
中断端	125	トレース法	198	パネル型手関節背屈装具	166
虫様筋カフ	170			ハローベスト	221
虫様筋バー	154, 207	**な〜ね**		半硬性装具	145
長靴	233	ナイト型	223	瘢痕	358
長下肢装具	144, 218, 228	内骨格構造	23	半長靴	233
長軸性欠損	29	ナックルベンダー	171		
長対立装具／スプリント	168	軟性コルセット	222	**ひ**	
長断端	125	軟性装具	145	ヒーティング	201, 206
直接法	198	ニーブレース	371	非機能的装具	145
治療用義肢	263	日本産業規格	15	膝当て	154
治療用装具	144, 263	ニューラプラキシア	331	膝折れ	324
		熱傷	167, 358	膝関節離断	18
つ, て		熱傷指数	358	膝装具	144
杖	236, 249	捻挫	178	膝継手	126, 128, 229, 320
杖の種類と適合	251			膝継手の分類	129
杖の長さの合わせ方	254	**の**		膝離断	124
継手	14, 22, 31, 33, 44, 153	脳虚血発作	346	肘関節周囲の骨折	164
槌指	173	脳血管障害	167, 172, 346	肘関節の可動域チェック	67
低周波刺激	332	脳性麻痺	167	肘関節離断	26
定性的評価	187	脳卒中	218, 228	肘義手	31
ティルト機構	239	脳卒中片麻痺	218	肘矯正装具	165
適合検査	63	能動義手	15, 31, 33, 36, 50, 54, 63, 104, 283, 291, 313	肘屈曲（伸展）補助装具	164
手義手	31			肘固定装具	164
手義手用ソケット	43	能動義手の構成要素	38	肘コントロールケーブル	36
手先具	14, 31, 33, 36, 47	能動義手の適合検査	68	肘支持型杖	251
転倒事故	324	能動義手のリハビリテーション過程	83	肘手関節装具	143
電動ハンド	49	能動単軸肘ヒンジ継手	46	肘伸展補助装具	165
電動フック	49	能動ハンド	36, 48, 55	肘装具	143, 160
		能動フック	36, 48, 55	肘継手	33, 36, 44
と		乃木式義手	16	肘ヒンジ継手	68
トイレ動作の評価	139			肘プーリーユニット	52
橈骨遠位端骨折	165, 180	**は**		非切断側の周径	137
橈骨神経麻痺	165, 330	ハーネス	33, 36, 39	左足用アクセル	324
疼痛	138	背側アウトリガースプリント	205	皮膚刺激練習	93
動的スプリント	192, 205	背側カックアップスプリント	205	皮膚の処理	20
動的装具	145	背側ギプス・シャーレ	343	皮膚弁	20
動力義手	33	背側装具	337	評価	136, 149
トーマス型懸垂装具	166	倍動肘ヒンジ継手	41, 45	評価結果の整理	90

被用者保険	266
費用負担	262
比例制御	59

ふ

フィラデルフィアカラー	220
フォークォーター切断	23
フォルクマン拘縮	167
フォローアップ	103, 150
複式コントロールケーブルシステム	56
腹部前当て	155
プラスチック短下肢装具	231, 371
プラットホームクラッチ	251, 253
不良肢位	134
ブロッキング練習スプリント	340
分層植皮術	358
分層網状植皮術	358

へ

米国整形外科学会	31
変形性脊椎症	223
片側骨盤切断	18, 123
片側支柱	153
胼胝	233
ベンチアライメント	131

ほ

歩行器	236, 249, 256, 259
歩行車	249, 256, 257, 259
歩行補助具	236, 249
母指IP関節屈曲拘縮	180
母指MP関節安静用スプリント	180
母指MP関節尺側側副靱帯損傷	180
母指Z変形	353
母指Z変形用スプリント	354
母指対立スプリント	182
ボストン型	226
補装具	15, 262
ボタン穴変形	173, 174
ボタンホール変形	353
ボタンホール変形用スプリント	354, 356
骨の処理	20
ポリネックカラー	219

本義肢	263

ま〜め

マイオボック	311
摩擦式手継手	46
股装具	144
末梢神経損傷	330
末梢神経麻痺	331
マット評価	242
松葉杖	251
マレットスプリント	173
ミルウォーキー型装具	225
免荷3点歩行	255
免荷装具	145
メンテナンス	103
面摩擦式手継手	46

も

モーメントアーム	137
モールディング	201, 206
モールド式装具	223
モジュラー義肢	126
モノリス構造	44

や, ゆ

夜間用装具	145
遊脚相	129
有窓式ソケット	43
ユニバーサル手継手	47
指切断	18, 28
指装具	143
指用逆ナックルベンダー	171
指用ナックルベンダー	171

よ

腰仙椎装具	144, 222
腰椎椎間板ヘルニア	222, 223
腰痛症	222
腰部切断	18
横軸性欠損	29
予後熱傷指数	358
予防	179

り

理学療法	134
リクライニング機構	239
リスフラン離断	18
離断	17
立位台	371, 373
立脚相	129
立脚相制御機構	129
リハビリテーションチーム	81
良肢位	125, 134
両側金属支柱付短下肢装具	230
両側金属支柱付長下肢装具	229
両側支柱	153
両側松葉杖歩行	255
リングスプリント	174
リンク膝	129
リングロック式	229
臨床観察評価法	72

れ〜わ

歴史	15
連携	140
練習	149, 179
練習用仮義手	97, 276
労働災害補償制度	266, 269, 273
ロフストランドクラッチ	250, 253
鷲手変形防止用スプリント	181, 191
鷲手様変形拘縮	365
腕神経叢麻痺	162

執筆者一覧

※所属は執筆時のもの

■ 編　集

妹尾勝利　　川崎医療福祉大学リハビリテーション学部作業療法学科

平田淳也　　川崎医療福祉大学リハビリテーション学部作業療法学科

吉村　学　　川崎医療福祉大学リハビリテーション学部作業療法学科

■ 執筆者（掲載順）

妹尾勝利　　川崎医療福祉大学リハビリテーション学部作業療法学科

吉村　学　　川崎医療福祉大学リハビリテーション学部作業療法学科

吉村洋輔　　川崎医療福祉大学リハビリテーション学部理学療法学科

平田淳也　　川崎医療福祉大学リハビリテーション学部作業療法学科

斎藤和夫　　東京家政大学健康科学部リハビリテーション学科作業療法学専攻

岡野昭夫　　中部大学生命健康科学部作業療法学科

原田祐輔　　杏林大学保健学部リハビリテーション学科作業療法学専攻

山田麻和　　長崎北病院総合リハビリテーション部

富山弘基　　橋本義肢製作株式会社

小林伸江　　専門学校 川崎リハビリテーション学院作業療法学科

溝部二十四　兵庫県社会福祉事業団 総合リハビリテーションセンター

竹原脩一郎　川崎医科大学附属病院

遠藤孔太郎　JR東京総合病院

野口智子　　東京大学医学部附属病院リハビリテーション部

笘野　稔　　専門学校 川崎リハビリテーション学院理学療法学科

井上由貴　　横浜労災病院中央リハビリテーション部

奥村修也　　常葉大学保健医療学部作業療法学科

佐藤彰博　　弘前医療福祉大学保健学部医療技術学科作業療法学専攻

佐藤信治　　道後温泉病院リウマチセンター

石田幸平　　杏林大学医学部付属病院リハビリテーション室

西村信哉　　弘前大学医学部附属病院リハビリテーション部

編者プロフィール

妹尾勝利（せのお　かつとし）
川崎医療福祉大学リハビリテーション学部作業療法学科・教授

（一社）日本義肢装具学会認定士，博士（保健学）．1992年，川崎リハビリテーション学院作業療法学科卒業後，作業療法士免許を取得．その後，川崎リハビリテーション学院作業療法学科および川崎医科大学附属病院リハビリテーションセンターにて身体障害領域の作業療法教育と臨床に従事．2011年，吉備国際大学大学院保健科学研究科博士（後期）課程を修了．2018年，川崎医療福祉大学リハビリテーション学部作業療法学科教授．専門は義肢装具学．2018年，（一社）日本義肢装具学会より「肘関節運動を力源とした前腕能動義手の開発」で飯田賞奨励賞を受賞．共著として『15レクチャーシリーズ理学療法学テキスト義肢学』（中山書店），『PT・OTビジュアルテキスト身体障害作業治療学1骨関節・神経疾患編』（羊土社）などがある．

平田淳也（ひらた　じゅんや）
川崎医療福祉大学リハビリテーション学部作業療法学科・講師

認定作業療法士，博士（リハビリテーション学）．2007年，川崎医療福祉大学卒業後，作業療法士免許取得．笠岡第一病院に入職し，手外科領域の作業療法に従事．2015年，川崎医療福祉大学大学院医療技術学研究科博士課程修了後，同大学にて教職に就く．専門は作業療法学で，特に上肢の運動機能障害と疼痛管理に関する研究に従事．主な研究テーマは，上肢運動器疾患に対する作業療法の効果，疼痛の予測因子，スプリントや座位保持装置といった日常生活動作支援の実践．車椅子シーティングに関する書籍では，上肢運動の視点から，効率的な机上活動のためのシーティング技術について執筆．

吉村　学（よしむら　まなぶ）
川崎医療福祉大学リハビリテーション学部作業療法学科・講師

認定作業療法士，日本義肢装具学会認定士，博士（保健学）．2009年，川崎医療福祉大学卒業後，作業療法士免許を取得．川崎医科大学附属病院にて急性期領域の作業療法に従事．2021年，広島大学大学院医歯薬保健学研究科博士課程後期を修了．川崎医療福祉大学リハビリテーション学部作業療法学科にて教職に就く．専門は義肢装具学で，特に上肢・手指切断後のリハビリテーションおよび幻肢痛の研究に従事．主な研究テーマは，能動・筋電義手操作の運動学習，幻肢痛と運動イメージの関連，幻肢痛に対するVirtual Reality Trainingの効果．2016年，「訓練用義手を用いたプログラムを経て復職までに至った一症例」で学術誌作業療法論文奨励賞を受賞．

PT・OTビジュアルテキスト

作業療法 義肢・装具学

2025年1月1日　第1刷発行

編　集	妹尾勝利，平田淳也，吉村　学
発行人	一戸敦子
発行所	株式会社　羊　土　社
	〒101-0052
	東京都千代田区神田小川町2-5-1
	TEL　　03（5282）1211
	FAX　　03（5282）1212
	E-mail　eigyo@yodosha.co.jp
	URL　　www.yodosha.co.jp/
表紙・大扉デザイン	辻中浩一＋村松亨修（ウフ）
印刷所	三報社印刷株式会社

© YODOSHA CO., LTD. 2025
Printed in Japan

ISBN978-4-7581-1438-7

本書に掲載する著作物の複製権，上映権，譲渡権，公衆送信権（送信可能化権を含む）は（株）羊土社が保有します．
本書を無断で複製する行為（コピー，スキャン，デジタルデータ化など）は，著作権法上での限られた例外（「私的使用のための複製」など）を
除き禁じられています．研究活動，診療を含み業務上使用する目的で上記の行為を行うことは大学，病院，企業などにおける内部的な利用であっ
ても，私的使用には該当せず，違法です．また私的使用のためであっても，代行業者等の第三者に依頼して上記の行為を行うことは違法となります．

JCOPY　＜（社）出版者著作権管理機構　委託出版物＞
本書の無断複写は著作権法上での例外を除き禁じられています．複写される場合は，そのつど事前に，（社）出版者著作権管理機構（TEL 03-
5244-5088，FAX 03-5244-5089，e-mail：info@jcopy.or.jp）の許諾を得てください．

乱丁，落丁，印刷の不具合はお取り替えいたします．小社までご連絡ください．

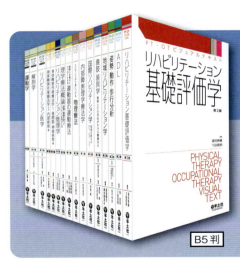

理学療法士・作業療法士をめざす学生のための新定番教科書

PT・OTビジュアルテキストシリーズ

シリーズの特徴
- 臨床とのつながりを重視した解説で，座学〜実習はもちろん現場に出てからも役立ちます
- イラスト・写真を多用した，目で見てわかるオールカラーの教科書です
- 国試の出題範囲を意識しつつ，PT・OTに必要な知識を厳選．基本から丁寧に解説しました

B5判

リハビリテーション 基礎評価学　第2版
潮見泰藏，下田信明／編
定価 6,600円（本体 6,000円＋税10％）　488頁
ISBN 978-4-7581-0245-2

エビデンスから身につける 物理療法　第2版
庄本康治／編
定価 6,050円（本体 5,500円＋税10％）　343頁
ISBN 978-4-7581-0262-9

義肢・装具学　第2版
異常とその対応がわかる動画付き
高田治実／監，豊田 輝，石垣栄司／編
定価 7,700円（本体 7,000円＋税10％）　399頁
ISBN 978-4-7581-0263-6

地域リハビリテーション学 第2版
重森健太，横井賀津志／編
定価 4,950円（本体 4,500円＋税10％）　334頁
ISBN 978-4-7581-0238-4

国際リハビリテーション学
国境を越えるPT・OT・ST
河野 眞／編
定価 7,480円（本体 6,800円＋税10％）　357頁
ISBN 978-4-7581-0215-5

スポーツ理学療法学
治療の流れと手技の基礎
赤坂清和／編
定価 5,940円（本体 5,400円＋税10％）　256頁
ISBN 978-4-7581-1435-6

理学療法概論　第2版
課題・動画を使ってエッセンスを学びとる
庄本康治／編
定価 4,180円（本体 3,800円＋税10％）　255頁
ISBN 978-4-7581-1439-4

局所と全身からアプローチする 運動器の運動療法
小柳磨毅，中江徳彦，井上 悟／編
定価 5,500円（本体 5,000円＋税10％）　342頁
ISBN 978-4-7581-0222-3

ADL　第2版
柴 喜崇，下田信明／編
定価 5,720円（本体 5,200円＋税10％）　341頁
ISBN 978-4-7581-0256-8

作業療法 義肢・装具学
妹尾勝利，平田淳也，吉村 学／編
定価 6,380円（本体 5,800円＋税10％）　383頁
ISBN 978-4-7581-1438-7

内部障害理学療法学
松尾善美／編
定価 5,500円（本体 5,000円＋税10％）　335頁
ISBN 978-4-7581-0217-9

神経障害理学療法学　第2版
潮見泰藏／編
定価 6,380円（本体 5,800円＋税10％）　415頁
ISBN 978-4-7581-1437-0

小児理学療法学
平賀 篤，平賀ゆかり，畑中良太／編
定価 5,500円（本体 5,000円＋税10％）　359頁
ISBN 978-4-7581-0266-7

リハビリテーション管理学
齋藤昭彦，下田信明／編
定価 3,960円（本体 3,600円＋税10％）　239頁
ISBN 978-4-7581-0249-0

姿勢・動作・歩行分析 第2版
臨床歩行分析研究会／監，畠中泰彦／編
定価 5,940円（本体 5,400円＋税10％）　324頁
ISBN 978-4-7581-0264-3

身体障害作業療法学1 骨関節・神経疾患編
小林隆司／編
定価 3,520円（本体 3,200円＋税10％）　263頁
ISBN 978-4-7581-0235-3

身体障害作業療法学2 内部疾患編
小林隆司／編
定価 2,750円（本体 2,500円＋税10％）　220頁
ISBN 978-4-7581-0236-0

専門基礎
リハビリテーション医学
安保雅博／監，渡邉 修，松田雅弘／編
定価 6,050円（本体 5,500円＋税10％）　430頁
ISBN 978-4-7581-0231-5

専門基礎
解剖学　第2版
坂井建雄／監，町田志樹／著
定価 6,380円（本体 5,800円＋税10％）　431頁
ISBN 978-4-7581-1436-3

専門基礎
運動学　第2版
山﨑 敦／著
定価 4,400円（本体 4,000円＋税10％）　223頁
ISBN 978-4-7581-0258-2

専門基礎
精神医学
先崎 章／監，仙波浩幸，香山明美／編
定価 4,400円（本体 4,000円＋税10％）　248頁
ISBN 978-4-7581-0261-2

専門基礎
生理学
南沢 享／編
定価 5,500円（本体 5,000円＋税10％）　335頁
ISBN 978-4-7581-1440-0